浙江省余国友国医名师传承工作室建设项目(GZS2021010)

风湿病常用中药荟萃

吴国琳　主编

余国友　主审

ZHEJIANG UNIVERSITY PRESS
浙江大学出版社
·杭州·

图书在版编目（CIP）数据

风湿病常用中药荟萃 / 吴国琳主编. -- 杭州 ：浙江大学出版社，2025. 1. -- ISBN 978-7-308-25528-8

Ⅰ. R259.932.1

中国国家版本馆 CIP 数据核字第 2024YD3664 号

风湿病常用中药荟萃

吴国琳　主编

余国友　主审

责任编辑　石国华

责任校对　赵　钰

封面设计　周　灵

出版发行　浙江大学出版社

（杭州市天目山路 148 号　邮政编码 310007）

（网址：http://www.zjupress.com）

排　　版　杭州星云光电图文制作有限公司

印　　刷　杭州高腾印务有限公司

开　　本　880mm×1230mm　1/32

印　　张　14.75

字　　数　420 千

版 印 次　2025 年 1 月第 1 版　2025 年 1 月第 1 次印刷

书　　号　ISBN 978-7-308-25528-8

定　　价　68.00 元

内容简介

本书共收载了治疗风湿病(痹病)临床常用的180余种中药，根据中药治疗风湿病的主要功效分为疏邪宣痹类、温经散寒类、清热通痹类、除湿蠲痹类、搜风通络类、通经活络类、活血止痛类、凉血祛斑类、补益扶正类、化痰散结类等十大类。从临床实用的角度出发，每章节的中药按照药物首字笔画顺序排列。本书列出了每味中药的药用来源、性状、别名、性味、归经、功效、临床应用、用法与用量、注意事项、常用配伍、治疗风湿病方剂、著作论述摘录、主要化学成分、治疗风湿病相关药理作用等，既有临床应用，也有理论研究，具有较强的临床指导价值。

本书可供中医风湿(痹病)科、中医内科、风湿免疫科、皮肤科、中医伤科、骨科、康复科等临床医师、住院医师、实习医师以及研究生参考使用，也适合中西医结合医师、西医学习中医人员参考阅读，同时适合风湿病患者及家属阅读。

本书编委会

主　编　吴国琳　浙江大学医学院附属第一医院

主　审　余国友　浙江大学医学院附属第一医院

编　者　（以姓氏笔画为序）

王　庆　浙江省立同德医院

史　英　浙江省宁波市北仑区人民医院

李天一　浙江中医药大学

李欣泽　浙江省宁波市北仑区人民医院

吴方平　浙江中医药大学

吴旦斌　浙江大学医学院附属第一医院

吴国琳　浙江大学医学院附属第一医院

余国友　浙江大学医学院附属第一医院

宋　诞　树兰（杭州）医院

陈忆莲　浙江省嘉兴市中医院

周杨青　浙江省宁波市北仑区人民医院

傅天啸　浙江大学医学院附属第一医院

前言

“风湿”一名，在中医学中已有几千年的历史，并非受近代西医学的启迪而得名。《汉书·艺文志》著录有《五脏六腑痹十二病方》三十卷，颜师古注曰：“痹，风湿之病。”《金匮要略·痉湿暍病脉证》首次以“风湿”为病名，明确将“风湿”作为一种疾病名，对风湿病病名的确定起到了奠基的作用。风湿病的概念不是固定的，而是随着中医药的发展不断发展和完善的。从《素问·痹论》“风寒湿三气杂至合而为痹”的最早概念开始，历代医家对其不断充实和丰富。

国内有专家归纳出中医风湿病的概念：风湿病，也称痹证、痹病等，是人体正气不足或脏腑功能失调，风寒湿热燥等邪为患，痰瘀气滞，引起经脉气血不通不荣，出现以肢体关节疼痛、重着、麻木、肿胀、屈伸不利等，甚至关节变形、肢体痿废或累及脏腑为特征的一类疾病的总称。病变部位多在皮肉脉筋骨，临床多有慢性、渐进性、反复发作的特点。由此可见，中医风湿病包括的疾病范围很广，更加符合临床实际，与现代医学风湿类疾病包括的病种大致相当。因此，本书所指的风湿病是中医范畴的风湿病，即痹病。

随着现代科学技术的发展，人们在理论与实践基础上对风湿病认识的加深和研究水平的提高，越来越多的风湿病被人们发现。尤其近年来，随着风湿病的基础和临床研究的深入，新的检验方法和分类标准的提出，新药的研究也取得了极大进步，尤其是生物制剂被用于治疗风湿病，使得风湿病的预后有了极大的改善。中医药在治疗风湿病方面的优势也越来越凸显，并得到了广泛认可。

中医在历代医家经验基础上，对风湿病（痹病）的临床认识和治疗研究发展迅速，近年来取得了诸多新的进展，促使痹病的诊断、治疗、疗效评定标准和科研工作逐步规范化、标准化，同时大量专著也相继出版，这些无疑对中医痹病学的发展起到了积极的推动作用。目前临床研究对风湿类疾病的治疗仍以辨证治疗为主，有以专病用专方者，也有用验方单味药者，还有采取针灸、推拿、磁疗、蜡疗、药浴、水疗、激光、脉冲电疗、气功、导引等多种疗法者，都取得了一定的疗效。相关实验研究表明，许多抗风湿中药，不论是复方还是单味药，均有解热、镇痛、抗风湿、消炎、降低理化指标、改善症状等作用。中医药治疗风湿病的方法较多，且疗效确切，毒性又小。因此从中医药领域进一步寻求治疗风湿病更有效的药物和方法，有着广阔的前景。

本书是由作者从中医药治疗风湿病的有效性出发，查阅、参考大量医药学图书和文献记载后，汇总编写而成。全书共收载治疗风湿病临床常用的中药180余种，根据中药治疗风湿病的主要功效共分为疏邪宣痹类、温经散寒类、清热通痹类、除湿蠲痹类、搜风通络类、通经活络类、活血止痛类、凉血祛斑类、补益扶正类、化痰散结类十大类。其中，某味中药具有多种功效的，则按照该中药治疗风湿病最主要的功效进行归类。为便于临床使用查阅，每章节中的中药名称按照药物首字笔画顺序排列。本书列出了每味中药的药用来源、性状、别名、性味、归经、功效、临床应用、用法与用量、注意事项、常用配伍、治疗风湿病方剂、著作论述摘录、主要化学成分、治疗风湿病相关药理作用等，既包含临床应用，也有理论研究，具有较强的临床指导价值。

本书由余国友全国名老中医药专家传承工作室组织编写，全国老中医药专家学术经验继承工作指导老师、浙江省国医名师余国友教授主审，传承工作室负责人吴国琳主任医师担任主编。本书可供中医风湿(痹病)科、中医内科、风湿免疫科、皮肤科、中医伤科、骨科、康复科等临床医师、住院医师、实习医师以及研究生参考使用，也适合中西医结合医师、西医学习中医人员参考阅读，同时适合患者及其家属阅读。

由于篇幅有限，参考文献未一一罗列，在此向文献作者表示由衷的感谢。

编者

2023年12月28日于杭州

目 录

第一章　疏邪宣痹类

具有宣散表邪、疏络通痹的作用，用于治疗风湿痹病的药物，都属于疏邪宣痹类。此类药物味多辛苦，以温性药为主，入肺、肝、肾经。主要适用于外感邪气，畏寒发热，头身疼痛，无汗或有汗不畅、脉浮之外感表证，或风湿痹痛兼有表证者。

此类药物因其性温燥，易耗伤精血，阴血亏虚者慎用。部分药物芳香含挥发油，不宜久煎。

常用药物有丁公藤、白芷、地枫皮、西河柳、寻骨风、防风、羌活、油松节、细辛、威灵仙、独活、祖师麻、秦艽、桂枝、透骨草、桑枝、麻黄、紫竹根、路路通、藤梨根等。

一　丁公藤

【药用来源】

本品为双子叶植物纲茄目旋花科植物丁公藤或光叶丁公藤的干燥藤茎。全年均可采收，切段或片，晒干。主产于广东等地。

【性状】

本品为斜切的段或片，直径1～10cm。外皮灰黄色、灰褐色或浅棕褐色，稍粗糙，有浅沟槽及不规则纵裂纹或龟裂纹，皮孔点状或疣状，黄白色，老的栓皮呈薄片状剥落。质坚硬，不易折断。切面椭圆形，黄褐色或浅黄棕色，异型维管束呈花朵状或块状，木质部导管呈点状。气微，味淡。

【别名】

包公藤、麻辣子、斑鱼烈。

【性味】

辛；温，有小毒。

【归经】

入肝、脾、胃经。

【功效】

祛风湿，消肿止痛。

【临床应用】

1. 用于风湿痹痛，半身不遂。

丁公藤辛散温通，尤善发散风寒，祛风除湿，消肿止痛。用治风寒湿痹，半身不遂，可单用酒水各半煎服。用治风寒湿痹，手足麻木，腰腿酸痛，常配伍桂枝、麻黄、当归等制成酒剂。

2. 用于跌打损伤。

丁公藤消肿止痛之力佳，用治跌打损伤，瘀肿疼痛，如丁公藤风湿药酒。

【用法与用量】

用于配制酒剂，内服或外搽，3～6g。

【注意事项】

本品辛散温燥，有强烈的发汗作用，虚弱者慎用，孕妇禁用。丁公藤有毒，易引发副交感神经亢进，导致出现心律失常、中枢性震颤等不良反应；而且丁公藤的半衰期较长，不易与血浆蛋白结合，易在体内蓄积而致中毒，汗出不止，四肢麻痹。按一般中毒原则处理，同时可用甘草、蜂蜜内服解毒和以温水洗手。

【常用配伍】

本品尤长于发散，善祛风除湿，消肿止痛。配伍桂枝，则祛风散寒、除湿止痛力甚，适用于风寒湿痹、半身不遂、手足麻木等患者。

【治疗风湿病方剂】

1. 经验九藤酒(《医学正传·卷四》)：由青藤、钩藤、红藤、丁公藤、桑络藤、菟丝藤、天仙藤、阴地蕨各四两，忍冬藤、五味子藤各二两组成。功效：祛风通络，宣痹止痛。主治：远年痛风，以及中风左瘫右痪、筋脉拘急、日夜作痛。

2.风痛药酒（《中华人民共和国卫生部药品标准·中药成方制剂》）：由丁公藤、白芷、川芎、当归、独活、防己、桂枝、麻黄、羌活、青蒿子、威灵仙、香加皮、小茴香、栀子组成。功效：疏风通络，散寒止痛。主治：风寒湿痹，四肢麻木，筋骨疼痛，腰背酸痛。

3.冯了性风湿跌打药酒（《临床用药须知·中药成方制剂卷》）：由丁公藤、白术、白芷、补骨脂、蚕砂、苍术、陈皮、川芎、当归、桂枝、厚朴、黄精、苦杏仁、麻黄、没药、牡丹皮、木香、羌活、乳香、山药、菟丝子、五灵脂、香附、小茴香、泽泻、枳壳、猪牙皂组成。功效：祛风除湿，活血止痛。主治：风寒湿痹，手足麻木，腰腿酸痛，跌扑损伤，瘀滞肿痛。

4.骨通贴膏（《临床用药须知·中药成方制剂卷》）：由丁公藤、金不换、麻黄、海风藤、乳香、干姜、白芷、三七、当归、姜黄、辣椒、樟脑、肉桂油、薄荷脑组成。功效：祛风散寒，活血通络，消肿止痛。主治：骨痹属寒湿阻络兼血瘀证。症见：局部关节疼痛、肿胀、麻木重着、屈伸不利或活动受限，以及退行性骨性关节炎。

【著作论述摘录】

《名医别录》："主金疮痛，延年。"

《本草图经》："治腰痛。"

《开宝本草》："主风血，补衰老，起阳，强腰脚，除痹，变白，排风邪。"

【主要化学成分】

本品含香豆素类成分：包公藤甲素、包公藤丙素、丁公藤丙素、包公藤乙素（即东莨菪素）、东莨菪苷；还含有微量的咖啡酸及绿原酸。

【治疗风湿病相关药理作用】

本品中的绿原酸能够降低背根神经节神经元的兴奋性，缓解紫杉醇引起的小鼠外周神经痛，还能降低脂多糖致炎症小鼠体内外环氧化酶2（COX-2）的表达，起到抗炎作用；东莨菪素对不同致炎剂(蛋清、组胺、甲醛)引起的大鼠急性关节肿痛具有明显的抑制作用;东莨菪素和东莨菪苷均能缓解关节炎大鼠踝部肿胀,改善小鼠疼痛情况。此外,丁公藤还能够显著抑制膝骨性关节炎(knee osteo-arthritis,KOA)大鼠滑膜炎症因子白细胞介素1β(IL-1β)、肿瘤坏死因子α(TNF-α)表达,减轻滑膜炎症,改善冷刺激痛和机械刺激痛。东莨菪素对由甲醛诱发的大鼠足肿胀具有明显的抗炎消肿作用。复方丁公藤胶囊能降低二甲苯引起的毛细血管通透性增加,抑制蛋清引起的足跖肿胀,显著减轻醋酸刺激引起的内脏躯体疼痛,对电刺激小鼠足掌引起的疼痛反应,能提高痛阈作用。

二　白　芷

【药用来源】

本品为双子叶植物纲伞形目伞形科植物白芷或杭白芷的干燥根。夏、秋间叶黄时采挖,除去须根和泥沙,晒干或低温干燥。产于浙江、四川、河南、河北等地。

【性状】

本品呈长圆锥形,长10～25cm,直径1.5～2.5cm。表面灰棕色或黄棕色,根头部钝四棱形或近圆形,具纵皱纹、支根痕及皮孔样的横向突起,有的排列呈四纵行。顶端有凹陷的茎痕。质坚实,断面白色或灰白色,粉性。形成层环棕色,近方形或近圆形。皮部散有多数棕色油点。气芳香,味辛,微苦。

【别名】

薛、芷、芳香、苻蓠、泽芬、白茝、香白芷。

【性味】

辛;温。

【归经】

入胃、大肠、肺经。

【功效】

解表散寒,祛风止痛,宣通鼻窍,燥湿止带,消肿排脓。

【临床应用】

1.用于风寒感冒。

白芷辛散温通，解表散寒祛风之力温和，常用于外感风寒。因其以止痛、通鼻窍见长，故尤适用于头身疼痛、鼻塞流涕之风寒表证，常配伍防风、羌活、川芎。

2.用于头痛、牙痛、痹痛、胃脘痛等多种疼痛。

白芷辛散温通，长于止痛，善入足阳明胃经，尤多用于阳明经头额痛及牙龈肿痛。用治阳明头痛、眉棱骨痛、头风痛等症。属外感风寒者，常配伍防风、细辛、川芎；属外感风热者，常配伍薄荷、菊花、蔓荆子。用治风冷牙痛者，常配伍细辛、全蝎、川芎；对于风热牙痛，配伍石膏、荆芥穗。用治风寒湿痹、关节疼痛、屈伸不利者，常配伍苍术、草乌、川芎。白芷辛温芳香，走足阳明胃经，味辛能散，可行郁结之气，气味芳香，能化湿浊之邪，性温气厚，有温中散寒止痛之功。用于湿浊中阻或寒凝气滞之胃痛，常配伍砂仁、木香、干姜、豆蔻。对于胃阴不足之证，常配伍北沙参、麦冬、白芍、石斛、谷芽。

3.用于鼻渊。

白芷祛风、散寒、燥湿，可宣利肺气，升阳明清气，通鼻窍而止疼痛，故可用治鼻渊鼻鼽、鼻塞不通、浊涕不止、前额疼痛，常配伍苍耳子、辛夷。

4.用于带下症。

白芷辛香温燥，燥以胜湿，善除阳明经湿邪而燥湿止带。治寒湿带下，白带过多者，常配伍鹿角霜、白术、山药；若治湿热下注，带下黄赤者，宜配伍车前子、黄柏。对于带下色白或淡黄，质黏气微，绵绵不断，面色㿠白，四肢不温，纳少便溏，舌淡苔白脉缓者，可配伍海螵蛸除湿祛邪、固涩止带。

5.用于缺乳。

白芷祛风为主，通阳明经络，能引药入乳房。其气味芳香，性升浮，气温力厚，功善通窍达表，故能通乳窍。对于产后缺乳者，常配伍当归、穿山甲、漏芦、通草、王不留行。

6.用于疮疡毒肿。

白芷辛散温通，对于疮疡初起、红肿热痛者，可收散结消肿止痈之功，常配伍金银花、当归、穿山甲；若脓成难溃者，常与益气补血药同用，配伍人参、黄芪、当归。

7. 用于皮肤疾病。

白芷善“祛皮肤游走之风”，燥湿而止痒，多用于风疹、湿疹等引起的皮肤瘙痒，内服外用皆可。对于周身发红疹、皮肤红肿瘙痒者，常配伍地肤子、蝉蜕。治疗湿疹痒甚，搔后皮肤流黄水，可配伍升麻、葛根；对于顽固性皮肤瘙痒症，可配伍乌梢蛇、蝉蜕；配伍雄黄、蛤粉，布包加热熨擦患处，可治一切干湿痒疹及疥疮，有止痒之效。

【用法与用量】

内服：水煎服，3～10g；或入丸、散服。外用：适量。

【注意事项】

本品辛香温燥，阴虚血热者忌服。恶旋覆花。痈疽已破溃渐消时，慎用白芷。呕吐因于火者禁用白芷。长期使用白芷，易引起消化不良、恶心、呕吐等症状，需注意。

【常用配伍】

本品辛温气香，祛风解表，散寒止痛，宣通鼻窍，常配伍细辛相须为用，用于治疗外感风寒引起的恶寒发热、头痛鼻塞以及鼻鼽鼻渊、头痛、眉棱骨痛、牙痛。配伍黄柏、秦皮，清热燥湿止带，用于湿热带下、色黄稠秽臭者。配伍车前子，芳香燥湿与利水渗湿并行，用于湿热下注所致的带下黄稠、阴痒肿胀。配伍桔梗，能升提气血，增强消肿排脓效果，用于疮疡脓成而不易溃破外出者。

【治疗风湿病方剂】

1. 九味羌活汤(《此事难知》)：由羌活、防风、苍术各三钱，细辛一钱，川芎、白芷、生地、黄芩、甘草各二钱组成。功效：发汗祛湿，兼清里热。主治：外感风寒湿邪，内有蕴热证。症见：恶寒发热，无汗，头痛项强，肢体酸楚疼痛，口苦微渴，舌苔白或微黄，脉浮。

2. 川芎茶调散(《太平惠民和剂局方》)：由川芎、荆芥(去梗)各四两，白芷、羌活、甘草各二两，细辛一两，防风(去芦)一两半，薄荷(不见火)八两组成。功效：疏风止痛。主治：外感风邪头痛，偏正头痛或巅顶作痛。症见：恶寒发热，目眩鼻塞，舌苔薄白，脉浮。

3. 仙方活命饮(《校注妇人良方》卷三):由白芷六分,贝母、防风、赤芍药、当归尾、甘草节、皂角刺(炒)、穿山甲(炙)、天花粉、乳香、没药各一钱,金银花、陈皮各三钱组成。功效:清热解毒,消肿溃坚,活血止痛。主治:阳证痈疡肿毒初起。症见:红肿热痛,或身热凛寒,苔薄白或黄,脉数有力。

【著作论述摘录】

《神农本草经》:"主女人漏下赤白,血闭阴肿,寒热,风头侵目泪出,长肌肤,润泽。"

《滇南本草》:"祛皮肤游走之风,止胃冷腹痛寒痛,周身寒湿疼痛。"

《本草纲目》:"治鼻渊、鼻衄、齿痛、眉棱骨痛,大肠风秘,小便出血,妇人血风眩晕,反胃吐食;解砒毒、蛇伤、刀箭金疮。"

【主要化学成分】

本品主要含挥发油,并含欧前胡素、白当归素等多种香豆素类化合物,另含白芷毒素、花椒毒素、甾醇、硬脂酸等。

【治疗风湿病相关药理作用】

香豆素类是白芷镇痛的主要成分之一,白芷香豆素可明显降低甲醛所致伤害性疼痛模型小鼠血清一氧化氮(NO)和脑内β-内啡肽水平。白芷香豆素灌胃可降低硝酸甘油型偏头痛大鼠模型脑和血中NO水平,降低血中前列腺素E2(PGE2)和TNF-α水平,升高脑和血中5-羟色胺(5-HT)水平。欧前胡素能抑制甲醛、辣椒素所引起的疼痛,促进辣椒素受体(TRPV1)脱敏,抑制酸活化TRPV1的敏感性,为TRPV1的部分激动剂。白芷水溶性成分灌流能抑制家兔离体小肠的正常活动,对抗毒扁豆碱、甲基新斯的明和氯化钡所致的强直性收缩。白芷外敷联合常规药物治疗类风湿关节炎,能明显减轻患者的关节肿痛,提高疗效。

三 地枫皮

【药用来源】

本品为木兰科植物地枫皮的干燥树皮。春、秋二季剥取,晒干或低温干燥。主产于广西西南部。

【性状】

本品呈卷筒状或槽状，长 5～15cm，直径 1～4cm，厚 0.2～0.3cm。外表面灰棕色至深棕色，有的可见灰白色地衣斑，粗皮易剥离或脱落，脱落处棕红色。内表面棕色或棕红色，具明显的细纵皱纹。质松脆，易折断，断面颗粒状。气微香，味微涩。

【别名】

钻地风、追地风、地风。

【性味】

微辛、涩；温，有小毒。

【归经】

归膀胱、肾经。

【功效】

祛风除湿，行气止痛。

【临床应用】

主治：风湿脚气，风寒痹症，四肢关节酸痛。

【用法与用量】

内服：水煎服，6～9g；或浸酒。外用：适量，煎水外洗。

【注意事项】

地枫皮性凉，有小毒。脾胃虚寒者不宜使用。肾功能损伤者禁用。

【常用配伍】

本品性凉入脾经，善舒筋活络，通络止痛，活血祛风除痹，配伍五加皮等可强筋骨，止痹痛，用治关节酸痛。

【治疗风湿病方剂】

《浙江天目山药用植物志》：由地枫皮一斤半，八角枫、五加皮、丹参各半斤，白牛膝六两，麻黄五钱组成。入黄酒十二斤，红糖、红枣各一斤，装入小坛内密封，再隔水缓火炖四小时。每天早晚空腹饮四两左右。头汁服完后，可再加黄酒十斤，如上法烧炖、服用。

主治：四肢关节酸痛。

【著作论述摘录】

《植物名实图考》："治筋骨，行脚气。"

《药材资料汇编》："去风湿，止痛。"

《浙江天目山药植志》："祛风活血。治丝虫病。"

【主要化学成分】

本品含萜类、芳香羟类成分，分别为(E)-1,2-亚甲二氧基-4-丙烯基-苯、桉树脑、芳樟醇、β-松油醇、α-蒎烯及挥发油。

【治疗风湿病相关药理作用】

地枫皮挥发油外用可以显著抑制佛波酯醇或二甲苯诱导的小鼠耳肿胀，提示地枫皮挥发油对急性炎症具有良好的抑制作用。地枫皮挥发油的抗炎作用或许是地枫皮能治疗风湿筋骨痛、四肢关节酸痛的物质基础之一。

四 西河柳

【药用来源】

本品为双子叶植物纲侧膜胎座目柽柳科植物柽柳的干燥细嫩枝叶。夏末花未开时采收，阴干。全国大部分地区均产。

【性状】

本品呈细圆柱形，直径0.5～1.5mm。表面灰绿色，有多数互生的鳞片状小叶。质脆，易折断。稍粗的枝表面红褐色，叶片常脱落而残留突起的叶基，断面黄白色，中心有髓。气微，味淡。

【别名】

柽柳、春柳、垂丝柳、红筋条、红柳、阴柳。

【性味】

辛；平。

【归经】

入肺、胃、心经。

【功效】

发表透疹,祛风除湿。

【临床应用】

1.用于麻疹不透,风疹瘙痒。

西河柳辛散透发,发表透疹,主治:麻疹初起,疹出不畅,或表邪外束,疹毒内陷。始见形而骤然收没者,常配伍牛蒡子、蝉蜕、竹叶。水煎服沐浴治风疹瘙痒,可配伍防风、荆芥、薄荷。

2.用于风湿痹痛。

西河柳辛散祛风除湿,用治风湿痹证,肢节疼痛,常与羌活、独活、秦艽等祛风湿、止痹痛药同用。

【用法与用量】

内服:水煎服,3～6g。外用:适量,煎汤擦洗。

【注意事项】

麻疹已透者不宜使用。用量过大易致心烦、呕吐。

【常用配伍】

本品祛风除湿,用治风疹瘙痒。配伍荆芥、防风,能增强祛风止痒之功。配伍羌活、独活,用治风湿痹痛、肢节疼痛。

【治疗风湿病方剂】

《浙江药用植物志》:西河柳、虎杖根、鸡血藤各30g。水煎服。主治:风湿痹痛。

【著作论述摘录】

《本草备要》:“治痧疹不出,喘嗽闷乱。”

《东医宝鉴》:“主疥癣及一切恶疮。”

《神农本草经逢原》:“去风,水煎服浴风疹身痒效。”

《得配本草》:“解瘟疫之躁乱,开肌肉之邪结,一切风火疠气,非此不能达表。”

《现代实用中药》:“为解热利尿药,治急性或慢性关节风湿。”

【主要化学成分】

本品主要含萜类成分:柽柳酚,柽柳酮,柽柳醇;β-谷甾醇:

4′-二甲基槲皮素，硬脂酸，槲皮素-3′，4′-二甲醚、水杨苷等。

【治疗风湿病相关药理作用】

西河柳煎剂灌胃，可降低小鼠耳郭毛细血管通透性，对抗小鼠二甲苯所致耳肿胀，可抑制热板实验中小鼠舔后足的潜伏期，给药后 1 小时作用最明显。治疗类风湿关节炎时，在使用甲氨蝶呤基础上重用西河柳组方，可降低患者的红细胞沉降率、C 反应蛋白和类风湿因子水平，并减少甲氨蝶呤引起的不良反应。

五　寻骨风

【药用来源】

本品为马兜铃科植物绵毛马兜铃的全草。夏、秋季采挖，一般在 5 月开花前采收，连根挖出，晒干。主产于江苏、浙江、安徽、湖南、江西等地。

【性状】

本品根茎呈细长圆柱形，多分枝。表面棕黄色，有纵向纹理。质韧而硬，断面黄白色。茎淡绿色，密被白色绵毛。叶皱缩卷曲，灰绿色或黄绿色，展平后呈卵状心形，先端钝圆或短尖，两面密被白绵毛，全缘。质脆易碎。气微香，味苦、辛。

【别名】

清骨风、猫耳朵、穿地节、毛香、地丁香、黄木香、白面风、兔子耳。

【性味】

辛、苦；平。

【归经】

入肝、胃经。

【功效】

祛风通络，行气止痛。

【临床应用】

1. 用于风湿痹痛、肢体麻木、筋骨拘挛。

寻骨风可祛风通络，用于风湿痹痛，可单味浸酒服用或与桑枝、络石藤配伍应用。

2. 用于跌打损伤疼痛、胃痛、牙痛、疝痛等症。

寻骨风可止痛。治胃痛可配海螵蛸、陈皮同用；治跌打伤痛可配透骨草等同用。此外，本品内服还可用治癌肿，外用可治外伤出血等。

【用法与用量】

内服：水煎服，9～15g。

【注意事项】

本品阴虚内热者禁用。本品有肾毒性。

【常用配伍】

本品与桑枝、络石藤配伍可祛风通络止痹痛。民间寻骨风可与五加皮同用泡酒祛风湿。

【治疗风湿病方剂】

《江西民间草药》：由寻骨风全草五钱、五加根一两、地榆五钱组成。酒水各半，煎浓汁服。主治：风湿关节痛。

【著作论述摘录】

《饮片新参》："散风痹，通络，治骨节痛。"

【主要化学成分】

本品主要成分为生物碱、挥发油、内酯、酸类以及微量元素，还包括马兜铃酸、马兜铃内酯、β-谷甾醇等。

【治疗风湿病相关药理作用】

寻骨风所含的挥发性油和生物碱对关节炎的关节肿痛症状有缓解作用。

六　防　风

【药用来源】

本品为伞形科植物防风的干燥根。春、秋二季采挖未抽花茎植株的根，除去须根及泥沙，晒干。产于黑龙江、吉林、辽宁、内蒙古、河北、山东、河南、陕西、山西、湖南等地。

【性状】

本品呈长圆锥形或长圆柱形，下部渐细，有的略弯曲，长15～30cm，直径0.5～2cm。表面灰棕色，粗糙，有纵皱纹、多数横长皮孔及点状突起的细根痕。根头部有明显密集的环纹，有的环纹上残存棕褐色毛状叶基。体轻，质松，易折断，断面不平坦，皮部浅棕色，有裂隙，木部浅黄色。气特异，味微甘。

【别名】

北防风、关防风、铜芸、茴芸、茴草、百枝、闾根、百蜚、屏风、风肉。

【性味】

辛、甘；微温。

【归经】

入膀胱、肝、脾经。

【功效】

解表祛风，胜湿止痛，止痉。

【临床应用】

1.用于外感表证。

防风解表以祛风为长，既能散风寒，又能散风热。防风还能胜湿止痛。治风寒表证，可与荆芥、羌活同用；治风热表证，与薄荷、连翘等同用；治风湿表证，与羌活、藁本等药同用；治肌表不固而自汗之症，与白术、黄芪同用。

2.用于风湿痹痛。

防风祛风散寒，胜湿止痛，药性微温而不燥，可用于风寒湿痹、肢节疼痛或风寒湿郁而化热、关节红肿热痛。

3.用于风疹瘙痒。

防风祛风止痒，对于风寒、风热、血虚风燥之瘾疹瘙痒均宜。

4.用于破伤风。

防风能祛风止痉，用治风毒内侵，贯于经络，引动内风而致肌肉痉挛、四肢抽搐、项背强急、角弓反张的破伤风，但力量较弱，常与天麻、天南星、白附子等药同用。

【用法与用量】

内服：水煎服，5～10g；或入丸、散服。外用：研末调敷。炒用可止泻，炒炭用可止崩漏。

【注意事项】

本品药性偏温，阴血亏虚、热病动风者不宜使用。

【常用配伍】

本品与荆芥配伍则祛风散寒；与防己配伍则祛风胜湿；与连翘配伍则散热解表；与白术配伍则攻补兼施，外解表邪，健脾益气；与葛根配伍则祛风解表，升阳止泻；与羌活、独活配伍则胜湿止痛；与当归配伍则祛风养血。

【治疗风湿病方剂】

1.蠲痹汤(《杨氏家藏方》卷四)：由当归(去土，酒浸一宿)、羌活(去芦头)、姜黄、白芍药、黄芪(蜜炙)、防风(去芦头)各一两半，甘草半两(炙)组成。功效：益气和营，祛风除湿。主治：风湿相搏，身体烦疼，项臂痛重，举动艰难，以及手足冷痹，腰腿沉重，筋脉无力。

2.防风通圣散(《宣明论方》)：由防风、川芎、当归、芍药、大黄、薄荷叶、麻黄、连翘、芒硝各半两，石膏、黄芩、桔梗各一两，滑石三两，甘草二两，荆芥、白术、栀子各一分组成。上为末，每服二钱，水一大盏，生姜三片，煎至六分，温服。主治：风热拂郁、筋脉拘倦、肢体焦痿等症。

3.防风散(《太平圣惠方》)：由防风(去芦头，微炒)一(二)两、地龙(微炒)二两、漏芦二两组成。上煎药，捣细罗为散，每服，不计时候，以温酒调下二钱。主治：白虎风，走转疼痛，双膝热肿。

【著作论述摘录】

《神农本草经》:"主大风头眩痛,恶风,风邪,目盲无所见,风行周身,骨节疼痹,烦满。"

《日华子本草》:"治三十六般风。"

《珍珠囊》:"身:去上风。梢:去下风。"

《药类法象》:"治风通用。泻肺实,散头目中滞气,除上焦风邪。"

《本草蒙筌》:"风药中之润剂。"

《名医别录》:"胁痛,胁风头面去来,四肢挛急,字乳金疮内痉。"

【主要化学成分】

本品主要成分为色原酮类、香豆素类、挥发油类和酸性多糖等。色原酮类包括防风色酮醇、升麻素苷等,香豆素类包括香柑内酯、补骨脂内酯等。

【治疗风湿病相关药理作用】

防风具有抗炎、调节免疫的作用。小鼠灌服防风50%乙醇浸出液(蒸去乙醇),能明显提高痛阈(电刺激鼠尾法)。升麻素苷能减弱巨噬细胞炎症反应。防风多糖可调节辅助性T细胞1(Th1)和辅助性T细胞2(Th2)等淋巴细胞亚群平衡。

七　羌　活

【药用来源】

本品为双子叶植物纲伞形目伞形科植物羌活或宽叶羌活的干燥根茎和根。春、秋二季采挖,除去须根及泥沙,晒干,切厚片,生用。产于四川、甘肃、青海、河南等地。

【性状】

本品为圆柱状略弯曲的根茎,长4～13cm,直径0.6～2.5cm。顶端具茎痕。表面棕褐色至黑褐色,外皮脱落处呈黄色。节间缩短,呈紧密隆起的环状,形似蚕,习称"蚕羌";节间延长,形如竹节状,习称"竹节羌"。节上有多数点状或瘤状突起的根痕及棕色破碎鳞片。体轻,质脆,易折断。断面不平整,有多数裂隙,皮部黄棕色至暗棕色，油润，有棕色油点。木部黄白色，射线明显。髓部黄色至黄棕色。气香，味微苦而辛。

【别名】

羌青、护羌使者、胡王使者、羌滑、退风使者、黑药。

【性味】

辛、苦；温。

【归经】

入膀胱、肾经。

【功效】

解表散寒，祛风除湿，止痛。

【临床应用】

1.用于风寒表证、头痛项强。

羌活辛温，气味雄烈而发散，发表力强，主散太阳经风寒湿之邪。对于外感风寒之邪夹湿引起的恶寒发热、肌表无汗、头痛项强、肢体酸痛，特别是巅顶头痛者尤为适宜，常配伍防风、细辛、苍术、川芎。对于风湿在表、头项强痛、一身尽痛者，常配伍独活、藁本、防风。

2.用于风寒湿痹。

羌活性辛能升散祛风，苦能燥湿，温能散寒，既能发表散寒，又能祛湿止痛。主治：风寒湿痹，肢节疼痛。因其善入足太阳膀胱经，以除头项肩背之痛见长。对于上半身风寒湿痹、肩背肢节疼痛者尤为多用，常配伍防风、姜黄、当归。对于风寒湿三邪所致的头风痛，可配伍川芎、白芷、藁本。

3.用于中风偏瘫。

羌活能上达巅顶，横行肢臂，对恢复中风偏瘫患者肢体的功能有一定帮助，尤适合改善上肢功能。

4.用于白癜风。

中医学认为白癜风多由风邪留于腠理，搏于皮肤，气滞血瘀而成。羌活可祛风散寒，既能散经络、筋骨、关节诸风寒邪，又能祛肌表、血分之风邪，上达巅顶，周至肌表。与其他药合用治疗白癜风，可获良效。

【用法与用量】

内服：水煎服，3～10g；或入丸、散服。外用：适量，或水煎外洗。

【注意事项】

本品辛香温燥之性较烈，故阴血亏虚者慎用。本品用量过多，易致呕吐，脾胃虚弱者不宜服用。

【常用配伍】

本品辛苦温燥，长于发散风寒湿邪以止痛，配伍川芎既能发散卫气之郁结，又能疏通经络营阴之壅滞，使营卫调和、邪去痛止。配伍防风则解表散寒、胜湿止痛之力更强。配伍桂枝，用于风寒袭表所致的恶寒发热、头痛身重。配伍五加皮既能祛风湿，又能补肝肾，用于风湿痹痛日久不愈及产后受风、关节疼痛。

【治疗风湿病方剂】

1. 九味羌活汤（《此事难知》）：由羌活、防风、苍术各三钱，细辛一钱，川芎、白芷、生地、黄芩、甘草各二钱组成。功效：发汗祛湿，兼清里热。主治：外感风寒湿邪，内有蕴热证。症见：恶寒发热，无汗，头痛项强，肢体酸楚疼痛，口苦微渴，舌苔白或微黄，脉浮。

2. 羌活胜湿汤（《内外伤辨惑论》）：由羌活、独活各一钱，藁本、防风、炙甘草、川芎各五分，蔓荆子三分组成。功效：发汗祛风，除湿止痛。主治：风湿在表证。症见：头痛身重，肩背疼痛不可回顾，或腰脊疼痛难以转侧，苔白脉浮。

3. 蠲痹汤（《杨氏家藏方》卷四）：由当归（去土，酒浸一宿）、羌活（去芦头）、姜黄、白芍药、黄芪（蜜炙）、防风（去芦头）各一两半，甘草半两（炙）组成。功效：益气和营，祛风除湿。主治：风湿相搏，身体烦疼，项臂痛重，举动艰难，以及手足冷痹，腰腿沉重，筋脉无力。

4. 羌活芎藁汤（《审视瑶函》卷三）：由半夏（姜汁炒）、杏仁（去皮、尖）、羌活、藁本、川芎、防风、白茯苓、甘草、白芷、麻黄、陈皮、桂枝各等分组成。功效：散风止痛。主治：太阳经头风头痛，夜热恶寒。

【著作论述摘录】

《药性论》:"治贼风,失音不语,多痒血癞,手足不遂,口面歪斜,遍身顽痹。"

《珍珠囊》:"太阳经头痛,去诸骨节疼痛非此不能除,亦能温胆。"

《本草品汇精要》:"主遍身百节疼痛,肌表八风贼邪,除新旧风湿,排腐肉疽疮。"

【主要化学成分】

本品含挥发油:α-侧柏烯、α-蒎烯、β-蒎烯等;香豆素类成分:紫花前胡苷、羌活醇、异欧前胡素、8-甲氧基异欧前胡素;酚性成分:花椒毒酚。还含脂肪酸、氨基酸、糖类等。

【治疗风湿病相关药理作用】

羌活的镇痛机制与神经元嘌呤 2X(P2X)系列受体有关,在神经性疼痛大鼠模型中,羌活水提物能抑制脊髓中嘌呤能受体(P2X4R)表达,降低炎症中核因子 κB(NF-κB)、IL-1β 和 TNF-α 的水平,从而缓解大鼠神经性疼痛。细胞水平的研究显示,羌活含有明确的 TRPV1 受体激动剂成分,可激动 TRPV1 受体,发挥解热、止痛效应。羌活挥发油对铜绿假单胞杆菌、大肠杆菌和金黄色葡萄球菌具有一定的抑制作用,对其成分进一步研究发现,柠檬烯具有广谱的抑菌活性,γ-松油烯能抑制革兰氏阴性菌。静脉注射由羌活水提醇沉液制成的水溶性制剂,可选择性增加麻醉动物的脑血流量,但不能增加外周血流量,对心率及血压也无明显影响,故而羌活可以缓解上焦疼痛。羌活含大量香豆素类化合物,其中主要成分为呋喃型香豆素,且香豆素类化合物的化学结构对中枢神经系统会产生一定影响,主要靶标是中枢神经系统疾病。

八　油松节

【药用来源】

本品为松科植物油松或马尾松的干燥瘤状节或分枝节。全年可采收,锯取后晒干或阴干。

【性状】

本品干燥松节呈不规则的块状或片状，大小粗细不等，一般长5～10cm，厚1～3cm。表面黄棕色至红棕色，横切面较粗糙，中心为淡棕色，边缘为深棕色而油润。质坚硬，不易折断。断面呈刺状。有松节油气，味微苦。以个大、棕红色、油性足者为佳。

【别名】

黄松木节、松节、松郎头。

【性味】

苦、辛；温。

【归经】

入肝、肾经。

【功效】

祛风燥湿，舒筋通络，活血止痛。

【临床应用】

1. 用于风寒湿痹，历节风痛。

松节性温，味苦，能祛风寒，燥湿，用于风湿关节痛、腰腿痛。可与细辛、桂枝、独活、秦艽等同用。

2. 用于跌打肿痛。

松节芳香辛散，能活血散瘀，缓急止痛，舒筋活络，可用于跌打损伤、跌损瘀血、关节扭伤等。

【用法与用量】

内服：水煎服，9～15g；或浸酒、醋等。外用：适量，浸酒涂擦，或炒研末调敷。

【注意事项】

本品性温，阴虚血燥者慎服。

【常用配伍】

本品与乳香、木瓜等同用可活血舒筋，与桂枝、威灵仙等同用可祛风寒，除湿痹。

【治疗风湿病方剂】

松节酒(《千金方》):由松节三十斤(细锉,水四石煮取一石),猪椒叶三十斤(锉,煮如松节法)组成。上二味澄清,合渍干曲五斤候发,以糯米四石五斗酿之,依家酝法酘,勿令伤冷热。第一酘时下后诸药:柏子仁五两、磁石十二两(末)、独活十五两、天雄五两(炮)、茵芋四两(炙)、防风十两、秦艽六两、川芎五两、人参四两、萆薢五两。上十味细切,内饭中炊之,如常酘法,酘足讫,封头四七日,押取清,适性服之,勿至醉吐。主治:历节风,四肢疼痛犹如解落。

【著作论述摘录】

《本草纲目》:"松节,松之骨也。质坚气劲,故筋骨间风湿诸病宜之。"

《名医别录》:"主百节久风,风虚,脚痹疼痛。"

《日华子本草》:"治脚软骨节风。"

《滇南本草》:"行经络,治痰火,筋骨疼痛,湿痹痿软,强筋骨。"

《本草通玄》:"搜风舒筋。"

【主要化学成分】

本品主要成分为纤维素、木质素、少量挥发油(松节油)和树脂,挥发油含 α-蒎烯及 β-蒎烯 90%以上;另有少量 l-莰烯。

【治疗风湿病相关药理作用】

松节有一定的镇痛抗炎作用。提取的多糖类物质、热水提取物、酸性提取物都具有免疫活性。

九 细 辛

【药用来源】

本品为双子叶植物纲马兜铃目马兜铃科植物北细辛、汉城细辛或华细辛的干燥根和根茎。前二种习称"辽细辛"。夏季果熟期或初秋采挖,除净地上部分和泥沙,阴干,切段。辽细辛产于辽宁、吉林、黑龙江等地,华细辛产于陕西等地。

【性状】

1. 辽细辛：叶片 1～2 枚，下连根茎及根，有时可见花或果实。叶柄长，有纵纹，叶片多皱缩或破损，质薄，灰绿色，有时带黄，质脆易碎。花单 1，暗紫褐色，碗状。根茎为不规则圆柱形，纤细弯曲，具分枝，长 1～10cm，直径 2～4mm，灰棕色，粗糙，有节，节间 2～3mm。根细长，密生节上，灰棕色，表面平滑，或有微细纵皱纹，下端常有细须根，质脆易断。断面平坦，黄白色。气甚芳香，味辛辣，后具麻木的烧灼感。

2. 华细辛：外形与辽细辛相似，但根茎较长，长 5～20cm，直径 1～2mm，节间极短，仅达 1mm。香气及辛辣味较弱，而麻木的烧灼感较强。

【别名】

华细辛、小辛、少辛、盆草细辛、独叶草、金盘草、山人参。

【性味】

辛；温，有小毒。

【归经】

入肺、肾、心经。

【功效】

解表散寒，祛风止痛，通窍，温肺化饮。

【临床应用】

1. 用于风寒表证。

本品辛温发散之力较强，可解表散寒、祛风止痛，用治外感风寒。头身疼痛较甚者，常配伍防风、羌活。细辛入肺，散在表之风寒；又入肾，除在里之寒邪，用治阳虚外感，表里俱寒。症见：恶寒、发热、脉沉。常配伍麻黄、附子。

2. 用于头痛、牙痛、风湿痹痛。

本品辛香走窜，宣泄郁滞，上达巅顶，通利九窍，善祛风散寒，止痛之效颇强，尤宜用于头痛、牙痛、痹痛等多种寒痛症。用治少阴头痛、足寒气逆、脉象沉细者，常配伍独活、川芎。用治外感风邪、偏正头痛者，常配伍川芎、白芷、羌活。用治痛则如破、脉微弦紧的风冷头痛者，配伍川芎、麻黄、附子。用治风冷牙痛者，可单用细辛或配伍白芷、荜茇水煎服含漱。用治胃火牙痛者，常配伍生石膏、黄连、升麻。用治龋齿牙痛者，常配伍蜂房水煎服含漱。用治风寒湿痹、腰膝冷痛者，常配伍独活、桑寄生、防风。

3.用于鼻塞、鼻渊。

本品辛温发表，芳香醒脑，通里达表，宣肺开窍，为治疗鼻塞、鼻渊之要药。常配伍白芷、苍耳子、辛夷。

4.用于肺寒咳喘。

本品辛散温通，外能发散风寒，内能温肺化饮。用治外感风寒、水饮内停之恶寒发热、无汗、喘咳、痰多清稀者，常配伍麻黄、桂枝、干姜。用治寒痰停饮射肺、咳嗽胸满、气逆喘急者，常配伍茯苓、干姜、五味子。

5.用于脱疽。

本品辛温，具有通血闭、开结气、泄郁滞之功。用治血栓闭塞性脉管炎属于寒凝血闭者，常配伍当归、桂枝。

6.用于胃痛。

本品辛温芳香，味辛能散寒，可行郁结之气；气味芳香，能化湿浊之邪；性温气厚，能温中散寒止痛。用治中焦虚寒的胃脘痛者，常配伍黄芪建中汤、香砂六君子汤，可明显增强止痛效果。

【用法与用量】

内服：水煎服，1～3g；散剂每次服0.5～1g。外用：适量。

【注意事项】

本品辛香温散，故气虚多汗、阴虚阳亢头痛、阴虚或肺热咳嗽者忌用。“十八反”中细辛反藜芦，不宜同用。本品服用剂量过大，易引发面色潮红、头晕、多汗，甚则胸闷、心悸、恶心、呕吐等副作用。

【常用配伍】

本品长于祛风散寒止痛，配伍川芎则活血祛瘀，祛风止痛，风祛则营卫和，血行则风自灭。配伍附子则温通宣散，既走膀胱经之表，又入肾经之里，相得益彰，共奏补火助阳、散寒止痛、蠲痰化饮之功。配伍茯苓则温化痰饮之功更著，用于痰饮停肺所致的咳喘，痰多清稀、色白量多。配伍生石膏则制约细辛温热之性而取其止痛之用，清热不郁遏，发散不助热，清泻胃火，止牙痛。配伍生地黄则寒热相制，刚柔相济，清热止痛，用于风火上攻所致的头痛、牙痛。

【治疗风湿病方剂】

1. 九味羌活汤（《此事难知》）：由羌活、防风、苍术各三钱，细辛一钱，川芎、白芷、生地、黄芩、甘草各二钱组成。功效：发汗祛湿，兼清里热。主治：外感风寒湿邪，内有蕴热证。症见：恶寒发热，无汗，头痛项强，肢体酸楚疼痛，口苦微渴，舌苔白或微黄，脉浮。

2. 独活寄生汤（《备急千金要方》）：由独活三两，桑寄生、杜仲、牛膝、细辛、秦艽、茯苓、肉桂心、防风、川芎、人参、甘草、当归、芍药、干地黄各二两组成。功效：祛风湿，止痹痛，益肝肾，补气血。主治：痹证日久，肝肾两虚，气血不足证。症见：腰膝疼痛、痿软，肢节屈伸不利，或麻木不仁，畏寒喜温，心悸气短，舌淡苔白，脉细弱。

3. 当归四逆汤（《伤寒论》）：由当归四两，桂枝、芍药各三两，通草、炙甘草各二两，细辛一两，大枣八枚组成。功效：温经散寒，养血通脉。主治：血虚寒厥证。症见：手足厥寒，或腰、股、腿、足、肩臂疼痛，口不渴，舌淡苔白，脉沉细或细而欲绝。

【著作论述摘录】

《神农本草经》："主咳逆，头痛脑动，百节拘挛，风湿痹痛，死肌。明目，利九窍。"

《本草别说》："细辛若单用末，不可过半钱匕，多则气闷塞，不通者死。"

《本草汇言》："细辛，佐姜、桂能驱脏腑之寒，佐附子能散诸疾之冷，佐独活能除少阴头痛，佐荆、防能散诸经之风，佐芩、连、菊、薄，又能治风火齿痛，而散解诸郁热最验也。"

《药性论》："治咳逆上气、恶风、风头、手足拘急，安五脏六腑，添胆气，去皮风湿痒，能止眼风泪下，明目，开胸中滞，除齿痛，主血闭、妇人血沥腰痛。”

《本草衍义》：“治头面风痛。”

【主要化学成分】

本品含木脂素类成分：细辛脂素等；挥发油：α-蒎烯、莰烯、香叶烯、柠檬烯、细辛醚、甲基丁香酚、榄香素、黄樟醚等。还含痕量的马兜铃酸Ⅰ。

【治疗风湿病相关药理作用】

细辛甲醇提取物对小鼠甩尾法和醋酸扭体法引起的疼痛具有抑制作用，且镇痛作用强于阿司匹林。在角叉菜胶引起的足肿胀试验中，其抗炎镇痛机制为部分抑制缓激肽和组胺受体。用乙酸、甲醛的水溶液和热板法测试发现，北细辛挥发油具有较强的外周镇痛作用。细辛中的单体成分甲基丁香酚的镇痛作用机制与激动γ-氨基丁酸A型受体及降低NO水平相关。芝麻脂素能抑制脂多糖诱导的BV-2小胶质细胞产生NO，同时可通过抑制p38丝裂原活化蛋白激酶和核转录因子-κB的激活来抑制脂多糖(LPS)诱导的BV-2小胶质细胞中IL-6产生，从而预防或治疗炎症。人关节软骨细胞体外实验发现，芝麻脂素可抑制IL-1β信号转导通路p38MAPK和氨基末端激酶。通过体内木瓜蛋白酶注射诱导的骨关节炎大鼠实验发现，其可逆转软骨的病理变化，包括纠正软骨中的软骨细胞紊乱、增加软骨厚度、减少Ⅱ型胶原蛋白和蛋白聚糖损失。

十　威灵仙

【药用来源】

本品为毛茛科植物威灵仙、棉团铁线莲(山蓼)或东北铁线莲(黑薇)的干燥根及根茎。秋季采挖，除去泥沙，晒干。主产于江苏、安徽、浙江、山东、四川、广东、福建等地。

【性状】

本品呈柱状，长1.5～10cm，直径0.3～1.5cm；表面淡棕黄色；

顶端残留茎基；质较坚韧，断面纤维性；下侧着生多数细根。根呈细长圆柱形，稍弯曲，长 7～15cm，直径 0.1～0.3cm；表面黑褐色，有细纵纹，有的皮部脱落，露出黄白色木部；质硬脆，易折断，断面皮部较广，木部淡黄色，略呈方形，皮部与木部间常有裂隙。气微，味淡。

【别名】

铁脚威灵仙、百条根、老虎须、铁扫帚、能消、灵仙、黑脚威灵仙、黑须公、铁耙头。

【性味】

辛、咸；温。

【归经】

入膀胱经。

【功效】

祛风除湿，通络止痛，消骨鲠。

【临床应用】

1. 用于风湿痹痛。

威灵仙微辛祛风，其性善行，能通行十二经络，能通利关节，用于全身游走性风湿痛，肢体麻木，筋脉拘挛，屈伸不利。

2. 用于骨哽咽喉。

威灵仙软坚，用于诸骨哽喉，可单用威灵仙 15g，水煎，或加米醋煎汁，分数次含口中，缓缓吞咽。

【用法与用量】

内服：水煎服，6～10g。

【注意事项】

本品气血亏虚、无风寒湿邪者忌服。孕妇慎服。过量服用可能出现胃出血。

【常用配伍】

本品与穿山龙、老鹳草、雷公藤等配伍，祛风通络；与羌活、独活、牛膝、秦艽等配伍，除湿止痛。

【治疗风湿病方剂】

1.神应丸(《证治准绳》):由威灵仙、桂心、当归各二两组成,上细末,酒煮面糊丸,梧子大。每服二三十丸,食前用温酒或茴香汤下,妇人桂心汤下。主治:肾经不足,风冷乘之,腰痛如折,牵引背膂,俯仰不利。或劳役伤于肾,或寝湿地,或坠堕伤损,风寒客搏,皆令腰痛。

2.威灵仙散(《太平圣惠方》):威灵仙五两。捣细罗为散。每于食前以温酒调下一钱,逐日以微利为度。主治:腰脚疼痛久不瘥。

【著作论述摘录】

《本草新编》:"散爪甲皮肤风中痒痛,利腰膝胫踝湿渗冷疼,尤疗折伤,治风湿各病,皆宜用之。"

《唐本草》:"腰、肾、脚、膝、积聚肠内诸冷病,积年不瘥,服之效。"

《开宝本草》:"主诸风,宣通五藏,去腹内冷滞、心隔痰水久积、症瘕痃癖气块、膀胱宿脓恶水、腰膝冷疼及疗折伤。"

【主要化学成分】

威灵仙的根含白头翁素、白头翁内酯、甾醇、糖类、皂苷、内酯、酚类、氨基酸。叶含内酯、酚类、三萜、氨基酸、有机酸。

【治疗风湿病相关药理作用】

威灵仙有机成分三萜类能抑制多种炎症细胞因子通路激活,达到抗炎镇痛作用;能调节 T 细胞(Treg)和 Th17,起到免疫抑制的作用。皂苷提取物还能保护关节软骨。

十一　独　活

【药用来源】

本品为双子叶植物纲伞形目伞形科植物重齿毛当归的干燥根。春初苗刚发芽或秋末茎叶枯萎时采挖,除去须根和泥沙,烘至半干,堆置 2～3 日,发软后烘干。主产于四川、安徽、湖北等地。

【性状】

本品根呈圆柱形，下部有2～3分枝或更多，长10～30cm。根头部膨大，圆锥状，多横皱纹，直径1.5～3cm，顶端有茎、叶的残基或凹陷，表面灰褐色或棕褐色，具纵皱纹，有隆起的横长皮孔及稍突起的细根痕。质较硬，受潮则变软，断面皮部灰白色，有多数散在的棕色油室，木部灰黄色至黄棕色，形成层环棕色。有特异香气，味苦辛、微麻舌。

【别名】

独滑、长生草、独摇草、胡王使者。

【性味】

辛、苦；微温。

【归经】

入肾、膀胱经。

【功效】

祛风除湿，通痹止痛。

【临床应用】

1.用于风寒湿痹等疼痛不利。

独活辛苦温燥，功善祛风湿、宣痹痛，凡治疗风寒湿邪所致之痹证，无论病程新久，均可应用。独活入肾经，性善下行，尤以腰、膝、腿、足关节疼痛属下部寒湿者为宜。用治风寒湿邪所致的风寒湿痹，如腰背、手足、肌肉疼痛，常配伍当归、白术、牛膝。若治疗病久正虚之痹证，出现关节不利、腰腿酸软等，常配伍桑寄生、人参、杜仲等。

2.用于风寒夹湿之表证。

独活辛散苦燥，气香温通，能散风寒湿解表。独活善治外感风寒夹湿所致发热恶寒、项背拘急、关节酸楚疼痛等症状，常配伍羌活、藁本、防风。

3.用于少阴头痛。

独活芳香走窜，搜风祛湿，通络止痛，善入肾经而搜伏风，对于风扰肾经，伏而不出的少阴头痛，常与细辛配伍。

4. 用于皮肤瘙痒。

独活祛风散寒，对于风寒湿所致的皮肤瘙痒，常配伍麻黄、荆芥、防风；对血热所致的皮肤瘙痒，常配伍清热凉血药物如生地、水牛角，既逼迫热邪外散，又防苦寒药伤胃，内服或外洗皆可。

【用法与用量】

内服：水煎服，3～10g。也可外洗，外洗可用至五钱。

【注意事项】

本品苦温燥散，有化燥伤阴之弊，故血虚痹痛及阴虚有热者忌用，如必须使用，宜配伍补阴血药物同用。独活能扩张血管，降低血压，故低血压者忌久服多用。

【常用配伍】

本品搜风祛湿通痹，尤善除肾经伏风，配伍桑寄生则祛风除湿、通痹止痛。配伍苍术则可发汗祛风，除湿止痛。配伍黄芩、赤芍用于湿热郁结，可散热除湿止痛。配伍麻黄、荆芥、防风，可使热邪外散，用于血热皮肤瘙痒。

【治疗风湿病方剂】

1. 独活寄生汤(《备急千金要方》)：由独活三两，寄生、杜仲、牛膝、细辛、秦艽、茯苓、桂心、防风、川芎、干地黄、人参、甘草、当归、芍药各二两组成。功效：祛风湿，止痹痛，益肝肾，补气血。主治：痹证日久，肝肾两虚，气血不足证。症见：腰膝疼痛、痿软，肢节屈伸不利，或麻木不仁，畏寒喜温，心悸气短，舌淡苔白，脉细弱。

2. 羌活胜湿汤(《内外伤辨惑论》)：由羌活、独活各一钱，藁本、防风、炙甘草、川芎各五分，蔓荆子三分组成。功效：发汗祛风，除湿止痛。主治：风湿在表证。症见：头痛身重，肩背疼痛不可回顾，或腰脊疼痛难以转侧，苔白脉浮。

3. 三痹汤(《校注妇人良方》卷三)：由续断(酒浸炒)、杜仲(姜汁炒)、防风、桂心、细辛、人参、茯苓、当归、炒白芍药、炒黄芪、牛膝(酒浸炒)、炙甘草各五分，秦艽、生地黄、川芎、独活各三分组成。功效：补肝肾，益气血，祛风湿。主治：肝肾气血不足，风寒湿痹之虚实夹杂，手足拘挛，或肢节屈伸不利，或麻木不仁。

【著作论述摘录】

《名医别录》："疗诸贼风，百节痛风无新久者。"

《本草正》："专理下焦风湿，两足痛痹，湿痒拘挛。"

《药性论》："主中诸风湿冷，奔喘逆气，皮肌苦痒，手足痛，劳损，主风毒齿痛。"

【主要化学成分】

本品含二氢欧山芹醇及其乙酸酯，欧芹酚甲醚，异欧前胡内酸，香柑内酯，花椒毒素，二氢欧山芹醇当归酸酯，毛当归醇，当归醇 D、G、B，γ-氨基丁酸及挥发油，等等。

【治疗风湿病相关药理作用】

独活中的香豆素类提取物通过降低 TNF-α、IL-1β 和 IL-6 水平，显著下调受损 DRG 神经元中 TRPV1 和 pERK 的表达而发挥镇痛作用。单体成分甲氧基欧芹素、二氢欧山芹素，能显著抑制角叉菜胶诱导的小鼠后爪水肿和醋酸引起的疼痛，被认为是独活抗炎的主要成分。独活乙醇提取物能够明显降低患者的全血黏度、血浆黏度及红细胞聚集指数，明显改善患者的血管血流速度，具有很好的活血化瘀作用。另外，独活乙醇提取物可不同程度地抑制环氧化酶 1(COX1)和环氧化酶 2(COX-2)，且其 COX-2 抑制率大于 COX-1 而起到祛风湿作用。

十二　祖师麻

【药用来源】

本品为双子叶植物纲桃金娘目瑞香科植物黄瑞香或陕甘瑞香的干燥茎皮和根皮。春、秋二季采收，剥取、干燥、切丝。主产于陕西、甘肃、青海、四川等地。

【性状】

本品呈长条状，卷曲，厚 0.5～2mm。外表面褐黄色或灰褐色，根皮较粗糙，茎皮光滑，具纵皱纹及横长皮孔。质韧，不易折断。断面带纤维性，黄白色。气微，味微苦，具持久的麻舌感。

【别名】

祖司麻、走司马、走丝麻、大救驾、黄杨皮、爬岩香、金腰带。

【性味】

辛、苦；温，有小毒。

【归经】

入肝、肾、胃经。

【功效】

祛风除湿，活血定痛。

【临床应用】

用于风湿痹痛、头痛、胃痛、腰痛、跌打伤痛。

祖师麻辛散、苦燥、温经散寒，有搜风通络止痛之效。对于风寒湿痹日久不愈，筋脉拘挛，甚则关节变形之顽痹，作用颇佳。本品有活血通经、散瘀止痛之功，适用于瘀滞于头部、胃、腰部而引起的疼痛，也用于跌打损伤等。用治顽固性偏头痛，可单用，或与祛风通络舒筋、活血止痛之品配伍以增效。因其性温，故对血瘀有寒者最为适宜。

【用法与用量】

内服：水煎服，3～6g。

【注意事项】

孕妇忌用，会引发胎动不安或者流产。服用时间长可能有胃肠道反应。若制膏外用，皮肤接触局部可能会出现瘙痒、热感、丘疹、渗液等过敏现象，停药后一般会消失。大剂量可引起运动神经和中枢神经系统抑制，严重时会导致呼吸循环功能衰竭。

【常用配伍】

本品有搜风通络止痛之效，可温经散寒、疏经络、化湿活血止痛。配伍灯盏细辛，用治寒湿凝滞所致的腰腿痹痛。配伍独活，用治风湿痹痛、历节痛、腰腿疼痛等。

【治疗风湿病方剂】

1. 祖师麻片(《临床用药须知·中药成方制剂卷》):祖师麻。功效:祛风除湿,活血止痛。主治:风寒湿闭阻、瘀血阻络所致的痹病。症见:肢体关节肿痛,畏寒肢冷。

2. 祖师麻关节止痛膏(《临床用药须知·中药成方制剂卷》):由祖师麻、樟脑、冰片、薄荷脑、水杨酸甲酯、苯海拉明、二甲苯麝香等组成。功效:祛风除湿,活血止痛。主治:风寒湿闭阻、瘀血阻络所致的痹病。症见:肢体关节肿痛,畏寒肢冷。

3. 祖师麻膏药(《临床用药须知·中药成方制剂卷》):祖师麻。功效:祛风除湿,活血止痛。主治:风寒湿闭阻、瘀血阻络所致的痹病。症见:肢体关节肿痛,畏寒肢冷。

【著作论述摘录】

《湖北中草药志》:"舒筋通络,活血止痛。用于胃痛、风湿疼痛、腰痛、跌打损伤、骨折。"

《陕西中草药》:"祛风除湿,温中散寒。治感冒,风寒疼痛,中风麻木,半身不遂,皮肤痒疹。"

《全国中草药汇编》:"祛风通络,祛瘀止痛。主治牙痛、胃痛、肝区痛。"

【主要化学成分】

本品主要含香豆素类成分:瑞香素(祖师麻甲素),瑞香苷(祖师麻乙素)等;二萜类成分:瑞香毒素,黄瑞香甲素、乙素、丙素等。还含木质素类、黄酮类、蒽醌类及甾醇类等。

【治疗风湿病相关药理作用】

祖师麻提取物灌胃给药,对冰醋酸所致小鼠的疼痛有抑制作用。祖师麻叶、祖师麻皮提取物灌胃给药均可延长小鼠热板法痛阈时间,具有很好的镇痛效应。祖师麻总香酮能显著增加小鼠热板痛阈时间、减少醋酸引起的扭体次数和延长光电甩尾的潜伏时间。祖师麻有效成分瑞香素对小鼠热板法、热水刺激小鼠翘尾法、电刺激小鼠或犬测痛法等多种实验模型均具有镇痛作用。祖师麻乙酸乙酯提取物和正丁醇提取物灌胃给药对佐剂性关节炎大鼠踝关节的肿胀有明显的抑制作用，两者均具有显著的镇痛、抗炎作用。

十三　秦　艽

【药用来源】

本品为双子叶植物纲捩花目龙胆科植物秦艽、麻花秦艽、粗茎秦艽或小秦艽的干燥根。前三种按性状不同分别习称“秦艽”和“麻花艽”，后一种习称“小秦艽”。春、秋二季采挖，除去泥沙。秦艽及麻花艽晒软，堆置“发汗”至表面呈红黄色或灰黄色时，摊开晒干，或不经“发汗”直接晒干；小秦艽趁鲜时搓去黑皮，晒干。主产于甘肃、青海、内蒙古、陕西、山西等地。

【性状】

本品呈类圆柱形，上粗下细，扭曲不直，长10～30cm，直径1～3cm。表面黄棕色或灰黄色，有纵向或扭曲的纵皱纹，顶端有残存茎基及纤维状叶鞘。质硬而脆，易折断，断面略显油性，皮部黄色或棕黄色，木部黄色。气特异，味苦、微涩。

【别名】

大叶龙胆、大叶秦艽、西秦艽。

【性味】

辛、苦；平。

【归经】

入胃、肝、胆经。

【功效】

祛风湿，止痹痛，清湿热，退虚热。

【临床应用】

1. 用于风湿痹症。

秦艽辛散苦泄，质润不燥，为风药中之润剂。风湿痹痛，筋脉拘挛，骨节酸痛，无问寒热新久均可配伍应用。性偏寒，兼有清热作用，对热痹尤为适宜，常配伍防己、牡丹皮、络石藤、忍冬藤。对于风寒湿痹，可配伍天麻、羌活、当归、川芎。

2.用于中风不遂。

秦艽既能祛风邪、舒筋络，又善“活血荣筋”，对于中风半身不遂、口眼歪斜、四肢拘急、舌强不语等，单用大量水煎服即能奏效。配伍升麻、葛根、防风、芍药，可治中风口眼歪斜、言语不利、恶风恶寒者。对于血虚中风者，常配伍当归、熟地黄、白芍、川芎；对于风火散见、不拘一语、舌强不言、半身不遂者，可配伍黄芩、石膏、生地黄、防风等祛风清火和养血药。

3.用于治疗阴虚火旺证、疳积发热。

秦艽性偏寒，对于骨蒸潮热、虚热咳嗽、盗汗不止证属阴虚火旺的患者，常配伍柴胡、知母、甘草。对于肺痿劳咳，体虚自汗者，常配伍人参、鳖甲、柴胡、当归、地骨皮。本品清虚热，为治疗阴虚骨蒸潮热的常用药，对于阴虚血亏，风邪传里化热之风劳病，常配伍青蒿、柴胡、知母、地骨皮、鳖甲。对于小儿疳积发热，消瘦、食欲不振，常配伍薄荷、甘草。

4.用于黄疸。

秦艽苦能泄，辛能散，内达于下焦，能通利二便，通诸腑，引导湿热从二便出，亦能使湿热从表而出，常配伍茵陈、栀子、大黄，用于湿热黄疸。

【用法与用量】

内服：水煎服，3～10g。

【注意事项】

久痛虚羸，溲多、便滑者忌服。大剂量服用后可有恶心、呕吐等消化道反应。服大剂量秦艽后患者出现心悸、肺水肿、血尿、蛋白尿、心率减慢。秦艽中含有龙胆苦苷和当药苦苷，能抑制心肌，刺激中枢神经，可造成肾损害。

【常用配伍】

本品为风药中之润剂，退虚热、除骨蒸在于辛散宣清，配伍鳖甲则补清共用，共奏养阴透肌退热之功。配伍地骨皮则清热除蒸之效更佳，用于温病余邪不尽，邪伏阴分，骨蒸潮热。配伍络石藤，用于治疗风湿热痹，四肢拘急麻木。配伍天麻用于风湿痹证、关节疼痛及中风手足不遂或麻木。配伍茵陈，用于湿热黄疸，小便不利。

【治疗风湿病方剂】

1.大秦艽汤(《素问病机气宜保命集》)：由川芎、独活、当归、白芍、石膏、甘草各二两，秦艽三两，羌活、防风、白芷、黄芩、白术、茯苓、生地、熟地各一两，细辛半两组成。功效：疏风清热，养血活血。主治：风邪初中经络之口眼歪斜，舌强不能言语，手足不能运动。症见：恶寒发热，苔白或黄，脉浮数或弦细。

2.秦艽鳖甲散(《太平惠民和剂局方》)：由荆芥(去梗)、贝母(去心)、天仙藤、前胡(去芦)、青皮(去白)、柴胡(去芦)、甘草(炙)、陈皮(去白)、秦艽(去芦，洗)、鳖甲(去裙，醋炙)各一两，干葛二两(焙)，白芷、肉桂(去粗皮)、羌活各半两组成。主治：男子、妇人气血劳伤，四肢倦怠，肌体消弱，骨节烦疼，头昏颊赤，肢体枯槁，面色萎黄，唇焦口干，五心烦热，痰涎咳嗽，腰背引痛，乍起乍卧，梦寐不宁，神情恍惚，时有盗汗，口苦无味，不美饮食。山岚瘴气，寒热往来，并能治之。

3.秦艽天麻汤(《医学心悟》)：由秦艽一钱五分，天麻、羌活、陈皮、当归、川芎各一钱，炙甘草五分，生姜三片，桑枝三钱(酒炒)组成。功效：扶正祛邪，通痹止痛。主治：肩背臂膊痛。

【著作论述摘录】

《神农本草经》："主寒热邪气，寒湿风痹，肢节痛，下水，利小便。"

《名医别录》："疗风，无问久新；通身挛急。"

《本草纲目》："手足不遂，黄疸，烦渴之病须之，取其祛阳明之湿热也。阳明有湿，则身体酸疼烦热，有热则日晡潮热骨蒸。"

《药性论》："利大小便，瘥五种黄病，解酒毒，去头风。"

《医学启源》："治口噤，肠风泻血。《主治秘要》云，养血荣筋，中风手足不遂者用之。去手足阳明下牙痛，以去风湿。"

【主要化学成分】

本品含环烯醚萜类成分:龙胆苦苷、獐牙菜苦苷、秦艽苷、当药苷、马钱苷酸等;生物碱类成分:龙胆碱(秦艽碱甲)、龙胆次碱(秦艽碱乙)等;有机酸类成分:栎瘿酸。还含糖类及挥发油等。

【治疗风湿病相关药理作用】

麻花秦艽醇提取物灌胃给药对佐剂性关节炎大鼠原发性和继发性足肿胀均有明显的抑制作用,还能降低二甲苯炎症模型小鼠的耳郭肿胀度,对角叉莱胶模型大鼠的急性炎症有一定的抑制作用,秦艽醇提取物还能提高小鼠的痛阈值,减少冰醋酸引起的小鼠扭体次数。秦艽总环烯醚萜能够抑制二甲苯致小鼠耳郭肿胀、醋酸致小鼠毛细血管通透性的增加,以及小鼠棉球肉芽肿的形成,明显减少渗出液容积,抑制二甲苯致小鼠耳郭肿胀且提高小鼠热板刺激的痛阈值。秦艽碱甲能提高痛阈值,有镇痛作用。

十四　桂　枝

【药用来源】

本品为双子叶植物纲樟目樟科植物肉桂的干燥嫩枝。春、夏二季采收,除去叶,晒干或切片晒干。主产于广东、广西及云南等地。

【性状】

本品呈长圆柱形,多分枝,长 30～75cm,粗端直径 0.3～1cm。表面红棕色至棕色,有纵棱线、细皱纹及小疙瘩状的叶痕、枝痕、芽痕,皮孔点状。质硬而脆,易折断。切片厚 2～4mm,断面皮部红棕色,木部黄白色至浅黄棕色,髓部略呈方形。有特异香气,味甜、微辛,皮部味较浓。

【别名】

柳桂。

【性味】

辛、甘;温。

【归经】

入心、肺、膀胱经。

【功效】

发汗解肌，温通经脉，助阳化气，平冲降气。

【临床应用】

1.用于风寒感冒表证。

桂枝辛甘温煦，通阳扶卫，较麻黄其发汗开腠之力温和，长于宣阳气于卫分，畅营血于肌表，可助卫实表，发汗解肌，有外散风寒之功。对于外感风寒，无论表实无汗、表虚有汗抑或阳虚受寒，均可使用。用治风寒表实证，常与麻黄相须为用；治疗风寒表虚证，营卫不和而自汗出者，常与白芍配伍以收调和营卫之效；至于素体阳虚而感风寒者，可配伍麻黄、细辛、附子助阳解表。

2.用于寒凝血瘀等痛症。

桂枝辛散温通，具有温经通脉，散寒镇痛的作用。对于治疗胸阳不振，心脉瘀阻所致的胸痹心痛者，常配伍枳实、薤白；对于中焦虚寒，脘腹冷痛，配伍白芍、饴糖起到温中散寒之效；对于女性月经不调，经闭痛经，产后腹痛证属寒凝血瘀者，可与当归、吴茱萸共用，不仅能温散血寒，又能活血化瘀止痛；至于风寒湿痹引起的四肢疼痛，可配伍附子起到宣痹止痛、通经散寒之效。

3.用于痰饮蓄水症。

桂枝甘温，能扶脾阳以助运水。治疗脾阳不运，水湿内停所致的痰饮病眩晕、心悸、咳嗽者，常与茯苓、白术同用；通过温肾阳帮助膀胱气化，治疗水肿、小便不利等，常配伍茯苓、猪苓。

4.用于心悸、奔豚。

桂枝能助阳通脉，止悸动。治疗心阳不振导致的心悸动、脉结代等，常与甘草、人参、麦冬合用；至于由阴寒内盛，下焦冲气，上凌心胸导致的奔豚起，常重用本品。

【用法与用量】

内服：水煎服，3～10g；或入丸、散服。外用：适量。

【注意事项】

本品辛温助热，易伤阴动血，凡外感热病、阴虚火旺、血热妄行等症，均当忌用。本品温通经脉，故孕妇及月经过多者慎用。桂枝能直达血分，治血分病证，所以使用桂枝不当或剂量过大，容易动血，引起鼻衄等。研究发现桂枝用量过大，可出现汗多、倦怠、心慌、头晕目胀、眼干而涩、咳嗽口渴、尿少，以及尿道灼热等不良反应，故临床应用不可过量。现代药理学研究表明，桂枝中的桂皮油成分对子宫有特异性充血作用，用量过多可引起孕妇流产。

【常用配伍】

本品辛甘温煦，作用以散寒通阳化气为主。如配伍白芍则发汗解肌、调和营卫。配伍炙甘草则辛甘化阳，温通心脾。配伍茯苓则通阳利水。在桂枝甘草龙牡汤中配伍龙骨、牡蛎则温通心阳，平肝潜阳，镇静安神。

【治疗风湿病方剂】

1.桂枝汤(《伤寒论》)：由桂枝三两、芍药三两、甘草二两、生姜三两、大枣十二枚组成。功效：解肌发表，调和营卫。主治：外感风寒表虚证。症见：头痛发热，汗出恶风，鼻鸣干呕，肌肉酸痛，苔白不渴，脉浮缓或浮弱。

2.桂枝芍药知母汤(《金匮要略·中风历节病脉证并治第五》)：由桂枝四两、芍药三两、甘草二两、麻黄二两、生姜五两、白术五两、知母四两、防风四两、附子(炮)二两组成。功效：通阳行痹，祛风逐湿。主治：肢节疼痛。症见：身体尪弱，脚肿如脱，头眩短气，温温欲吐，舌偏红苔白，脉濡数。

3.黄芪桂枝五物汤(《金匮要略·血痹虚劳病脉证并治第六》)：由黄芪三两、芍药三两、桂枝三两、生姜六两、大枣十二枚组成。功效：益气温经，和血通痹。主治：肌肤麻木不仁，脉微涩而紧之血痹。

4.桂枝附子汤(《伤寒论》)：由桂枝(去皮)四两、附子(炮，去皮)三枚、生姜(切)三两、大枣(擘)十二枚、甘草(炙)二两组成。功效：祛风温经，助阳化湿。主治：伤寒八九日，风湿相搏，身体疼烦，不能自转侧，不呕不渴，脉浮虚而涩。病证属风湿相搏或正虚内寒。

5. 桂枝加葛根汤(《伤寒论》)：由桂枝二两、芍药二两、生姜三两、甘草二两、大枣十二枚、葛根四两组成。功效：解肌发表，生津舒筋。主治：风寒客于太阳经输，营卫不和证。症见：发热、汗出、项背强而不舒，舌苔薄白，脉浮缓。临床主要用于治疗头痛、神经根型颈椎病、帕金森病及皮疹等病症。

【著作论述摘录】

《本草备要》："温经通脉，发汗解肌。"

《本草经疏》："实表祛邪。主利肝肺气，头痛，风痹骨节疼痛。"

《药品化义》："专行上部肩臂，能领药至痛处，以除肢节间痰凝血滞。"

《本草再新》："温中行血，健脾燥胃，消肿利湿。治手足发冷作麻、筋抽疼痛，并外感寒凉等症。"

【主要化学成分】

本品含挥发油，其主要成分为桂皮醛等。还含有酚类、有机酸、多糖、苷类、香豆素及鞣质等。

【治疗风湿病相关药理作用】

桂枝主要具有两种有效成分，一是桂枝醛，另一种是桂皮酸钠，两种药物成分均对皮肤血管有较好的扩张能力，使患者的痛阈值增大，并增加散热的功效进而促进患者的发汗症状。此外，桂枝醛还可增加患者血管的扩张力、散热及血液循环能力，使血液流向体表的速度显著加快，与麻黄共奏发汗的功效。挥发油是桂枝的一种有效的药物成分，其可使补体活性大幅度降低，抑制 IgE 诱发的肥大细胞的颗粒反应，消除过敏症状。挥发油还能够解除内脏平滑肌痉挛、缓解痉挛性疼痛的发作。

十五　透骨草

【药用来源】

本品为双子叶植物纲大戟目大戟科植物地构叶的全草。5～

6月间开花结果实时采收,鲜用或晒干。产于山东、河南、江苏、山西、陕西、甘肃等地。

【性状】

本品茎多分枝,呈圆柱形或微有棱,通常长10～30cm,直径1～4mm。茎基部有时连有部分根茎;茎表面浅绿色或灰绿色,近基部淡紫色,被灰白色柔毛,具互生叶或叶痕,质脆,易折断,断面黄白色。根茎长短不一,表面土棕色或黄棕色,略粗糙;质稍坚硬,断面黄白色。叶多卷曲而皱缩或破碎,呈灰绿色,两面均被白色细柔毛,下表面近叶脉处较显著。枝梢有时可见总状花序和果序。花型小;蒴果三角状扁圆形。气微,味淡而后微苦。

【别名】

珍珠透骨草、竹格叉、吉盖草、枸皮草。

【性味】

辛;温。

【归经】

入肝、肾经。

【功效】

祛风除湿,舒筋活血,散瘀消肿,解毒止痛。

【临床应用】

1.用于风湿痹痛。

本品有祛除风湿作用,并能活血止痛,用治风湿痹痛,无论新久,均可应用。可配伍五加皮、忍冬藤、油松节、威灵仙同用。

2.用于跌打损伤、闭经等症。

本品善于活血止痛。对于跌打损伤、瘀滞疼痛,或妇女闭经不行,可配伍当归、桃仁、泽兰等药同用。

此外,本品还可治疗疮疖痈肿、蛇虫咬伤。可用鲜草适量,打烂外敷。

【用法与用量】

内服:水煎服,9～15g。外用:煎水熏洗或捣敷。

【注意事项】

孕妇忌用。

【常用配伍】

用治风湿痹痛无论新久，常配伍五加皮、忍冬藤、油松节、威灵仙。对于跌打损伤、瘀滞疼痛，或妇女闭经不行，常配伍当归、桃仁、泽兰等。

【治疗风湿病方剂】

1. 治风气疼痛（《周益生家宝方》）：由透骨草二两、穿山甲二两、防风二两、当归三两、白蒺藜四两、白芍三两、豨莶草（去茎用叶，九蒸九晒）四两、海风藤二两、生地四两、广皮一两、甘草一两组成。

2. 治风湿性关节炎（《陕甘宁青中草药选》）：由透骨草三钱，制川乌、制草乌各一钱，伸筋草二钱组成。

【著作论述摘录】

《本草纲目》："治筋骨一切风湿疼痛挛缩，寒湿脚气。"

《灵秘丹药笺》："疗热毒。"

《山东中草药手册》："祛风湿，活血，止痛。"

《四川常用中草药》："治风湿痹痛、难产、瘫痪、疮疡肿毒等症。"

《内蒙古中草药》："治阴囊湿疹。"

【主要化学成分】

本品地上部分含黄酮成分：香叶木素，藤黄菌素，柚皮素-7-o-β-D-（3″-对香豆酰基）吡喃葡萄糖苷，柚皮素-7-o-β-D-（4″-对香豆酰基）吡喃葡萄糖苷，3′，8″-双-4′，5，7-三羟基黄酮。全草含吡啶生物碱成分。

【治疗风湿病相关药理作用】

透骨草具有抗炎镇痛作用。透骨草提取物的镇痛作用对醋酸诱发的小鼠腹痛有明显的疗效，对热板引起小鼠足痛均有明显的提高疼痛阈值作用。透骨草挥发油可通过抑制各种金黄色葡萄球菌、真菌等活性来达到消炎镇痛效果。

十六 桑 枝

【药用来源】

本品为桑科植物桑的干燥嫩枝。春末夏初采收，去叶，晒干，或趁鲜切片，晒干。主产于江苏、浙江、安徽、湖南、河北、四川等地。

【性状】

本品呈长圆柱形，少有分枝，长短不一，直径 0.5～1.5cm。表面灰黄色或黄褐色，有多数黄褐色点状皮孔及细纵纹，并有灰白色略呈半圆形的叶痕和黄棕色的腋芽。质坚韧，不易折断，断面纤维性。切片厚 0.2～0.5cm，皮部较薄，木部黄白色，射线放射状，髓部白色或黄白色。气微，味淡。

【别名】

桑条、嫩桑枝、童桑枝、炒桑枝。

【性味】

微苦；平。

【归经】

入肝经。

【功效】

祛风湿，利关节。

【临床应用】

用于风湿痹症，肩臂、关节酸痛麻木。

桑枝善走上肢，尤以治肩背酸痛、经络不利为常用，可单味熬膏服或与祛风湿药配伍使用。

【用法与用量】

内服：水煎服，9～15g；或熬膏。外用：或煎水熏洗。

【注意事项】

寒饮束肺者不宜服用，孕妇忌用。

【常用配伍】

本品以通为主，与桑叶配伍则祛风通络，与防己配伍则清热利湿，与桂枝配伍则温阳通络，与鸡血藤配伍则行气养血。

【治疗风湿病方剂】

1. 防己桂枝汤(《马培之医案》)：由桂枝、川萆薢、独活、秦艽、川牛膝、白茄根、木防己、赤芍、苍术、炙没药、全当归、炒桑枝组成。主治：寒湿鹤膝初起，肿痛按之不热。

2. 桑枝膏(《上海市中成药治剂规范》)：桑枝浓煎取汁，加砂糖40％制成。主治：风湿疼痛，四肢麻木，筋骨酸痛。

【著作论述摘录】

《本草图经》："疗遍体风痒干燥，脚气风气，四肢拘挛，上气，眼晕，肺气嗽，消食；利小便，兼疗口干。"

《本草汇言》："去风气挛痛。"

《本草备要》："利关节，养津液，行水祛风。"

【主要化学成分】

本品主要成分为黄酮类化合物、多糖类化合物、生物碱、氨基酸、挥发油、鞣质、琥珀酸、腺嘌呤、多种维生素等。黄酮类化合物主要包括桑素、桑色烯、环桑素、环桑色烯等；多糖类化合物主要包括鼠李糖、阿拉伯糖、葡萄糖、半乳糖。

【治疗风湿病相关药理作用】

本品中的黄酮类具有抗炎镇痛作用。多糖类能提高淋巴细胞转化率，增强机体免疫。

十七　麻　黄

【药用来源】

本品为买麻藤纲麻黄科麻黄属植物草麻黄、中麻黄或木贼麻黄的干燥草质茎。秋季采割绿色的草质茎，晒干。主产于山西、河北、甘肃、辽宁、内蒙古、新疆、陕西、青海、吉林等地。

【性状】

本品呈细长圆柱形，草麻黄少分枝，木贼麻黄多分枝，直径1～3mm，通常切成长2～3cm的小段。表面淡绿色至黄绿色，有细纵走棱线，手触之微有粗糙感，节明显，节间长1.5～6cm。节上有膜质鳞叶2片(稀3片)，长3～4mm，上部灰白色，锐长，三角形，尖端反曲(木贼麻黄短三角形，尖端多不反曲)，基部棕红色至黑棕色，连合成筒状。茎质脆，易折断，断面略带纤维性，外圈为绿黄色，中央髓部呈红棕色。气微香，味微苦涩。

【别名】

生麻黄、净麻黄、水炙麻黄、蜜炙麻黄。

【性味】

辛、微苦；温。

【归经】

入肺、膀胱经。

【功效】

发汗解表，宣肺平喘，利水消肿。

【临床应用】

1.用于感冒风寒及麻疹透发不畅、风疹身痒等症。

麻黄性温辛散，能发汗散寒而解表，又可散风透疹。用治外感风寒所引起的发热恶寒、无汗等症，常与桂枝相须为用，有发汗解表的作用。如治麻疹透发不畅，兼有咳嗽气急症状时，可在辛凉透疹药中酌加麻黄，因肺主皮毛，本品既能宣肺，又能发散，可收透疹、平喘的效果。治风疹身痒，可与薄荷、蝉蜕等药配伍应用。

2.用于咳嗽、气喘。

麻黄能宣畅肺气而止咳平喘，故临床往往用治外邪侵袭、肺气不畅所致的喉痒咳嗽、咳痰不爽或咳嗽紧迫、胸闷、气喘等症。如寒邪咳喘，多配杏仁、甘草同用；外有寒邪，内有痰饮，常配细辛、干姜、五味子、半夏等同用；至于肺热咳喘，常配石膏、杏仁、甘草等同用。

3. 用于风水水肿等症。

麻黄既能发汗，又能利尿，故适用于水肿而伴有表症者，常与白术、生姜等同用。

【用法与用量】

内服：水煎服，2～10g；或入丸、散服。

【注意事项】

本品发汗力强，凡表虚止汗、阴虚盗汗、虚喘等均慎用。本品能升高血压，失眠及高血压患者慎用。

国外将麻黄或麻黄碱制剂广泛应用于减肥和增强体力等保健品的制作，因此会引发一系列毒性或不良反应，如心血管系统毒性（急性心肌梗死、严重高血压、心肌炎、心律失常以及不同形态的单型室性心动过速等），肝脏毒性（急慢性肝炎、黄疸等），长期使用会出现幻觉、痉挛、中风、头痛和失眠等中枢神经系统毒性反应。

【常用配伍】

本品以发散与宣肺为主，如配桂枝则发汗解表，配杏仁则止咳平喘，配干姜则宣肺散寒，配石膏则宣肺泄热，在麻黄附子细辛汤中配附子则温经发表，在阳和汤中配肉桂则温散寒邪、宣通气血。

【治疗风湿病方剂】

1. 麻黄汤（《伤寒论》）：由麻黄（去节）三两、桂枝（去皮）二两、杏仁（去皮）七十个、甘草（炙）一两组成。功效：发汗解表，宣肺平喘。主治：外感风寒、恶寒、无汗、头痛、身疼等表实者。

2. 麻黄杏仁甘草石膏汤（《伤寒论》）：由麻黄（去节）四两、杏仁（去皮尖）五十个、甘草（炙）二两、石膏（碎）半斤组成。功效：辛凉宣泄，清肺平喘。主治：里热壅闭。症见：身热烦渴，喘咳气粗，鼻翼煽张。对肺间质性病变有治疗作用。

3. 麻黄加术汤（《金匮要略》）：由麻黄（去节）三两、桂枝（去皮）二两、甘草（炙）一两、杏仁（去皮、尖）70个、白术四两组成。功效：发汗解表、散寒除湿证。主治：外感寒湿。症见：恶寒发热，身体烦疼，无汗不渴，饮食无味，苔白腻，脉浮紧。

4.麻黄杏仁薏苡甘草汤(《金匮要略·湿病篇》):由麻黄(去节,汤泡)半两、甘草(炙)一两、薏苡仁半两、杏仁(去皮尖,炒)十个组成。功效:解表祛湿。主治:风湿疼,发热。

5.乌头汤(《金匮要略》):由麻黄、芍药、黄芪、甘草(炙)各三两,川乌(㕮咀,以蜜二升,即出乌头)五枚组成。功效:温经散寒,除湿宣痹。主治:寒湿痹阻关节证。或治脚气疼痛,不可屈伸因伤于寒湿者。症见:骨节冷痛,屈伸不利,舌苔白润,脉沉弦或沉紧。

6.阳和汤(《外科全生集》):由熟地一两、肉桂(去皮,研粉)一钱、麻黄五分、鹿角胶三钱、白芥子二钱、姜炭五分、生甘草一钱组成。功效:温阳补血,散寒通滞。主治:阳虚寒凝症。症见:阴疽、脱疽、鹤膝风、石疽、贴骨疽等漫肿无头,平塌白陷,皮色不变,酸痛无热,口不渴,舌淡苔白。

【著作论述摘录】

《神农本草经》:"主上气咳逆,结气,喉痹吐吸,利关节。"

《名医别录》:"主五脏邪气缓急,风胁痛,字乳余疾。止好唾,通腠理,解肌;泄邪恶气,消赤黑斑毒。"

《药性论》:"治身上毒风顽痹,皮肉不仁。"

【主要化学成分】

本品主要成分为多种生物碱类,如麻黄碱、伪麻黄碱、麻黄次碱等,另含挥发油、黄酮类化合物、多糖、有机酚酸等等。其中生物碱含量以木贼麻黄最高,草麻黄次之,中麻黄较低。

【治疗风湿病相关药理作用】

麻黄挥发油有发汗作用,麻黄碱能使处于高温环境下的人汗腺分泌增多、增快。麻黄挥发油乳剂有解热作用。麻黄碱和伪麻黄碱均有缓解支气管平滑肌痉挛的作用。伪麻黄碱有明显的利尿作用。麻黄碱能兴奋心脏,收缩血管,升高血压;对中枢神经有明显的兴奋作用,可引起兴奋、失眠、不安。其甲醇提取物有抗炎作用,其煎剂有抗病原微生物作用。

麻黄中挥发油、多糖、酚酸组分具有明显的免疫抑制作用。麻黄制剂可抑制 IgE 的间接组胺释放和增加大鼠嗜碱细胞性白血病细胞的环磷酸腺苷的含量，用于类风湿关节炎、哮喘、系统性红斑狼疮等免疫性疾病的治疗。

十八　紫竹根

【药用来源】

本品为单子叶植物纲禾本目禾本科植物紫竹的根茎。全年均可采收，洗净，晒干。主产于湖南南部与广西交界处，我国南、北各地多有栽培。

【性状】

本品呈细长圆柱形，直径0.8～1.5cm。表面紫红色或紫棕色。有突起的节，节间长1.5～3cm，节上有圆形须根残痕。质坚硬，断面纤维性。气微，味淡。

【别名】

乌竹、黑竹、水竹子。

【性味】

辛、淡；凉。

【归经】

入肝、脾经。

【功效】

祛风除湿，活血解毒。

【临床应用】

主治：风湿热痹，筋骨酸痛，闭经，症瘕，狂犬咬伤。

【用法与用量】

内服：水煎服，15～30g。外用：水煎外洗。

【注意事项】

孕妇禁用。

【常用配伍】

本品入肝经，可祛风除湿，活血解毒，配伍桑枝则除痹止痛之效增强,用治跌打损伤。

【治疗风湿病方剂】

《湖南药物志》:由紫竹根 30g、黄松节 15g、桑枝 15g、桂枝 9g 组成。主治:骨节疼痛。

【著作论述摘录】

《草木便方》:"除风湿,通关节。治腰脚筋骨酸软痛,疯癫狗咬。"

《重庆草药》:"行气破积,清肝经风热。治气血积滞,包块,停症停经。"

《湖南药物志》:"解毒利尿,清热除烦。治狂犬病,骨节痛。"

《安徽中草药》:"行气破积。"

【主要化学成分】

本品含水溶性多糖、黄酮类、三萜类、苷类、内酯、酚酸、挥发油类等多种活性物质。

【治疗风湿病相关药理作用】

紫竹挥发油具有抗氧化、清除亚硝酸盐的作用,清除氧自由基,对炎症以及免疫性疾病有一定帮助。

十九　路路通

【药用来源】

本品为双子叶植物纲金缕梅目金缕梅科植物枫香树的干燥成熟果序。冬季果实成熟后采收,除去杂质,干燥。主产于江苏、浙江、安徽、江西、福建等地。

【性状】

本品为聚花果,由多数小蒴果集合而成,呈球形,直径 2～3cm。基部有总果梗。表面灰棕色或棕褐色,有多数尖刺及喙状小钝刺,长 0.5～1mm,常折断,小蒴果顶部开裂,呈蜂窝状小孔。体轻,质硬,不易破开。气微,味淡。

【别名】

枫香果、九孔子、狼目。

【性味】

苦;平。

【归经】

入肝、肾经。

【功效】

祛风活络,利水,通经。

【临床应用】

1.用于风湿痹痛、中风半身不遂。

路路通“其性大能通十二经穴”,既能祛风湿,又能舒筋络、通经脉。用治风湿痹痛、麻木拘挛,常配伍伸筋草、络石藤、秦艽;若气血瘀滞,脉络痹阻,中风后半身不遂,常配伍黄芪、川芎、红花。

2.用于跌打损伤。

路路通能行经脉而散瘀止痛,治跌打损伤,瘀肿疼痛,常配伍桃仁、红花、苏木。

3.用于水肿。

路路通味苦降泄,能通经利水消肿,用治水肿胀满,常配伍茯苓、猪苓、泽泻。

4.用于经行不畅、闭经。

路路通疏理肝气,用治气滞血瘀之经少不畅或闭经,小腹胀痛,常配伍当归、川芎、茺蔚子。

5.用于乳少、乳汁不通

路路通能通经脉,下乳汁,用治乳汁不通、乳房胀痛或乳少之症,常配伍穿山甲、王不留行、青皮。

6.用于皮肤瘙痒。

路路通能祛风止痒,用治风疹瘙痒,常配伍地肤子、刺蒺藜、苦参,内服或外洗。外用适量。

【用法与用量】

内服:水煎服,5～10g。外用:适量。

【注意事项】

虚寒血崩者勿服;月经过多者、孕妇禁用。

【常用配伍】

本品入肝经，具有祛瘀通经之功，配伍益母草，则活血调经，祛瘀通滞，用于血滞痛经、经行不畅、闭经、产后腹痛。本品辛开苦降，通行十二经脉，调理一身气机，配伍茯苓则能利水消肿，用于水肿、小便不利。本品辛散苦燥，长于祛风湿而通络，配伍伸筋草则祛风除湿，通经络，用于风湿痹痛、麻木、肢体拘挛。

【治疗风湿病方剂】

1.抗风湿液(《中华人民共和国卫生部药品标准·中药成方制剂》)：由牛大力、两面针、七叶莲、半枫荷、黑老虎根、豺皮樟、路路通、血风根、香加皮、虎杖、千斤拔、毛冬青、鸡血藤组成。功效：祛风祛湿，活血通络，壮腰健膝。主治：慢性风湿性关节炎、类风湿关节炎、腰腿痛、坐骨神经痛、四肢酸痹及腰肌劳损等症。

2.《古今良方》：由路路通、秦艽、桑枝、海风藤、橘络、薏苡仁组成，水煎服。主治：风湿肢节痛。

【著作论述摘录】

《本草纲目拾遗》："辟瘴却瘟，明目，除湿，舒筋络拘挛。周身痹痛、手脚及腰痛，焚之，嗅其烟气皆愈。"

《岭南采药录》："治风湿流注疼痛及痈疽肿毒。"

《浙江药用植物志》："行气宽中，活血通络，利水。治胃痛腹胀、风湿痹痛、乳中结块、乳汁不通、小便不利、月经不调、荨麻疹。"

《现代实用中药》："烧灰外用于皮肤湿癣、痔漏等。有收敛、消炎、消毒作用。"

【主要化学成分】

本品主要含萜类成分：路路通酸、路路通内酯、爱波路立克酸、福尔木索立克酸、熊果酸、齐墩果酸等；挥发油：β-松油烯、β-蒎烯、柠檬烯、γ-松油烯等；黄酮类成分：三叶草苷、金丝桃苷、异槲皮素、芸香苷、杨梅树皮素-3-o-葡萄糖苷等；环烯醚萜类成分：水晶兰苷；甾醇；等等。

【治疗风湿病相关药理作用】

路路通具有抗炎消肿镇痛的作用，其发挥作用的主要成分是路路通酸和没食子酸，主要通过降低毛细血管通透性，抑制炎性介质分泌，参与 NF-κB 信号通路等途径发挥抗炎效应。路路通水煎剂灌胃，对酵母诱发大鼠足肿胀有抑制作用，路路通酸灌胃可对抗小鼠角叉菜胶足肿胀，抑制醋酸所致小鼠腹腔毛细血管通透性增加，对早期炎症和急性渗出性炎症有对抗作用，对醋酸引起小鼠疼痛具有镇痛作用。

二十　藤梨根

【药用来源】

本品为双子叶植物纲猕猴桃目猕猴桃科植物猕猴桃的根。秋、冬二季采挖根，切片，晒干。产于东北地区及河北、山西、陕西、山东、安徽、浙江、江西、河南、湖北、云南等地。

【性状】

本品根粗长，有少数分枝。制药切成厚片，大小不一。外皮厚2～5mm，棕褐色或灰棕色，粗糙，具不规则纵沟纹。切面皮部暗红色，略呈颗粒性，易折碎成小块状，布有白色胶丝样物（黏液质），尤以皮部内侧为甚；木部淡棕色，质坚硬，强木化，密布小孔（导管）；髓较大，直径约 4mm，髓心呈膜质片层状，淡棕白色。气微，味淡、微涩。

【别名】

猕猴桃根、洋桃根。

【性味】

淡、微涩；平。

【归经】

入肺、肝、大肠经。

【功效】

祛风除痹，清热利湿，解毒消肿，止血。

【临床应用】

用治风湿痹痛，黄疸，消化不良，呕吐，消化道癌肿，痈疡疮疖，跌打损伤,外伤出血,乳汁不下。

【用法与用量】

内服:水煎服,15～60g;或捣汁饮。

【注意事项】

服药后可能存在上腹不适、腹泻腹胀,伴腹痛,无食欲伴心慌、胸闷、气短等消化道反应,且症状缓解时间短,易反复。可有皮肤发痒、皮疹。孕妇不宜,尤以先兆流产、月经过多及尿频者忌。

【常用配伍】

藤梨根治疗胃癌,常配伍北沙参、麦冬、天冬、石斛、玉竹,有滋养胃阴、清除胃热的效果。配伍生石膏、知母、芦根、天花粉、淡竹叶、白花蛇舌草可加强清热力量。治疗食管癌,常配伍水杨梅根、野葡萄根、半枝莲、半边莲、凤尾草、白茅根。

【治疗风湿病方剂】

《河南中草药手册》:由猕猴桃根 15g、木防己 15g、茳草 9g、虎杖 9g 组成,水煎服。主治:风湿关节痛。

【著作论述摘录】

《青岛中草药手册》:"性平,味甘、微酸。"

《河北中草药》:"能清湿热,利黄疸,且有促进食欲,畅通乳络之功。适用于湿热黄疸,消化不良及乳汁不下等症。能祛风除湿,消痈医疡。适用于风湿痹痛,关节肿痛,以及痈肿、痈疮,跌打损伤等症。有抗癌作用,尤对胃肠道癌肿疗效较佳。"

【主要化学成分】

本品含三萜类、黄酮类、蒽醌类、生物碱、甾体类及挥发油等。

【治疗风湿病相关药理作用】

藤梨根的水提醇沉液腹腔注射对正常体温大鼠及注射鲜牛乳或角叉菜胶致热大鼠有降温、解热作用;灌胃抑制小鼠醋酸扭体、电刺激致痛反应,抑制小鼠巴豆油性耳郭水肿、醋酸所致毛细血管通透性升高及组胺所致大鼠腹腔毛细血管通透性升高、角叉菜胶性足肿及棉球肉芽肿。猕猴桃根对 5-羟色胺、角叉菜胶致炎的炎性肿胀有明显的抑制作用。

第二章　温经散寒类

具有温经通络、散寒止痛的作用，用于治疗风湿痹病的药物，属于温经散寒类。此类药物味多辛苦，性温，入肝、脾、肾经，尤长于止痛。适用于风寒湿痹，肢体关节疼痛，筋脉拘挛，痛有定处，遇寒加重等症状。

此类药物多辛温性燥，易伤阴耗血，阴血亏虚者慎用。

常用药物有干姜、川乌、天山雪莲、艾叶、肉桂、附子等。

一　干　姜

【药用来源】

本品为单子叶植物纲姜目姜科植物姜的干燥根茎。冬季采挖，除去须根和泥沙，晒干或低温干燥。主产于四川、贵州、湖北、广东、广西等地。

【性状】

本品呈扁平块状，具指状分枝，长3～7cm，厚1～2cm。表面灰黄色或浅灰棕色，粗糙，具纵皱纹及明显的环节。分枝处常有鳞叶残存，分枝顶端有茎痕或芽。质坚实，断面黄白色或灰白色，粉性或颗粒性，内皮层环纹明显，维管束及黄色油点散在。气香、特异，味辛辣。

【别名】

白姜、均姜、干生姜。

【性味】

辛；热。

【归经】

入脾、胃、肾、心、肺经。

【功效】

温中散寒，回阳通脉，温肺化饮。

【临床应用】

1. 用于脾胃虚寒之腹痛、呕吐、泄泻。

干姜辛热燥烈，主入脾胃而长于温中散寒、健运脾阳，为温暖中焦之主药。凡脾胃寒证，无论是外寒内侵之实证，还是脾阳不足之虚证，症见脘腹冷痛、呕吐、泻痢等，均可应用。用治脾胃阳虚腹泻可单用干姜煎服或研末米饮冲服。用治脾胃虚寒，脘腹冷痛，常配伍党参、白术，以温中健脾补气。温中补虚止痛常配伍人参、蜀椒、饴糖。用治脾肾阳衰，下利不止者，常配伍附子以温脾肾之阳。用治寒邪直中所致的腹痛，常配伍麻黄、白芷、肉桂。用治寒饮停胃、干呕或吐涎沫者，常配伍半夏以温胃降逆。用治寒饮犯胃、浊气上逆而致妊娠呕吐者，常配伍人参、半夏。

2. 用于亡阳症。

干姜性味辛热，入心、脾、胃、肺、肾经，有温阳守中、回阳通脉的功效，用治心肾阳虚，阴寒内盛之亡阳厥逆、脉微欲绝者，常配伍附子以助其回阳救逆，并降低其毒性。《伤寒论》之四逆汤、干姜附子汤，均是姜附并施。故明代医家戴元礼有“附子无姜不热”之说。

3. 用于寒饮咳喘。

干姜入肺经，以其辛热温肺散寒化饮，并可温脾燥湿以杜生痰之源。用治寒饮伏肺，咳嗽气喘，形寒背冷，痰多清稀者，常配伍细辛、五味子。用治肺寒停饮，咳嗽胸满，痰涎清稀，舌苔白滑者，常配伍茯苓、甘草、五味子。用治咳逆上气，常配伍皂荚、桂心，研末蜜丸服。

4. 用于寒积便秘。

干姜辛热散寒，入脾胃经，用治痼冷积滞、便秘、腹痛得温则快者，常配伍大黄、附子、人参。

5.用于水肿。

干姜辛热，温中焦、健脾阳，用治脾肾阳虚，水湿停滞，肢体浮肿，胸腹胀满，手足不温，大便溏，脉象沉迟，常配伍附子、白术、茯苓。

【用法与用量】

内服：水煎服，3～10g；或入丸、散服。外用：水煎外洗，或研末外敷。

【注意事项】

本品辛热燥烈，阴虚内热、血热妄行者忌用。孕妇慎用。

【常用配伍】

本品辛热燥烈，散寒邪，通凝滞，有温中散寒、回阳通脉、温肺化饮之功，为温中散寒，振奋脾阳之要药，配伍黄连则一热一寒，寒热并施，一辛一苦，辛开苦降，用于上热下寒，寒热格拒，食入即吐者。配伍五味子则一收一散，一开一敛，互制其短，而展其长，温肺利气，平喘止咳，祛痰化饮，用于治疗寒饮喘咳，形寒背冷，痰多清稀之证。配伍厚朴则二药相合，温中化湿以祛中焦寒湿，行气消胀以疗肠胃气滞，用于脾胃寒湿证。配伍甘草既取甘缓之性制干姜大热之弊，又以甘温之力复建中焦脾胃之阳，作用平和，用于胃寒脾虚之吐涎沫而不渴，苔滑者。配伍薤白则通心阳，散寒通脉，用于胸阳不振，阴寒凝结，气滞痰阻，胸闷作痛或兼见喘息咳唾之胸痹证。

【治疗风湿病方剂】

1.甘草干姜茯苓白术汤(《金匮要略》)：由甘草二两、白术二两、干姜四两、茯苓四两组成。功效：祛寒除湿。主治：肾著病。症见：以身重腰下冷痛，腹重如带五千钱，饮食如故，口不渴，小便自利，舌淡苔白，脉沉迟或沉缓。

2.附子散(《备急千金要方》卷八)：由附子、桂心各五两，细辛、防风、人参、干姜各六两组成。功效：祛风逐湿，和营开痹。主治：中风，手臂不仁，口面㖞僻。

3.大续命汤(《千金翼方》卷十五)：由麻黄八两、石膏四两、桂心二两、干姜二两、川芎二两、当归一两、黄芩一两、杏仁三十枚、荆沥一升组成。功效：化痰除湿通络。主治：中风喑哑，昏迷不省，半身不遂；口眼㖞斜，卒然喑哑，五脏偏枯贼风；妇人产后中风；中风肥盛，多痰多渴，肢体不遂；风中五脏，舌纵难言。

4. 麻仁汤（《圣济总录》卷八十八）：由大麻仁五两、枸杞叶五两、干姜（炮）一两、桂（去粗皮）半两、甘草（炙，锉）二两组成。主治：虚劳少气，骨节热痛。

【著作论述摘录】

《神农本草经》："主胸满咳逆上气，温中，止血，出汗，逐风湿痹，肠澼下痢。生者尤良。"

《珍珠囊》："干姜其用有四：通心阳，一也；去脏腑沉寒痼冷，二也；发诸经之寒气，三也；治感寒腹痛，四也。"

《本草求真》："干姜，大热无毒，守而不走，凡胃中虚冷，元阳欲绝，合以附子同投，则能回阳立效，故书有附子无姜不热之句。"

《本草要略》："干姜生用味辛，能发散寒邪行表，与生姜同功；熟用带苦，能除胃冷守中，与生姜异同。生用入发散药，能利肺气而治嗽；熟用入补中药，能和脾家虚寒；入补阴药，能治血虚发热，故产后发热当用之。盖以熟用则性温，能守能助，性补故也。"

《本草纲目》："干姜能引血药入血分，气药入气分，又能去恶养新，有阳生阴长之意，故血虚者用之。凡人吐血、衄血、下血，有阴无阳者，亦宜用之，乃热因热用，从治之法也。"

【主要化学成分】

本品含挥发油：6-姜辣素、姜烯、牻牛儿醇、β甜没药烯等。6-姜辣素是其辛辣成分；姜炭中还含姜酮等。挥发油约2%，主要成分是姜烯、水芹烯、莰烯、姜烯丽、姜辣素、姜酮、龙脑、姜醇、柠檬醛等。尚含树脂、淀粉，以及多种氨基酸。

【治疗风湿病相关药理作用】

干姜具有抗炎镇痛作用，多与其含有姜辣素和二苯基庚烷类成分有关。6-姜酚、8-姜酚和6-姜烯酚能有效抑制白色念珠菌生物膜的形成，6-姜烯酚呈现明显的剂量依赖特点且不会出现耐药性。

6-姜酚可以通过降低 Th17 分泌的促炎细胞因子白细胞介素-17 含量、增高 Treg 细胞分泌的抗炎细胞因子 IL-10 含量起到缓解肠道炎症,从而止痛的作用。6-姜酚同时可以起到减小磷酸化核 NF-κB 抑制蛋白和磷酸化 P65 蛋白在细胞质和细胞核中的密度,抑制 NF-κB 信号通路来缓解炎症损伤的作用。二苯基庚烷 A 通过干预环氧合酶 2 而减少花生四烯酸代谢产生的大量前列腺素类炎症介质,使得脂肪酸链合并入溶血磷脂形成含脂肪酸链的甘油磷脂含量增加,起到消炎镇痛的作用。

二 川 乌

【药用来源】

本品为双子叶植物纲毛茛目毛茛科植物乌头的干燥母根。6 月下旬至 8 月上旬采挖,除去子根、须根及泥沙,晒干。生用或水浸、煮透、切片,制后用。主产于四川、云南、陕西、湖南等地。乌头的母根加工后称“川乌”,侧根称附子。明朝医学家李时珍将乌头分为川乌与草乌二类:“出彰明者即附子之母,今谓之川乌头……其产江左山南等处者及神农本草经所列乌头,今人谓之草乌头。”

【性状】

本品呈不规则的圆锥形,稍弯曲,顶端常有残茎,中部多向一侧膨大,长 2～7.5cm,直径 1.2～2.5cm。表面棕褐色或灰棕色,皱缩,有小瘤状侧根及子根脱离后的痕迹。质坚实,断面类白色或浅灰黄色,形成层环纹呈多角形。气微,味辛辣、麻舌。

【别名】

铁花、五毒根、奚毒、乌喙、即子、鸡毒、毒公、耿子。

【性味】

辛、苦;热,有大毒。

【归经】

入心、肝、肾、脾经。

【功效】

祛风除湿,温经止痛。

【临床应用】

1. 用于风寒湿热痹。

川乌辛热升散苦燥,善祛风除湿、温经散寒,止痛作用显著,为治风寒湿痹之佳品,尤宜于寒邪偏盛之风湿痹痛。用治寒湿侵袭,历节疼痛,不可屈伸者,常配伍麻黄、芍药、甘草。用治湿瘀血留滞经络,肢体筋脉挛痛,关节屈伸不利,日久不愈者,常配伍草乌、地龙、乳香。川乌虽性热,与清热通络之品配伍亦可用于风湿热痹,用治关节红肿灼热疼痛为主症,属热证、实证者,常配伍大剂量寒凉药(如石膏、生地黄、玄参、忍冬藤、海桐皮)。

2. 用于心腹冷痛、寒疝疼痛。

川乌辛散温通,散寒止痛,用治阴寒内盛之心腹冷痛,治心痛彻背,背痛彻心者,常配伍赤石脂、干姜、蜀椒。用治寒疝,绕脐腹痛,手足厥冷者,常配伍蜂蜜同煎。

3. 用于跌打损伤。

川乌辛、苦、热,具有较强的祛寒胜湿、通经止痛作用。骨病疼痛多由风、寒、湿邪或瘀血等阻滞经络,经脉不通则痛。用治跌打损伤、骨折瘀肿疼痛,常配伍自然铜、地龙、乌药。作为麻醉止痛药,常配伍生草乌、羊踯躅、姜黄。

草乌与川乌相似,但温里祛寒之药力较强,长于祛寒胜湿,常用于治疗风寒湿痹、顽痹、关节疼痛、心腹冷痛、寒疝作痛及麻醉止痛。

【用法与用量】

内服:水煎服,1.5～3g,宜先煎久煎;内服须炮制后用,入汤剂应先煎 1～2h,以降低其毒性;或入丸、散服。外用:适量,研末撒或调敷。

【注意事项】

阴虚阳盛、热证疼痛者及孕妇禁服。生者慎服。反半夏、瓜蒌、天花粉、川贝母、浙贝母、白蔹、白及。酒浸、酒煎服,易致中毒,慎服。乌头服用不当可引起中毒,其症状为口舌、四肢及全身麻木,流涎,恶心,呕吐,腹泻,头昏,眼花,口干,脉搏减缓,呼吸困难,手足搐搦,神志不清,大小便失禁,血压及体温下降,心律失常,室性期前收缩和窦房停搏,等等。中毒严重者,可死于循环、呼吸衰竭及严重的心律失常。

【常用配伍】

本品味辛、苦而性热,善疏通阴寒,祛风寒湿,止痹痛,配伍麻黄则辛散宣通,表里透彻,相得益彰,用于寒湿痹痛,疼痛剧烈,遇寒更甚,局部不温。配伍当归则逐风寒湿邪与养血活血并用,温而不燥,养而能通,刚柔相济,相辅相成,用于风寒湿痹疼痛,心腹冷痛,胸痹心痛者。配伍制白附子可增加温散寒湿、通络止痛的功效,用于顽痹迁延不愈、关节肿胀、麻木不仁、疼痛、屈伸不利等。配伍生石膏则寒热之品同用,疏通清透并施,用于表里寒热互结之痹痛。症见:关节红肿热痛、便干、舌红苔黄、脉有力等实热内郁之象。主治:外寒郁遏,里热上扰,或胃火上冲所致的剧烈头痛。

【治疗风湿病方剂】

1. 乌头汤(《金匮要略》):由麻黄、芍药、黄芪、甘草(炙)各三两,川乌五枚组成。功效:温经散寒,除湿宣痹。主治:寒湿痹阻关节证。症见:骨节冷痛,屈伸不利,舌苔白润,脉沉弦或沉紧。

2. 小活络丹(《太平惠民和剂局方》):由制川乌、制草乌、制南星、地龙各六两,乳香、没药各二两二钱组成。功效:祛风除湿,化痰通络,活血止痛。主治:风寒湿痹证;亦可治中风。症见:肢体筋脉疼痛,麻木拘挛,关节屈伸不利,疼痛游走不定,舌淡紫,苔白,脉沉弦或涩;手足不仁,日久不愈,腰腿沉重,或腿臂间作痛。

3. 川乌散(《普济方》卷十五):由川乌半两、草乌头半两、藿香叶半两、川芎半两、甘草半两、白芷半两、川蝎半两、雄黄六分组成。功效:祛风散寒,活血止痛。主治:偏正头痛,伤寒冷,打扑折碎破伤风,头面虚肿,呕逆恶心。

4. 风湿骨痛丸(胶囊)(《临床用药须知·中药成方制剂卷》2015 年版):由制川乌、麻黄、制草乌、红花、木瓜、乌梅肉、甘草组成。功效：温经散寒，通络止痛。主治：寒湿闭阻经络所致的痹病。症见：腰脊疼痛、四肢关节冷痛。

5. 寒温痹丸（《中华人民共和国卫生部药品标准·中药成方制剂》）：由制川乌、羌活、当归、苍术、制草乌、川芎、制何首乌、石斛、全蝎、防风、麻黄、细辛、天麻、荆芥、雄黄、甘草组成。功效：祛风散寒，除湿止痛。主治：风寒湿痹，骨节肿痛，四肢麻木，偏瘫。

【著作论述摘录】

《神农本草经》："主中风恶风，洗洗出汗，除寒湿痹、咳逆上气，破积聚寒热。"

《长沙药解》："乌头，温燥下行，其性疏利迅速，开通关腠、驱逐寒湿之力甚捷，凡历节、脚气、寒疝、冷积、心腹疼痛之类并有良功。"

《本草正义》："乌头主治，温经散寒，虽与附子大略相近，而温中之力较为不足。且专为祛除外风外寒之向导者。"

《珍珠囊补遗药性赋》："川乌，味辛性热有毒。浮也，阳中之阳也。其用有二：散诸风之寒邪，破诸积之冷痛。"

《汤液本草》："主中风，恶风洗洗，出汗除寒湿痹，咳逆上气，破积聚，寒热。消胸上痰冷，食不下，心腹冷疾，脐间痛，肩胛痛，不可俯仰，目中痛，不可久视，堕胎。其汁煎之，名射罔，杀禽兽。"

《本草纲目》："乌、附毒药，非危病不用，而补药中少加引导，其功甚捷。草乌头，射罔，乃至毒之药，非若川乌头、附子，人所栽种，加以酿制，杀其毒性之比，自非风顽急疾，不可轻投。"

《本草备要》："搜风胜湿，开顽痰，治顽疮，以毒攻毒，颇胜乌川。然至毒，无所酿制，不可轻投。"

【主要化学成分】

本品含多种生物碱：如乌头碱，次乌头碱，中乌头碱，消旋去甲乌药碱，酯乌头碱，酯次乌头碱，酯中乌头碱，3-去氧乌头碱，多根乌头碱，新乌宁碱，川附宁，附子宁碱，森布宁 A、B，北草乌碱，惰碱，塔拉胺，异塔拉定，以及乌头多糖 A、B、C、D 等。本品主要含单酯型乌头生物碱类成分：苯甲酰乌头原碱、苯甲酰次乌头原碱、苯甲酰新乌头原碱及酯型生物碱等。

【治疗风湿病相关药理作用】

乌头有镇痛作用，乌头碱皮下注射对大鼠电刺激法、小鼠扭体法及热板法致痛均有剂量依赖性的镇痛作用。将皮下注射剂量的0.1%～0.5%分别注入大、小鼠侧脑室，出现更明显的镇痛作用，提示乌头碱镇痛作用的主要部位在中枢神经系统。进一步研究表明，乌头碱的镇痛作用可能与中枢去甲肾上腺素能系统及中枢阿片能系统有关，其中蓝斑核可能是一个重要环节。从黄花乌头中分离出的多糖类成分 ACPS-2E，能明显抑制角叉菜胶诱导的大鼠后爪肿胀，并且通过介导 NF-κB 信号剂量依赖性地抑制 LPS 诱导的 IL-1β、IL-6、TNF-α 和一氧化氮合酶（NOS）的基因表达。乌头碱、新乌头碱、草乌甲素、粗茎乌头碱 A 等生物碱拥有优良镇痛作用的同时不会致人成瘾。乌头碱和次乌头碱能够减少足肿胀大鼠模型的抽搐次数和减轻疼痛，其镇痛机制与中枢神经细胞膜 Na^+ 通道开放密切相关。乌头碱、新乌头碱等可作为 Na^+ 通道的激活剂，对 Na^+ 通道结合位点有较好的结合，致使其去极化而阻滞疼痛传导。实验结果显示乌头碱、次乌头碱等均具有良好的抗炎活性，可明显抑制二甲苯导致的小鼠耳郭肿胀及毛细血管通透性的增加，具抗炎镇痛作用。

有研究发现，对小白鼠注射乌头碱的剂量达到 0.05mg/kg 会出现镇痛作用，且随着剂量的增加，镇痛作用也增强。另有动物实验表明，乌头碱和次乌头碱能够减轻疼痛并减少足肿胀大鼠模型的抽搐次数，其镇痛机制与中枢神经细胞膜 Na^+ 通道开放密切相关。乌头碱、新乌头碱等可作为 Na^+ 通道的激活剂，对 Na^+ 通道结合位点有较好的结合，致使其去极化而阻滞疼痛传导。用 10%蛋清液对大鼠足跖皮下注射，制造急性炎症模型，利用低频电磁复合脉冲刺激、促透剂联合促进草乌提取物的透皮吸收，实验结果表明足跖容积和足跖肿胀度与模型组比较有显著下降，对蛋清溶液所致的急性炎症有明显的抑制作用。无论是生草乌还是诃子制草乌均能抑制炎症因子 NO、TNF-α 与 IL-6 的释放。

三　天山雪莲

【药用来源】

本品系维吾尔族习用药材。本品为双子叶植物纲桔梗目菊科植物天山雪莲的干燥地上部分。夏、秋二季花开时采收，阴干。

【性状】

本品茎呈圆柱形，长2～48cm，直径0.5～3cm；表面黄绿色或黄棕色，有的微带紫色，具纵棱，断面中空。茎生叶密集排列，无柄，或脱落留有残基，完整叶片呈卵状长圆形或广披针形，两面被柔毛，边缘有锯齿和缘毛，主脉明显。头状花序顶生，10～42个密集成圆球形，无梗。苞叶长卵形或卵形，无柄，中部凹陷呈舟状，膜质，半透明。总苞片3～4层，披针形，等长，外层多呈紫褐色，内层棕黄色或黄白色。花管状，紫红色，柱头2裂。瘦果圆柱形，具纵棱，羽状冠毛2层。体轻，质脆。气微香，味微苦。

【别名】

大苞雪莲、荷莲、优钵罗花等。

【性味】

维吾尔医：性质，二级湿热。中医：微苦；温。

【归经】

入肝、肾经。

【功效】

维吾尔医：补肾活血，强筋骨，营养神经，调节异常体液。中医：温肾助阳，祛风胜湿，通经活血。

【临床应用】

1. 用于风湿痹证。

本品甘补苦燥温通，祛风湿，补肝肾、强筋骨，尤宜于风湿痹证而寒湿偏胜及风湿日久，肝肾亏损，腰膝软弱者，常单用泡酒服或配伍五加皮、桑寄生、狗脊。

2.用于阳痿。

本品补肾壮阳,用治肾虚阳痿,腰膝酸软,筋骨无力,常单用或配伍冬虫夏草酒浸饮。

3.用于经不调,闭经痛经,崩酒带下。

本品补肾阳,调冲任,止血,用治下元虚冷,寒凝血脉之月经不调、闭经痛经、崩漏带下,常单用蒸服,或配伍党参等炖鸡共食。

【用法与用量】

内服:水煎服,3～6g;或浸酒。外用:适量,鲜全草捣烂敷患处。

【注意事项】

用量不宜过大,过量可致大汗淋漓。孕妇禁用。

【常用配伍】

本品祛寒,调经,壮阳止血,配伍冬虫夏草用治女性月经不调、白带异常,男性阳痿、外伤出血、关节炎等疾病。

【治疗风湿病方剂】

(《新疆中草药手册》):雪莲五钱,加白酒或黄酒 100mL。主治:妇女小腹冷痛,闭经,胎衣不下;以及风湿性关节炎。

【著作论述摘录】

《本草纲目拾遗》:"能补阴益阳,治一切寒症。"

《晶珠本草》:"治炭疽病。"

《修订增补天宝本草》:"治虚劳吐血,腰膝软,红崩白带,能调经种子。"

《新疆中草药手册》:"通经活血,强筋骨,促进子宫收缩。治风湿性关节炎。"

《西藏常用中草药》:"治肾虚腰痛。"

《四川中药志》:"治湿热身痒,风湿痹痛,脚膝肿痛。"

【主要化学成分】

本品含东莨菪素、伞形花内酯、伞形花内酯-7-*o*-*β*-*D*-葡萄糖苷、牛蒡苷、大黄素甲醚、芸香苷、金圣草素-7-*o*-*β*-*D*-葡萄糖苷、芹菜素、木犀草素、槲皮素、3-吲哚乙酸、秋水仙碱、雪莲多糖、β-谷甾醇、对羟基苯乙酮、对羟基苯甲酸甲酯、正三十一烷、二十三烷等。

【治疗风湿病相关药理作用】

雪莲煎剂、雪莲乙醇提取物、雪莲总生物碱和雪莲总黄酮，对大鼠由甲醛或蛋清液引起的关节急性炎症均有显著的对抗作用，其中雪莲乙醇提取物的作用与水杨酸钠相似。雪莲总生物碱和雪莲乙醇提取物均可降低家兔皮肤血管的通透性，该作用可能与其抗炎效应有关。复方雪莲软胶囊可减轻角叉菜胶致大鼠足跖肿胀和减轻佐剂致原发性人鼠右后足跖肿胀，显著减少冰醋酸所致小鼠的扭体反应次数，具有较好的抗炎镇痛作用。雪莲乙醇提取物可明显抑制二甲苯所致小鼠耳郭的肿胀度和冰醋酸致小鼠腹腔毛细血管通透性增高；对抗醋酸所致小鼠的扭体次数增加，提高热板所致小鼠的痛阈值，具有明显的抗炎、镇痛作用。雪莲总黄酮对炎症早期出现的渗出、水肿有明显的抑制作用，对炎症大鼠模型有明显的抗炎症作用。雪莲注射液在一定浓度范围内可促进 T 淋巴细胞的增殖，但却抑制 B 淋巴细胞的增殖，表明雪莲注射液可促进细胞免疫和抑制体液免疫，对佐剂性关节炎原发性和继发性损害均有抑制作用，表明雪莲注射液有良好的抗炎和免疫调节功能。牛蒡子素能抑制 NF-κB 和激活蛋白-1 的活性，TNF-α 转录，从而起到抗炎镇痛作用。

四　艾　叶

【药用来源】

本品为双子叶植物纲菊科植物艾的干燥叶。春季为主要采收季节，采收后去除杂质及枝梗，洗净阴干备用。主产地为湖北、河北、山东、安徽等地，此外河南等省份也有生产。

【性状】

本品多皱缩、破碎，有短柄。完整叶片展平后呈卵状椭圆形，羽状深裂，裂片椭圆状披针形，边缘有不规则的粗锯齿，上表面灰绿色或深黄绿色，有稀疏的柔毛及腺点，下表面密生灰白色茸毛。

质柔软。气清香，味苦。

【别名】

甜艾、家艾、艾草、蕲艾、艾、艾蒿、艾蓬。

【性味】

苦、辛；温，有小毒。

【归经】

归肝、脾、肾经。

【功效】

温经止血，散寒止痛；外用祛湿止痒。

【临床应用】

1.用于便血、咯血、衄血、经量过多、崩漏等出血疾病。

艾叶性温，有止血温经功效，临床上常用于治疗虚寒性的妇科出血证，如崩漏、月经过多等症，临床上常与当归、阿胶配伍使用。也可用于便血、咯血、衄血等出血性疾病，常与鲜生地、鲜荷叶、侧柏叶共同使用。

2.用于少腹冷痛、经寒不调等症。

艾叶辛香性温，能够暖气血温经脉止冷痛，临床上常用于治疗虚寒性的妇科少腹冷痛、月经不调等症，常配伍川芎、当归共同使用。

3.用于风湿痹痛等症。

艾叶性温燥，有散寒除湿、温通经络功效，临床上常用于治疗风湿痹痛，常采用艾灸的方式治疗。

【用法与用量】

内服：水煎服，3～9g；入丸、散或捣汁。外用：捣绒作炷或制成艾条熏灸，捣敷、煎水熏洗或炒热温熨。

【注意事项】

阴虚血热、血燥生热者慎用。

【常用配伍】

本品的作用以温经止血散寒止痛为主，如配伍香附则理气止痛，配伍当归则活血止痛，配伍侧柏叶则凉血止血。在胶艾汤中配伍阿胶则补血止血，在艾附暖宫丸中配伍附子则暖宫散寒。

【治疗风湿病方剂】

1. 法制木瓜丸（《扶寿精方》）：由新木瓜（开顶，去瓤净，填满陈艾，合顶，蒸熟，去艾，锉片，晒干，为末）二两、羌活六钱、熟地黄六钱、当归六钱、五加皮八钱、杜仲（炒）八钱、牛膝九钱、苍术（盐炒）九钱、虎胫骨（酥炙）九钱组成。功效：祛风散寒、舒筋活络。主治：脚气下元虚、腰疼，以及风湿在下。亦除转筋。

2. 附子木瓜煎丸（《杨氏家藏方》卷四）：由附子2个（每个六钱以上）、木瓜4个（大者，去子，入艾青，盐蒸）、牛膝二两、白术一两、薏苡仁一两（生）、羌活半两（不焙）、杜仲半两、续断防风半两、五加皮半两、熟干地黄半两组成。功效：补元气，壮筋骨，养脾肾，辟寒邪，除风涎，行滞气，活血进食。主治：风湿疼痛症。症见：风湿客中经络疼痛，传入脏腑，冲满昏塞，咽搐直视，面色青黑，脉道闭伏，不省人事，平时心神不乐，语涩舌紧，腰腿沉重，行履艰难，干湿脚气。

【著作论述摘录】

《本草纲目》："温中，逐冷，除湿。"

《药性切用》："灸火通十二气，治寒湿痹痛。"

【主要化学成分】

艾叶主要有效成分为挥发油如桉油精、水芹烯、荜澄茄烯、侧柏醇等，此外还含有黄酮类、三萜类化合物及一些微量元素。

【治疗风湿病相关药理作用】

艾灸能够降低血清中IL-4、IL-6、IL-10、IL-1β、TNF-α及IL-23/IL-17水平，抑制类风湿性关节炎炎性浸润。艾灸还能够，调节关节滑膜中Fas/FasL蛋白的表达，诱导滑膜细胞凋亡，抑制滑膜成纤维样滑膜细胞的增殖，延缓类风湿性关节炎的病理进展。

五 肉 桂

【药用来源】

本品为双子叶植物纲毛茛目樟科植物肉桂的干燥树皮。多于秋季剥取，阴干。主产于广东、广西、海南、云南等地。

【性状】

本品呈槽状或卷筒状，长 30～40cm，宽或直径 3～10cm，厚 0.2～0.8cm。外表面灰棕色，稍粗糙，有不规则的细皱纹及横向突起的皮孔，有的可见灰白色的斑纹；内表面红棕色，略平坦，有细纵纹，划之显油痕。质硬而脆，易折断，断面不平坦，外层棕色而较粗糙，内层红棕色而油润，两层间有 1 条黄棕色的线纹。气香浓烈，味甜、辣。

【别名】

菌桂、牡桂、桂、大桂、筒桂、辣桂、玉桂。

【性味】

辛、甘；大热。

【归经】

入肾、脾、心、肝经。

【功效】

补火助阳，散寒止痛，温经通脉，引火归原。

【临床应用】

1. 用于阳痿、宫冷。

肉桂辛甘大热，补火助阳，益阳消阴，作用温和持久，为治命门火衰之要药。用治肾阳不足，命门火衰之阳痿宫冷、腰膝冷痛、夜尿频多、滑精遗尿等，常配伍附子、熟地黄、山茱萸。

2. 用于腹痛、寒疝。

肉桂甘热助阳以补虚，辛热散寒以止痛，善祛痼冷沉寒。用治寒邪内侵或脾胃虚寒之脘腹冷痛，可单用研末，酒煎服；或配伍干姜、高良姜、荜茇。用治寒疝腹痛，常配伍吴茱萸、小茴香。

3.用于腰痛、胸痹、阴疽、闭经、痛经。

肉桂辛散温通，行气血、运经脉、散寒止痛。用治风寒湿痹，尤以治寒痹腰痛为主，常配伍独活、桑寄生、杜仲。用治胸阳不振，寒邪内侵之胸痹心痛，常配伍附子、干姜、川花椒。用治阳虚寒凝，血滞痰阻之阴疽、流注，常配伍鹿角胶、炮姜、麻黄。用治冲任虚寒，常配伍当归、川芎、小茴香。

4.用于虚阳上浮诸症。

肉桂大热，入肝肾，能使因下元虚衰所致上浮之虚阳回归故里，具有引火归原之效。用治元阳亏虚，虚阳上浮，症见面赤、虚喘、汗出、心悸、失眠、脉微弱者，常配伍山茱萸、五味子、人参、牡蛎。

5.用于久病体虚。

肉桂可鼓舞气血生长之效，用治气血不足者，常在补气益血方中加入少量肉桂。

【用法与用量】

内服：水煎服，1～5g。宜后下或焗服或研末冲服。

【注意事项】

本品益火壮阳，辛热耗阴动血，故阴虚火旺者忌服，有出血倾向者慎用。不宜与赤石脂同用。孕妇慎用。

【常用配伍】

本品辛甘大热，能走能守，偏暖下焦而温肾阳，更使相火归元以摄无根之火。配伍附子则温肾助阳，引火归元，用于肾阳不足，命门火衰的阳痿宫冷、腰膝冷痛、夜尿频多。配伍黄连则使肾水上济于心，心火下降于肾，水火即济，火不扰神，则神安而得眠，用于心肾不交引起的心烦、失眠。配伍大黄一热一寒，相互制约，肉桂振脾阳以制大黄苦寒之性，又以大黄之寒凉制肉桂燥热之弊，同时寒热相济，并调阴阳，合收振脾阳、通大便之功，用于脾阳不足，大便不通。配伍丁香则温肾助阳效力更强，用于肾阳不足所致之腰膝冷痛、阳痿宫冷。配伍当归则温养冲任、活血调经，补阳和活血并举，用于冲任虚寒、寒凝血滞的闭经、痛经。

【治疗风湿病方剂】

1.独活寄生汤(《备急千金要方》)：由独活三两，寄生、杜仲、牛膝、细辛、秦艽、茯苓、桂心、防风、川芎、干地黄、人参、甘草、当归、芍药各二两组成。功效：祛风湿，止痹痛，益肝肾，补气血。主治：痹证日久，肝肾两虚，气血不足证。症见：腰膝疼痛、痿软，肢节屈伸不利，或麻木不仁，畏寒喜温，心悸气短，舌淡苔白，脉细弱。

2.右归饮(《景岳全书》卷五十一)：由熟地二三钱(可加至一二两)、炒山药二钱、山茱萸一钱、枸杞二钱、炙甘草一二钱、姜制杜仲二钱、肉桂二钱、制附子二三钱组成。功效：温补肾阳，填精补血。主治：肾阳不足，阳衰阴胜，腰膝瘦痛，神疲乏力，畏寒肢冷，咳喘，泄泻，脉弱；以及产妇虚火不归元而发热。

3.阳和汤(《外科证治全生集》)：由熟地一两、鹿角胶三钱、肉桂一钱、白芥子二钱、麻黄五分、姜炭五分、生甘草一钱组成。功效：温阳补血，散寒通滞。主治：阴疽，或贴骨疽、脱疽、流注、痰核、鹤膝风等阴寒证。症见：漫肿无头，皮色不变，酸痛无热，口中不渴，舌淡苔白，脉沉细或迟细。

4.五积散(《太平惠民和剂局方》)：由白芷、川芎、甘草(炙)、茯苓(去皮)、当归(去芦)、肉桂(去粗皮)、芍药、半夏(汤洗七次)各三两，陈皮(去白)、枳壳(去瓤，炒)、麻黄(去根节)各六两，苍术(米泔浸，去皮)二十四两，干姜四两，桔梗(去芦头)十二两，厚朴(去粗皮)四两组成。功效：散寒祛湿，理气活血，化痰消积。主治：外感风寒，内伤生冷证。症见：脾胃宿冷，腹胁胀痛，胸膈停痰，呕逆恶心；或外感风寒，内伤生冷，心腹痞闷，头目昏痛，肩背拘急，肢体怠惰，寒热往来，饮食不进。

5.伤湿止痛膏(《中华人民共和国药典》)：由生草乌、生川乌、乳香、没药、生马钱子、丁香、肉桂、荆芥、防风、老鹳草、香加皮、积雪草、骨碎补、白芷、山柰、干姜、水杨酸甲酯、薄荷脑、冰片、樟脑、芸香浸膏、颠茄流浸膏组成。功效：祛风湿，活血止痛。主治：风湿性关节炎，肌肉疼痛，关节疼痛。

【著作论述摘录】

《神农本草经》："主上气咳逆结气，喉痹吐吸，利关节，补中益气。"

《汤液本草》："补命门不足，益火消阴。"

《本草求真》："大补命门相火，益阳治阴。凡沉寒痼冷、营卫风寒、阳虚自汗、腹中冷痛、咳逆结气、脾虚恶食、湿盛泄泻、血脉不通、胎衣不下、目赤肿痛，因寒因滞而得者，用此治无不效。"

《名医别录》："(牡桂)主心痛，胁风，胁痛，温筋通脉，止烦，出汗。"

《药性论》："主治九种心痛，杀三虫，主破血，通利月闭，治软脚痹不仁，治胞衣不下，除咳逆、结气壅痹，止腹内冷气、痛不可忍，主下痢，治鼻息肉。"

《日华子本草》："桂心，治一切风气，补五劳七伤，通九窍，利关节，益精明目，暖腰膝，破痃癖症瘕，消瘀血，治风痹骨节挛缩，续筋骨，生肌肉。"

【主要化学成分】

本品含挥发油(桂皮油)1.98%～2.06%，主要成分为桂皮醛，其他尚含有肉桂醇、肉桂醇醋酸酯、肉桂酸、醋酸苯丙酯、香豆素、黏液、鞣质等。

【治疗风湿病相关药理作用】

肉桂水醇提取物 200mg/kg 可治疗完全弗氏佐剂诱导的关节炎，与对照组吲哚美辛相比，无显著差异。肉桂乙醇提取物在体外对骨形成具有直接的刺激作用，并且可能有助于预防骨质疏松和炎性骨疾病。肉桂醇对热痹模型、大鼠佐剂性关节炎模型的小鼠单核巨噬细胞白血病细胞(RAW264.7)产生的炎性细胞模型，提示能明显减轻大鼠足肿胀度，改善滑膜细胞增生和炎性细胞浸润，降低外周血清 IL-1β 浓度，明显抑制 NO 和 TNF-α 的释放。肉桂醇对大鼠Ⅱ型胶原诱导的类风湿性关节炎(RA)有明显改善作用，抑制了 Ki-67 和增殖细胞核抗原的上调水平，降低 RA-FLSs 中 TNF-α、IL-1β、IL-6 的表达水平，显著抑制 B 淋巴细胞瘤-2 基因蛋白水平，提高 Bcl-2 相关蛋白 X、凋亡自噬相关蛋白活化的半胱氨酸天冬氨酸蛋白酶-3 的表达。肉桂石油醚提取后的水提物灌胃，可提高热板法小鼠痛阈，减少小鼠醋酸扭体次数。

六 附 子

【药用来源】

本品为双子叶植物纲毛茛目毛茛科植物乌头的子根的加工品。6 月下旬至 8 月上旬采挖，除去母根、须根及泥沙，习称“泥附子”。主产于四川、湖北、湖南等地。

【性状】

1. 盐附子：呈圆钳子锥形，长 4～7cm，直径 3～5cm。表面灰黑色，被盐霜，顶端有凹陷的芽痕，周围有瘤状突起的支根或支根痕，体重，横切面灰褐色，可见布满盐霜的小空隙及多角形的形成层环纹，环纹内侧筋脉（导管束）排列不整齐。气微，味咸而麻，刺舌。

2. 黑顺片：为纵切片，上宽下窄，长 1.7～5cm，宽 0.9～3cm，厚 2～5mm。外皮黑褐色，切面暗黄色，油润具光泽，半透明状，并有纵向筋脉（导管束）。质硬而脆，断面角质样。气微，味淡。

3. 白附片：形状与黑顺片相同，唯全体均为黄白色半透明状，片较薄，厚约 3mm。气味同黑顺片。

【别名】

附片、盐附子、黑顺片。

【性味】

辛、甘；大热，有毒。

【归经】

入心、肾、脾经。

【功效】

回阳救逆，补火助阳，散寒止痛。

【临床应用】

1. 用于亡阳证。

附子上助心阳、中温脾阳、下补肾阳，为“回阳救逆第一品药”，用治吐利汗出，发热恶寒，四肢拘急，手足厥冷，或大汗、大吐、大泻所致亡阳证，常配伍干姜、甘草。附子尚能回阳救逆，用治亡阳兼气脱者，常配伍人参大补元气。用治寒邪入里，直中三阴而见四肢厥冷，恶寒倦卧，吐泻腹痛，脉沉迟无力或无脉者，常配伍干姜、肉桂、人参。

2.用于阳虚证。

附子辛甘温煦，有峻补元阳、益火消阴之效，可应用于肾、脾、心诸脏阳气衰弱者，用治肾阳不足，命门火衰所致阳痿滑精、宫寒不孕、腰膝冷痛、夜尿频多者，常配伍肉桂、山茱萸、熟地黄。用治脾肾阳虚、寒湿内盛所致脘腹冷痛、大便溏泻，常配伍党参、白术、干姜等。用治心阳衰弱，心悸气短，胸痹心痛者，常配伍人参、桂枝。用治阳虚兼外感风寒者，常配伍麻黄、细辛。

3.用于寒凝诸痛证。

附子气雄性悍，走而不守，能温经通络，逐经络中风寒湿邪，散寒止痛作用较强。凡风寒湿痹周身骨节疼痛者均可用之，尤善治寒痹痛剧者，常配伍桂枝、白术、甘草。用治虚寒头痛，常配伍高良姜。用治寒凝气滞之脘腹胀痛，常配伍木香、延胡索。

4.用于水肿。

附子壮元阳而助五脏阳气以散寒凝，能化气行水，用治肾阳虚衰而致一身悉肿，腰以下肿甚者，常配伍茯苓、白术、芍药、生姜。用治脾阳不足，肢体浮肿，腹胀便溏者，常配伍干姜、白术、茯苓、草果。

5.用于便血、痢疾、寒秘。

附子辛甘大热，补命门，益先天真火以暖脾土，能扶阳摄血、温中止泻、通阳散结。用治脾虚中寒、血失统摄而致腹部隐痛，先便后血，神疲便溏者，常配伍灶心土、白术、熟地黄、阿胶。用治脾虚寒积、下痢白冻，时发时止者，常配伍人参、干姜、大黄、甘草。用治寒邪凝聚、阳气不运，而胁下偏痛，恶寒肢冷，大便秘结者，常配伍大黄、细辛。

【用法与用量】

内服：水煎服，3～15g，宜先煎0.5～1h，至口尝无麻辣感为度。或入丸、散服。外用：研末调敷。

【注意事项】

阴虚阳盛、热证疼痛者及孕妇禁服。反半夏、瓜蒌、天花粉、川贝母、浙贝母、白蔹、白及。酒浸、酒煎服，易致中毒，应慎服。

【常用配伍】

本品辛热燥烈，善于温补阳气。配伍当归则入血分，当归得附子则温运力宏，有阴阳兼顾之妙义，用于脾胃虚寒大便下血，及阳虚寒凝兼挟瘀血之痛经、闭经等。配伍桂枝则温通心肾阳气，散寒通络除痹之功益增，用于心阳衰弱、心悸气短、胸痹心痛及寒痹痛剧者，又可用于阳虚外感风寒者。配伍人参则补气固脱与回阳救逆并举，用于四肢厥逆，冷汗淋漓，脉微欲绝之阳气暴脱证。配伍白芍，既可用其补虚和营之功缓附子劫夺营阴之弊，又可取附子斩将夺关之力，避白芍酸收之性，如此相反相成，通痹止痛之效尤显，用于痹证寒邪偏盛者。配伍黄连则寒热互制，清温并施，用于上热下寒，寒热格拒证。

【治疗风湿病方剂】

1.桂枝芍药知母汤(《金匮要略·中风历节病脉证并治第五》)：由桂枝四两、芍药三两、甘草二两、麻黄二两、生姜五两、白术五两、知母四两、防风四两、附子(炮)两枚组成。功效：祛风除湿，通阳散寒，佐以清热。主治：诸肢节疼痛，身体尪羸。

2.桂枝附子汤(《伤寒论》)：由桂枝(去皮)四两、附子(炮，去皮)三枚、生姜(切)三两、大枣(擘)十二枚、甘草(炙)二两组成。功效：祛风温经，助阳化湿。主治：伤寒八九日，风湿相搏，身体疼烦，不能自转侧，不呕不渴，脉浮虚而涩。

3.甘草附子汤(《伤寒论》)：由甘草(炙)二两、附子(炮，去皮，破)二枚、白术二两、桂枝(去皮)四两组成。功效：暖肌补中，益精气。主治：风湿相搏，骨节疼烦，掣痛不得屈伸，近之则痛剧，汗出短气，小便不利，恶风不欲去衣，或身微肿。

4. 白术附子汤(《金匮要略》卷上):由白术二两、附子(炮,去皮)一枚半、甘草(炙)一两、生姜(切)一两半、大枣六枚组成。功效:温阳通经,祛风除湿。主治:风湿相搏,身体疼烦,不能自转侧,不呕不渴,脉浮虚而涩,大便坚,小便自利。

5. 天麻石斛酒(《太平圣惠方》):由石斛(去根)、天麻、芎䓖、仙灵脾、五加皮、牛膝(去苗)、萆薢、当归、鼠黏子、杜仲(去粗皮)、乌蛇(微炒)、茵芋、狗脊、丹参以上各一两,桂心、附子(炮裂,去皮、脐)、川椒(去目及闭口者,微炒出汗)各一两半,虎胫骨(涂酥,炙令黄)各二两组成。功效:舒筋活血、强筋壮骨、祛风除湿。主治:中风手足不遂,骨节疼痛,肌肉顽麻。

【著作论述摘录】

《神农本草经》:"主风寒咳逆邪气,温中,金疮,破症坚积聚,血瘕,寒湿痿躄,拘挛膝痛,不能行步。"

《本草备要》:"补肾命火,逐风寒湿。"

《本草汇言》:"附子,回阳气,散阴寒,逐冷痰,通关节之猛药也。诸病真阳不足,虚火上升,咽喉不利,饮食不入,服寒药愈甚者,附子乃命门主药,能入其窟穴而招之,引火归元,则浮游之火自熄矣。凡属阳虚阴极之候,肺肾无热证者,服之有起死之殊功。"

《本草正义》:"附子,本是辛温大热,其性善走,故为通十二经纯阳之要药,外则达皮毛而除表寒,里则达下元而温痼冷,彻内彻外,凡三焦经络,诸脏诸腑,果有真寒,无不可治。"

《名医别录》:"脚疼冷弱,腰脊风寒,心腹冷痛,霍乱转筋,下痢赤白,坚肌骨,强阴,又堕胎,为百药长。"

【主要化学成分】

本品含乌头碱、中乌头碱、次乌头碱、异飞燕草碱、新乌宁碱、乌胺及尿嘧啶等。

【治疗风湿病相关药理作用】

乌头根多糖提取物中提取出活性成分尼奥灵,皮下注射 4d 可以显著抑制奥沙利珀腹腔注射引起小鼠的冷痛觉过敏、机械痛觉过敏等周围神经病理性疼痛的副作用,且不会使小鼠产生运动障碍、麻痹等不良反应。尼奥灵给药6h后可以通过抑制钠离子通道Nav1.7明显减轻紫杉醇或部分连接坐骨神经引起的小鼠机械痛觉过敏，也可抑制糖尿病小鼠的机械痛觉过敏。附子水溶性生物碱的抗炎活性物质为去甲乌药碱和乌头原碱，对神经炎症、人髓核细胞炎症和关节炎具有一定的改善作用，主要通过降低炎症因子的表达，调节相关炎症通路达到抗炎镇痛目的。附子汤具有较好的抑制人类风湿关节炎滑膜成纤维细胞（MH7A）增殖的作用，研究结果显示附子汤包括但不限于通过调整细胞周期及下调微小核糖核酸（miR-155）的表达，从而上调 SHIP-1 的表达，进而抑制下游 PI3K/AKT/mTOR 信号通路基因表达，发挥抑制 MH7A 细胞增殖作用，提示附子汤可能通过抑制滑膜成纤维细胞的增殖从而阻止类风湿性关节炎的持续发生进而治疗类风湿性关节炎。

第三章　清热通痹类

具有清热除湿、消肿通络等功效，用于治疗风湿痹病的药物，属于清热通痹类。此类药物味多辛苦，性寒，多入肝、脾、肾经。适用于治疗风湿热痹，关节红肿热痛等病症。

此类药物大苦大寒，易伤胃气，脾胃虚弱、胃纳不佳及体弱者慎用。

常用药物有土茯苓、石上柏、石膏、白毛藤、白花蛇舌草、白鲜皮、防己、连翘、忍冬藤、积雪草、通草、黄柏等。

一　土茯苓

【药用来源】

本品为单子叶植物纲百合目百合科植物光叶菝葜的干燥根茎。夏、秋二季采挖，除去须根，洗净，干燥；或趁鲜切成薄片，干燥。主产于广东、湖南、湖北、浙江、安徽等地。

【性状】

本品略呈圆柱形，稍扁或呈不规则条块，有结节状隆起，具短分枝，长5～22cm，直径2～5cm。表面黄棕色或灰褐色，凹凸不平，有坚硬的须根残基，分枝顶端有圆形芽痕，有的外皮现不规则裂纹，并有残留的鳞叶。质坚硬。切片呈长圆形或不规则，厚1～5mm，边缘不整齐；切面类白色至淡红棕色，粉性，可见点状维管束及多数小亮点；质略韧，折断时有粉尘飞扬，以水湿润后有黏滑感。气微，味微甘、涩。

【别名】

冷饭团、硬饭头、红土苓。

【性味】

甘、淡;平。

【归经】

入肝、胃经。

【功效】

解毒,除湿,通利关节。

【临床应用】

1.用于杨梅毒疮、肢体拘挛。

土茯苓甘淡,解毒利湿,通利关节,又兼解汞毒,为治梅毒的要药。用治梅毒或因梅毒服汞剂中毒而致肢体拘挛、筋骨疼痛者疗效尤佳,可单用本品水煎服,常配伍金银花、白鲜皮、威灵仙、甘草。用治因服汞剂中毒而致肢体拘挛者,常配伍薏苡仁、防风、木瓜。

2.用于淋浊带下,湿疹瘙痒。

土茯苓甘淡渗利,解毒利湿,用治湿热引起的热淋、带下、湿疹湿疮等症。用治热淋,常配伍木通、萹蓄、蒲公英、车前子。用治疗阴痒带下,可单用本品水煎服。用治湿热皮肤瘙痒,常配伍生地、赤芍、地肤子、白鲜皮、茵陈。

3.用于痈肿疮毒、瘰疬。

土茯苓清热解毒,兼可消肿散结。用治痈疮红肿溃烂,常以本品研为细末,好醋调敷。用治瘰疬溃烂,常配伍苍术、黄柏、苦参。

【用法与用量】

内服:水煎服,15～60g。外用:鲜品适量,捣烂敷于患处。

【注意事项】

肝肾阴虚者慎服。初起肺热便秘者不宜。服药时忌茶。

【常用配伍】

本品功善解毒,清热除湿,通利关节,配伍萆薢则共奏分清别浊、解毒通淋、祛风除湿之功,用于淋证,白浊,风湿热痹或湿痹日久,筋骨疼痛,关节屈伸不利者。配伍生地黄则共奏凉血解毒、润燥止痒之效,用于血虚风燥所致的皮肤瘙痒者。配伍白鲜皮则增强清热除湿、祛风止痒之功，用于皮肤湿疹湿疮、风疹瘙痒。

【治疗风湿病方剂】

1. 土萆薢汤（《景岳全书》卷六十四）：由土茯苓二至三两组成。功效：解毒，除湿，通利关节。主治：杨梅疮，瘰疬，咽喉恶疮，痈漏溃烂，筋骨拘挛疼痛。

2. 搜风解毒汤（《本草纲目》）：由土茯苓十钱，白鲜皮一钱，金银花、薏苡仁各二钱，防风、木通、木瓜、皂荚子各一钱半组成。功效：解毒除湿，通络止痛。主治：杨梅结毒，初起结肿，筋骨疼痛。

3. 风湿圣药胶囊（《临床用药须知·中药成方制剂卷》）：由土茯苓、黄柏、威灵仙、羌活、独活、防风、防己、青风藤、穿山龙、蚕砂、绵萆薢、桃仁、红花、当归、人参、玉竹、桂枝、五味子组成。功效：清热祛湿，散风通络。主治：风湿热瘀阻所致的痹病。症见：关节红肿热痛、屈伸不利，肢体困重，风湿性关节炎、类风湿关节炎等。

【著作论述摘录】

《本草纲目》："健脾胃，强筋骨，去风湿，利关节，止泄泻。治拘挛骨痛，恶疮痈肿。解汞粉、银朱毒。"

《本草再新》："祛湿热，利筋骨。"

《本草正》："疗痈肿、喉痹，除周身寒湿，恶疮。"

《本草正义》："土茯苓，利湿去热，能入络，搜剔湿热之蕴毒。其解水银、轻粉毒者，彼以升提收毒上行，而此以渗利下导为务，故专治杨梅毒疮，深入百络，关节疼痛，甚至腐烂，又毒火上行，咽喉痛溃，一切恶症。"

【主要化学成分】

本品含生物碱、挥发油、己糖类、鞣酸、植物甾醇、琥珀酸、胡萝b苷、落新妇苷、白藜芦醇、异黄杞苷、异落新妇苷、柚皮素等多种成分。

【治疗风湿病相关药理作用】

土茯苓水煎液对二甲苯所致小鼠耳肿胀、蛋清所致大鼠足肿胀均有抑制作用。断面红、白二色的土茯苓醇提液均具有抗炎作用，小鼠以尾静脉注射伊文思蓝、二甲苯致炎，大鼠棉球肉芽肿、液体石蜡致炎对NO释放程度的研究结果表明其都有抗炎作用。土茯苓冲剂5、15g/kg对大鼠蛋清足肿胀亦有明显抑制作用。尾静脉注射土茯苓注射液对右旋糖酐致大鼠足肿胀有抑制作用。土茯苓不同部位提取物可缓解扭体法与热板法所致的小鼠疼痛反应，并能有效缓解二甲苯致小鼠耳郭肿胀及角叉菜胶致大鼠足肿胀。土茯苓有效成分白藜芦醇可通过抑制IL-1β分泌和下调NF-κB/p65的表达，减少炎症因子及趋化因子的生成和炎性细胞浸润，从而达到缓解急性痛风性关节炎的目的。土茯苓水提取物可以选择性地抑制致敏T淋巴细胞释放淋巴因子以后的炎症过程而起到抗炎的作用。土茯苓总黄酮可通过抑制核苷酸结合寡聚结构域、富含亮氨酸重复序列和含Pyin结构域3(NLRP3)炎性体轴活化，减少下游炎症因子IL-1β、IL-6、TNF-α的表达来抑制痛风性关节炎的炎症反应。土茯苓注射液有抑制实验性大鼠足肿胀的作用，这可能与其具有降低毛细血管通透性，改善微循环有关。

二　石上柏

【药用来源】

本品为卷柏科植物深绿卷柏的全草。全年均可采收，洗净，鲜用或晒干。主产于安徽、浙江、江西、福建、台湾、湖南、广东、广西等地。

【性状】

本品常卷曲缠结，灰绿色或黄绿色，稍柔软。茎细小，长达40cm，直径约2mm，有棱，多分枝，分枝处常生土黄色的细长不定根。叶四列，侧叶细小，长约5mm，宽2mm，半矩圆状披针形，微具齿牙，在茎和分枝上呈覆瓦状。孢子囊穗于枝顶双生，四棱形，孢子叶呈圆形或卵状三角形，有龙骨。气微，味甘淡。以叶多、色灰绿者为佳。

【别名】

大叶菜、梭罗草、地侧柏、岩青、岩扁柏、大凤尾草、地柏草。

【性味】

甘、微苦、涩；凉。

【归经】

入肺、膀胱经。

【功效】

清热解毒，祛风除湿。

【临床应用】

1.用于咽喉肿痛，目赤肿痛，肺热咳嗽，乳腺炎，湿热黄疸，外伤出血。

石上柏性凉、味甘微苦，具有清热解毒、止咳等作用，常与蒲公英配伍。鲜品外用可止血。

2.用于风湿痹痛。

本品质轻且性善走窜，能祛风止痛。治风湿痹痛可与川乌、草乌同用。

【用法与用量】

内服：水煎服，10～30g，鲜品倍量。外用：适量，研末敷；或鲜品捣敷。

【注意事项】

脾胃虚寒者禁用。

【常用配伍】

石上柏性味甘、微苦、涩，凉，具有清热解毒、祛风除湿的功效。常配伍蒲公英清热解毒；配伍川乌祛风止痛。

【治疗风湿病方剂】

(《贵州民间药物》)：大叶菜、瓦皮风等量。煎水熏洗。

【著作论述摘录】

《贵州民间药物》："祛风，散寒，消肿，止咳。"

【主要化学成分】

本品主要成分为生物碱类：大麦芽碱、大麦芽碱-O-α-L-吡喃鼠李糖苷、N-甲基酪胺 O-α-L-P 吡喃鼠李糖苷、(E)-大麦芽碱-(6-O-

肉桂酰-β-D吡喃葡萄糖基)-(1→3)-α-L-吡喃鼠李糖苷;黄酮类:双黄酮化合物穗花杉双黄酮、橡胶树双黄酮、芹菜素。还含异茴芹(香豆)素、β-谷甾醇、硬脂酸。

【治疗风湿病相关药理作用】

石上柏中有九种双黄酮类化合物能清除1,1-二苯基、2-三硝基苯肼(DPPH)自由基,存在潜在的抗氧化作用。其还能提高免疫功能。可应用于风湿免疫性疾病。

三 石 膏

【药用来源】

本品为硫酸盐类矿物硬石膏族石膏。全年可采,采挖后,除去泥沙及杂石,研细生用或煅用。主产于湖北、甘肃、四川、安徽等地。

【性状】

本品为纤维状的集合体,呈长块状、板块状或不规则块状。白色、灰白色或淡黄色,有的半透明。体重,质软,纵断面具绢丝样光泽。气微,味淡。

【别名】

细石、细理石、软石膏、寒水石、白虎。

【性味】

甘、辛;大寒。

【归经】

入肺、胃经。

【功效】

生用:清热泻火,除烦止渴;煅用:敛疮生肌,收湿,止血。

【临床应用】

1.用于温热病气分实热证。

石膏辛甘大寒,善清热泻火,解肌透热,清胃热、除烦渴,为清泻肺胃气分实热要药。用治温热病气分实热,症见壮热、烦渴、汗出、脉洪大者，常配知母。用治温病气血两燔，症见神昏谵语、发斑者，常配玄参。本品尚能祛暑，用治暑热初起，伤气耗阴或热病后期，余热未尽，气津两亏，症见身热、心烦、口渴者，常配伍人参、麦冬。

2.用于肺热咳喘、肺燥。

石膏辛寒入肺，善清肺经实热。用治肺热喘咳、发热口渴者，常配伍麻黄、杏仁。用治燥热伤肺而见身热口渴、干咳痰少而稠者，常配伍桑叶、杏仁、人参、麦冬、枇杷叶。

3.用于降气止逆。

石膏性寒。用治阳明温病，热结肠腹，痰热蕴肺之证，常配伍杏仁、瓜蒌、大黄宣肺通肠。用治伤寒温病，邪传胃腑，烦躁身热，胃气上逆，心中满闷者，常配伍知母、半夏、竹茹。用治胃热湿阻、气逆不降所致的呕恶反胃、脘腹痞闷，或肺热痰蕴所致的咳痰喘息、胸闷不适等症，常配伍半夏。用治胃火上冲、上逆不降之呕吐、呃逆，伴见口气臭秽、口渴、心烦，常配伍代赭石。用治肝阳上亢之眩晕、头痛，常配伍钩藤。

4.用于清热止痛。

石膏大寒，甘，缓解止痛，入阳明经，用治肾阴不足，阴虚火旺，虚火上浮之头痛、牙痛，常配伍熟地黄。用治气血失调，郁火上逆之头痛、牙痛，常配伍川芎。用治头痛属风火上炎、牙痛属风火或胃火上冲者，常配伍细辛。用治胃火亢盛、循经上炎所致头痛、齿痛，常配伍藁本、荆芥穗。

5.用于溃疡不敛，湿疹瘙痒，水火烫伤，外伤出血。

石膏火煅外用，可敛疮生肌、收湿、止血。用治溃疡不敛，常配伍红粉研末置患处，如《中华人民共和国药典》之九一散。用治湿疹瘙痒，常配枯矾；用治湿疮肿痒，常配黄柏，研末外掺。用治水火烫伤，常配青黛。

【用法与用量】

内服：水煎服，15～60g，宜先煎。煅石膏外用：适量，研末撒敷患处。

【注意事项】

凡阳虚寒证，脾胃虚弱及血虚、阴虚发热者慎服。

【常用配伍】

本品甘辛大寒，质重，入肺经，善清肺经实热，入胃经，能清泻胃火，并能除烦止渴。配伍知母则清热泻火，除烦止渴之力增强，用于温热病气分热盛而见壮热、烦渴、汗出、脉洪大。配伍黄连则清热泻火，除烦之力增强，用于心火炽盛所致的烦热神昏、口渴欲饮、心烦不寐，胃火炽盛之头痛、口舌生疮、牙龈肿痛。配伍竹叶则用于热病津伤之烦热口渴，心胃火盛之口舌生疮，热移小肠之小便黄赤。

【治疗风湿病方剂】

1. 苍术石膏汤(《保命集》卷中)：由苍术半两、石膏五钱、知母(锉)一钱半、甘草一钱组成。功效：清热祛湿。主治：湿温，身多微凉，微微自汗，四肢沉重。

2. 加减木防己汤(《温病条辨》卷二)：由防己六钱、桂枝三钱、石膏六钱、杏仁四钱、滑石四钱、白通草二钱、薏仁三钱组成。功效：清热除湿祛痹。主治：暑湿痹证。

【著作论述摘录】

《神农本草经》："石膏，味辛微寒。主中风寒热，心下逆气惊喘，口干，苦焦，不能息，腹中坚痛，除邪鬼，产乳，金创。"

《名医别录》："主除时气，头痛，身热，三焦大热，皮肤热，肠胃中鬲热，解肌，发汗，止消渴，烦逆，腹胀，暴气喘息，咽热，亦可作浴汤。"

《雷公炮制药性解》："石膏，味辛甘，性寒，无毒，入肺、胃二经。主出汗解肌，缓脾益气，生津止渴，清胃消痰，最理头疼。"

《本草备要》："寒能清热降火，辛能发汗解肌，甘能缓脾益气，生津止渴。治伤寒郁结无汗，阳明头痛，发热恶寒，日晡潮热。"

【主要化学成分】

本品含水硫酸钙及微量的铁、镁。

【治疗风湿病相关药理作用】

生石膏静脉注射液能减轻炎症早期和晚期反应，在扭体法、热板法的动物实验中有显著的镇痛作用。生石膏的镇痛机制可能与其显著的抗炎作用和对中枢神经系统的作用有关。临床上，以生半夏、生石膏为主药，辨治痛风性关节炎，提示总有效率治疗组为100%，高于对照组。在石膏止痛软膏外敷治疗中晚期肝癌疼痛中，发现其止痛效果与非甾体类抗炎药相同。白虎汤加味治疗周围神经性痛，总有效率高达90%，因此生石膏可应用于治疗各种疼痛。此外，煅石膏能够有效降低急性软组织损伤的大鼠血液中IL-1β含量，抑制急性软组织损伤引起的IL-6升高及其早期PGE2的表达，从而达到治疗急性软组织损伤的目的。

四 白毛藤

【药用来源】

本品为双子叶植物纲管状花目茄科植物白英的全草。一般于5～6月或9～11月间割取全草，洗净晒干。主产于华东、中南、西南及山西、陕西、甘肃、台湾等地。

【性状】

本品为干燥的茎，类圆柱形，直径2～7mm，外表黄绿色至暗棕色，密被灰白色的茸毛，在较粗的茎上，茸毛极少或无，具纵皱纹，且有光泽。质硬而脆，断面淡绿色，带纤维性，中央形成空洞。叶皱缩卷曲，密被茸毛，叶柄长1～2cm。有的带有淡黄色至暗红色的果实。以干燥、肥嫩、叶绿、无籽、无杂草者为佳。

【别名】

白草、白幕、排风草、天灯笼、和尚头草、望冬红、排风藤、毛风藤、望风藤、毛千里光、毛秀才。

【性味】

甘、苦；寒，有小毒。

【归经】

入肝、胆、肾经。

【功效】

清热利湿,解毒消肿。

【临床应用】

主治湿热黄疸,胆囊炎,胆石症,肾炎水肿,风湿关节痛,妇女湿热带下,小儿高热惊搐,痈肿瘰疬,湿疹瘙痒,带状疱疹。

【用法与用量】

内服:水煎服,15～30g(鲜者 30～60g);或浸酒。外用:煎水洗、捣敷或捣汁涂。

【注意事项】

本品有小毒,不宜过量服用,过服会出现咽喉灼热感及恶心、呕吐、眩晕、瞳孔散大等中毒反应。体虚无湿热者忌用。

【常用配伍】

本品苦寒,清热利湿,配伍苏木则祛风除湿止痛,用于风湿热痹等关节疼痛。

【治疗风湿病方剂】

1. 治风痛药酒(《杨春涯经验方》):由桑黄二两、白毛藤二两组成。切碎,用绍兴原坛酒六斤,煎三炷香。

2. 治风湿关节痛药酒(《贵阳民间药草》):由排风藤一两、忍冬一两、五加皮一两组成。好酒一斤泡服。

3. 风痹药酒(《本草纲目拾遗》):由铁笼帚、八角金盘根、白毛藤、苏木、络石藤各一两组成。主治:跌打、疯肿。

【著作论述摘录】

《神农本草经》:“主寒热八疸,消渴,补中益气,久服轻身延年。”

《新修本草》:“煮汁饮,解劳。”

《本草拾遗》:“主烦热,风疹,丹毒,疟瘴寒热,小儿结热。”

《百草镜》:“藤干之浸酒,云可除骨节风湿痛。”

《本草纲目拾遗》:“清湿热,治黄疸水肿,小儿蛔结腹痛。”

【主要化学成分】

本品含黄酮、生物碱、有机酸和多糖类成分。生物碱中主要的是蜀羊泉碱或西红柿烯胺；β-苦茄碱有抗小白鼠肉瘤-180 的作用。根中含 15α-羟基蜀羊泉碱、15α-羟基澳洲茄胺、15α-羟基番茄胺和 15α-羟基番茄烯胺。

【治疗风湿病相关药理作用】

白毛藤所含的甾体皂苷对金黄色葡萄球菌、痢疾杆菌、绿脓杆菌、伤寒杆菌及大肠杆菌均有抑制作用。从用于抗炎及治疗创伤的 52 种传统中草药中优选抑制体内前列腺素生物合成及血小板活化因子导致的胞吐作用的药物时发现，白毛藤不仅对感冒、风湿的疗效显著，而且对血小板活化因子导致的胞吐作用抑制率高达 100%，居于所有参试草药之首。白毛藤抑菌试验结果表明，白毛藤的热水提取液和酸性乙醇提取液具有较强的抑菌作用，其中热水提取液对金黄色葡萄球菌和链球菌的抑制作用较强，酸性乙醇提取液对大肠杆菌和沙门氏菌的抑制作用较强从而达到抑菌止痛效果。

五　白花蛇舌草

【药用来源】

本品为双子叶植物纲茜草目茜草科植物白花蛇舌草的全草。夏、秋二季采收，除去杂质，晒干。主产于云南、广东、广西、福建等地。

【性状】

本品为干燥全草，扭缠成团状，灰绿色至灰棕色。有主根一条，粗 2～4mm，须根纤细，淡灰棕色。茎细而卷曲，质脆易折断，中央有白色髓部。叶多破碎，极皱缩，易脱落；有托叶，长 1～2mm。花腋生。气微，味淡。

【别名】

蛇舌草、蛇舌癀、蛇针草、目目生珠草、节节结蕊草、千打捶、羊须草、蛇总管、鹤舌草、细叶柳子、白花十字草、尖刀草、定经草、小叶锅巴草。

【性味】

微苦、甘;寒。

【归经】

入胃、大肠、小肠经。

【功效】

清热利湿,解毒通淋。

【临床应用】

1.用于痈肿疮毒,咽喉肿痛,毒蛇咬伤。

白花蛇舌草苦寒,清热解毒作用强,用治热毒所致诸证,内服外用均可。用治痈肿疮毒,可单用鲜品捣烂外敷,也常配伍金银花、连翘、野菊花。用治肠痈腹痛,常配伍红藤、败酱草、牡丹皮。用治咽喉肿痛,常配伍黄芩、玄参、板蓝根。用治毒蛇咬,可单用鲜品捣烂绞汁内服或水煎服,渣敷伤口,亦常配伍半枝莲、紫花地丁、蚤休。本品有清热解毒消肿之功,近年已广泛用于各种癌症治疗。

2.用于热淋涩痛。

白花蛇舌草甘寒,有清热利湿通淋之效,用治疗膀胱湿热,小便淋沥涩痛,常配伍白茅根、车前草、石韦。

白花蛇舌草既能清热又兼利湿,尚可用于湿热黄疸。

【用法与用量】

内服:水煎服,15～60g。外用:鲜品适量,捣烂敷于患处。

【注意事项】

阴疽、脾胃虚寒者及孕妇禁用。过敏体质者慎用。用量不宜超过60g,超剂量使用应谨慎。偶见红色丘疹和呼吸困难等变态反应症状,停药后可缓解。

【常用配伍】

本品善清热利湿、散结消肿。配伍大青叶,则清热解毒、利咽消肿止痛之效增强,用于风热上攻或热毒壅肺所致的咽喉肿痛、发热、咳嗽以及痈肿疮毒。配伍大血藤则增强清泄大肠湿热瘀滞，消肿止痛之功，用于大肠热毒壅结之肠痈腹痛。配伍车前草，则增强清热利湿、通淋之效，用于下焦湿热蕴结，小便淋漓涩痛。配伍虎杖则清热解毒，利胆退黄之功增强，用于肝胆湿热所致的胁痛、黄疸、恶心厌油、食少纳差、脘腹胀满。配伍半枝莲则解毒散结，化瘀消症，用于瘀毒结聚之症积痞块。

【治疗风湿病方剂】

消银酒(《浙江中医杂志》)：由石见穿、青黛各60g，三棱、莪术、乌梢蛇、郁金、生甘草、白花蛇舌草各15g，白芷、乌梅、金银花、黄芪各30g，菝葜、土鳖虫、陈皮、风化硝(玄明粉)各10g组成。具有清热解毒、活血化瘀之效。主治：银屑病。

【著作论述摘录】

《广西中药志》："治小儿疳积，毒蛇咬伤，癌肿。外治白疱疮，蛇癞疮，少数地区用治跌打，刀伤，痈疮。"

《广东中药志》："消肿解毒，祛风，止痛，消炎。主治蛇伤、癌症、盲肠炎、痢疾等症。"

《福建药物志》："清热解毒，消肿止痛。主治急性肾盂肾炎，鼻衄，子宫炎，带状疱疹。"

【主要化学成分】

本品含环烯醚萜苷类成分：车叶草苷酸、去乙酸基车叶草苷酸、都桷子苷酸、鸡矢藤次苷、鸡矢藤次苷甲酯；三萜类成分：熊果酸、齐墩果酸。还含甾醇、蒽醌、黄酮苷等。

【治疗风湿病相关药理作用】

白花蛇舌草治疗RA相关机制的研究表明，其主要通过调节免疫、下调炎症因子水平、抑制血管新生等方面起作用。研究发现白花蛇舌草可明显降低RA大鼠的关节炎指数、升高痛阈，并且呈现出剂量依赖性的作用趋势，此作用与下调血液TNF-α、IL-1β和PGE2水平，抑制破骨细胞分化因子(RANKL)、骨保护素(OPG)、RANKL/OPG水平，能达到有效防治RA的目的，同时对RA患者体外滑膜细胞的增殖有抑制作用。白花蛇舌草通过抑制黏附分子、血管内皮生长因子及其他炎症因子的产生，促进骨胶原合成，减少金属蛋白酶的表达及活性，而起到减轻关节炎症反应、骨质侵蚀和减少血管翳形成的作用。还可明显上调膜联蛋白的表达，在白花蛇舌草作用下，其生成量增多，直接占据嗜中性粒细胞表面受体或抑制单核细胞、巨噬细胞分泌白细胞介素和血浆肿瘤坏死因子，进而抑制炎症细胞黏附、渗出及浸润。

六　白鲜皮

【药用来源】

本品为双子叶植物纲芸香目芸香科植物白鲜的干燥根皮。春、秋二季采挖根部，除去泥沙和粗皮，剥取根皮，干燥。主产于辽宁、河北、四川、江苏等地。

【性状】

本品呈卷筒状，长5～15cm，直径1～2cm，厚0.2～0.5cm。外表面灰白色或淡灰黄色，具细纵皱纹及细根痕，常有突起的颗粒状小点；内表面类白色，有细纵纹。质脆，折断时有粉尘飞扬，断面不平坦，略呈层片状，剥去外层，迎光可见闪烁的小亮点。有羊膻气，味微苦。

【别名】

白藓皮、八股牛、山牡丹、羊鲜草。

【性味】

苦；寒。

【归经】

入脾、胃、膀胱经。

【功效】

清热燥湿，祛风解毒。

【临床应用】

1. 用于湿热疮毒，湿疹，疥癣。

白鲜皮苦寒，清热燥湿、泻火解毒、祛风止痒。用治湿热疮毒、肌肤溃烂、黄水淋漓者，常配伍苍术、苦参、连翘。用治湿疹、风疹、疥癣，常配伍苦参、防风、地肤子，内服或外洗。

2.用于湿热黄疸，风湿热痹。

白鲜皮善清热燥湿，又能祛风通痹。用治湿热蕴蒸之黄疸、尿赤，常配伍茵陈。用治风湿热痹，关节红肿热痛者，常配伍苍术、黄柏、薏苡仁。

【用法与用量】

内服：水煎服，5～10g。外用：适量，煎汤洗或研末外敷。

【注意事项】

本品苦寒，虚寒者、孕妇慎服。本品一定的兴奋作用，可使心率增加、血压增高等。

【常用配伍】

本品清热燥湿，泻火解毒，祛风止痒。配伍苦参，则清热燥湿、杀虫止痒之效增强，用于湿热黄疸，湿疹疥癣，皮肤瘙痒。配伍地肤子则祛风、除湿、止痒之功增强，用于皮肤湿疹湿疮，风疹瘙痒。配伍薏苡仁则除湿通痹功效增强，用于风湿热痹，关节红肿热痛。

【治疗风湿病方剂】

1.除湿饮(《揣摩有得集》)：由苍术(炒)、白术(炒)、骨皮、白鲜皮、白附子、五加皮、僵蚕(炒)、秦艽、连翘、白芷、羌活、防风、生草各一钱，蝉蜕三钱组成。功效：祛风清热，除湿止痒。主治：风邪湿热，郁阻肌肤证。症见：遍体发痒，或起疙瘩，或成疥疮。

2.跌打损伤膏(《伤科方书》)：由生地黄、薄荷、独活、赤芍、川芎、川羌、连翘各一两，香附、荆芥、当归、防风、桃仁、米仁、青皮、加皮、牡丹皮、杜仲、川柏、玄胡、白芍、白芷、牛膝、红花、白鲜皮、木通、苏木、木瓜、甘草、厚朴、苏梗、枳实、枳壳、秦艽、川断、黄芪、甘松、三棱、山奈、玄参寄奴、骨碎补(去毛)各六钱，铅粉(炒黄色)七十二两组成，制膏外用。功效：活血化瘀。主治：跌打损伤，疯气。

3.化毒散(《赵炳南临床经验集》)：由乳香、没药、川贝母、黄连、赤芍、天花粉、大黄、甘草、珍珠粉、牛黄、冰片、雄黄粉各二两，苦参、薄荷、白芷、防风、芥穗、连翘、苍术、大黄、鹤虱草、威灵仙、白鲜皮、五倍子、大风子、青黛面、白蜡、香油或凡士林各八两组成。制备上药混匀成膏。功效:清热解毒,消肿止痛。主治:脓疱疮(黄水疮)、多发性毛囊炎(发际疮)、疖痈、丹毒及体表感染初起的红肿热痛。

【著作论述摘录】

《神农本草经》:"主头风,黄疸,咳逆,淋漓,女子阴中肿痛,湿痹死肌,不可屈伸起止行步。"

《药性论》:"治一切热毒风,恶风,风疮,疥癣赤烂,眉发脱脆,皮肌急,壮热恶寒,主解热黄、酒黄、急黄、谷黄、劳黄等。"

《本草纲目》:"白鲜皮,气寒善行,味苦性燥,足太阴、阳明经,祛湿热药也。兼入手太阴、阳明,为诸黄风痹要药。"

【主要化学成分】

本品含萜类成分:梣酮、黄柏桐、柠檬苦素;生物碱类成分:白鲜碱、白鲜明碱、茵芋碱、崖椒碱;黄酮类成分:槲皮素、异槲皮素;香豆素类成分:补骨脂素、花椒毒素、东莨菪素。还含甾醇、皂苷等。

【治疗风湿病相关药理作用】

白鲜皮对细胞免疫和体液免疫均有抑制作用,白鲜皮抑制体液免疫,对抗体生成细胞的增殖和循环抗体的生成均有抑制作用,并且在免疫抑制的同时,不导致脾脏萎缩。白鲜皮水提物对颗粒性抗原羊红细胞所致的足跖反应和半抗原所致的接触性皮炎,在抗原攻击前给药有明显的抑制作用。还能抑制二甲苯致小鼠耳肿胀和蛋清致小鼠足跖肿胀的抗炎作用。白鲜皮具有抗炎、抗过敏的作用。白鲜皮提取物的高剂量组对二硝基氯苯(属于半抗原,能与上皮蛋白的可溶部分共价结合成为完全抗原,激发机体产生致敏淋巴细胞)所致小鼠皮肤迟发型变态反应引起的耳肿胀有对抗作用和显著的抑制作用,说明白鲜皮能抑制效应期 T 细胞,阻止效应 T 细胞释放各种淋巴因子,从而对于机体对过敏原的应激反应有抑制作用,避免了炎症造成的组织损伤,抑制了亢进的过敏反应,有助于机体恢复正常的免疫功能。

七　防　己

【药用来源】

本品为双子叶植物纲毛茛目防己科植物粉防己的干燥根。秋季采挖，洗净，除去粗皮，晒至半干，切段，个大者再纵切，干燥。主产于浙江、江西、安徽、湖北等地。

【性状】

本品块根呈圆柱形、半圆柱形柱块状或块片状，常弯如结节样，弯曲处有缢缩的横沟，长5～10cm，直径1～5cm。表面灰棕色，有皱纹，具明显的横向突起的皮孔，去栓皮的药材表面淡灰黄色。体重，质坚实，断面平坦，灰白色至黄白色，富粉性，有排列稀疏的放射状纹理；纵剖面有筋脉状弯曲纹理。气微，味苦。

【别名】

木防己、粉防己、粉寸己、汉防己、土防己、石蟾蜍、蟾蜍薯、倒地拱、白木香、猪大肠。

【性味】

苦；寒。

【归经】

入膀胱、肺经。

【功效】

祛风止痛，利水消肿。

【临床应用】

1.用于风湿痹证。

防己辛能行散，苦寒降泄，既能祛风除湿止痛，又能清热。用治风湿痹证湿热偏盛，肢体酸重，关节红肿疼痛及湿热身痛者，尤为要药，常配伍滑石、薏苡仁、蚕砂、栀子。用治风寒湿痹，四肢挛急，常配伍麻黄、肉桂、茯苓。

2.用于水肿、小便不利、脚气。

防己苦寒降利，清热利水，善走下行而泄下焦膀胱湿热，尤宜于下肢水肿，小便不利者。用治风水脉浮，身重汗出恶风者，常配伍黄芪、白术、甘草。用治一身悉肿，小便短少者，常配伍茯苓、黄芪、桂枝。用治湿热腹胀水肿，常配伍椒目、葶苈子、大黄。用治脚气足胫肿痛、重着、麻木，常配伍吴茱萸、槟榔、木瓜。用治脚气肿痛，常用木瓜、牛膝、桂枝、枳壳。

3.用于湿疹疮毒。

防己苦以燥湿，寒以清热，用治湿疹疮毒，常配伍苦参、金银花。

【用法与用量】

内服：水煎服，5～10g。

【注意事项】

本品大苦大寒易伤胃气，胃纳不佳及体弱者，阴虚而无湿邪停滞者忌用。湿热在上焦气分者禁用。胎前及产后血虚者不宜使用。阴虚，自汗盗汗，口苦舌干者慎用。肾功能不全者慎用。气分风热，小便不通，元气虚弱，阴虚内热，病后虚渴者禁用。汉防己有兴奋中枢神经系统的作用，小剂量可引起呼吸兴奋，反射亢进，大剂量可发生严重局部组织刺激，肝、肾、淋巴组织坏死等病变；还可引起阵挛性惊厥，呼吸困难，抽搐，死亡，故临床应用时不宜用量过大，并注意监测肝、肾功能。汉防己直接扩张血管，抑制心脏，对血管运动中枢及交感神经皆有轻度抑制的作用，故临床上使用汉防己针剂静脉注射，若给药过快，可出现胸闷，呼气浅慢，甚至急性低血压，呼吸抑制而死亡，故汉防己针剂静脉注射速度应缓慢。

【常用配伍】

本品善祛风通利，以泄经络湿邪见长，善下行，通腠理，利九窍，能利水消肿，除湿止痛。配伍木瓜则祛风除湿，舒筋活络，止痹痛，用于风湿侵袭之筋骨酸痛，足膝无力，肌肉挛缩疼痛，关节肿胀不利。配伍桂枝则祛湿除痹之力增强，用于湿痹、水肿、脚气。配伍黄芪则一升一降，补利相兼，升降调和则益气利水效强，用于风水、风湿，症见脉浮身重，汗出恶风，小便不利，湿痹，肢体沉重麻木。配伍茯苓则泻中有补，共奏健脾利湿、消肿除饮之功，用于水湿或湿热内停所致的水肿、小便不利及痰饮肿满。配伍白术则补泻同用，标本兼顾，渗湿、行水、除痹等功效显著，用于风湿闭阻所致的关节疼痛及水湿内停所致的水肿、痰饮。

【治疗风湿病方剂】

1.防己黄芪汤(《金匮要略》):由防己四钱、黄芪五钱、甘草(炒)二钱、白术三钱组成。功效:益气祛风,健脾利水。主治:表虚不固之风水或风湿证。症见:汗出恶风,身重微肿,或肢节疼痛,小便不利,舌淡苔白,脉浮。

2.宣痹汤(《温病条辨》卷二):由防己、薏苡、杏仁、滑石各五钱,连翘、山栀、半夏(醋炒)、晚蚕砂、赤小豆皮各三钱组成。功效:辛苦通阳。主治:湿痹。症见:湿聚热蒸,蕴于经络,寒战热炽,骨骱烦疼,舌色灰滞,面目痿黄。

3.防己汤(《圣济总录》卷九):由防己(锉)一两,竹沥(旋入)、防风(去叉,锉)一两,升麻一两,桂(去粗皮)一两,麻黄(去根节,先煎,掠去沫,焙干)一两半,川芎一两,羚羊角(镑)一两组成。功效:祛风散寒,活血通络。主治:中风,半身不遂,口面㖞斜,语不得转。

4.防己汤(《千金翼方》卷十七):由木防己、川芎各三钱,茯苓一钱,桑白皮(切)、桂心、芍药、麻黄各二钱,甘草(炙)一钱半,大枣(擘)十二枚组成。功效:祛风胜湿,温经通络。主治:风湿,四肢疼痹,挛急浮肿。

5.防己地黄汤(《金匮要略》):由防己、甘草各二钱半,桂枝、防风各七钱半,生地黄二十至四十钱组成。功效:滋阴凉血,祛风通络。主治:风湿性关节炎、类风湿性关节炎、癔病、癫痫等症。症见:风入心经,阴虚血热,病如狂状,妄行,独语不休,无寒热,脉浮;或血虚风胜,手足蠕动,瘈疭,舌红少苔,脉虚神倦,阴虚风湿化热,肌肤红斑疼痛,状如游火。

6.风痛安胶囊(《临床用药须知·中药成方制剂卷》):由石膏、黄柏、防己、薏苡仁、连翘、木瓜、滑石粉、通草、桂枝、姜黄、忍冬藤、海桐皮组成。功效:清热利湿,活血通络。主治:湿热阻络所致的痹病。症见:关节红肿热痛、肌肉酸楚。

7. 伸筋丹胶囊(《临床用药须知 · 中药成方制剂卷》):由制马钱子、地龙、乳香(醋炒)、没药(醋炒)、红花、防己、烫骨碎补、香加皮组成。功效:舒筋通络,活血祛瘀,消肿止痛。主治:血瘀络阻引起的骨折后遗症、颈椎病、肥大性脊椎炎、慢性关节炎、坐骨神经痛、肩周炎。

【著作论述摘录】

《神农本草经》:"主风寒湿疟,热气诸痫,除邪,利大小便。"

《医学启源》:"疗腰以下至足湿热肿盛,脚气。祛膀胱留热。"

《本草求真》:"防己,辛、苦,大寒,性险而健,善走下行,长于除湿、通窍、利道,能泻下焦血分湿热及疗风水。"

【主要化学成分】

本品含粉防己碱(即汉防己甲素),防己诺灵碱,轮环藤酚碱,氧防己碱,防己斯任碱,小檗胺,2,2′-N,N-二氯甲基粉防己碱,粉防己碱 A、B、C、D。

【治疗风湿病相关药理作用】

防己水煎液总生物碱各剂量组在大鼠醋酸致痛扭体法和热板致痛舔足法下,分别对外周镇痛和中枢镇痛均表现出显著作用。急性炎症肿胀状态下,防己水煎液总生物碱各剂量组可显著降低大鼠耳郭、足跖肿胀度,提高相应抑制率并与剂量呈正相关。粉防己碱能通过降低体内钙离子水平,抑制炎症介质的释放降低 TRPV1 敏化,减少外周相应炎症介质的释放从而降低伤害性感觉神经末梢和背根神经节 TRPV1 mRNA 及其蛋白表达而发挥镇痛作用。粉防己碱对类风湿性关节炎的治疗作用优于阿司匹林,可以通过芳基烃受体恢复 Th17/Treg 的平衡,从而发挥抗关节炎作用,还可以通过对炎症因子的调节和对免疫器官的抑制治疗类风湿性关节炎大鼠。粉防己碱还能降低关节炎指数,改善佐剂性关节炎大鼠的滑膜血管新生,机制可能与抑制 JAK 通路激活有关。

八　连　翘

【药用来源】

本品为双子叶植物纲捩花目木樨科植物连翘的干燥果实。秋季果实初熟尚带绿色时采收，除去杂质，蒸熟，晒干，习称“青翘”；果实熟透时采收，晒干，除去杂质，习称“老翘”或“黄翘”。产于东北、华北、长江流域、云南等地。

【性状】

本品呈长卵形至卵形，稍扁，长1.5～2.5cm，直径0.5～1.3cm。表面有不规则的纵皱纹及多数凸起的小斑点，两面各有1条明显的纵沟。顶端锐尖，基部有小果梗或已脱落。青翘多不开裂，表面绿褐色，凸起的灰白色小斑点较少；质硬；种子多为黄绿色，细长，一侧有翅。老翘自顶端开裂或裂成两瓣，表面黄棕色或红棕色，内表面多为浅黄棕色，平滑，具纵隔；质脆；种子棕色，多已脱落。气微香，味苦。

【别名】

黄花杆、黄寿丹、旱莲子、大翘子、空翘、空壳、落翘。

【性味】

苦；微寒。

【归经】

入肺、心、小肠经。

【功效】

清热解毒，消肿散结，疏散风热。

【临床应用】

1.用于痈肿疮毒、咽喉肿痛。

连翘苦寒，入心经，既能清心火、解疮毒，又能消散痈肿结聚，有“疮家圣药”之称。用治痈肿疮毒，常配伍金银花、蒲公英、野菊花。用治疮痈红肿未溃，常配伍穿山甲、皂角刺。用治疮疡脓出、红肿溃烂，常配伍牡丹皮、天花粉。用治热毒所致的咽喉肿痛，常配伍金银花、马勃。

2.用于瘰疬痰核。

连翘能消痈散结，用治痰火郁结之瘰疬痰核，常配伍夏枯草、浙贝母、玄参、牡蛎，共奏清肝散结、化痰消肿之效。

3.用于风热外感、温病初起。

连翘苦能清泄，寒能清热，入心、肺两经，长于清心火、散上焦风热。用治风热外感或温病初起，头痛发热、口渴咽痛，常配伍金银花、薄荷、牛蒡子。用治温热病热入心包，高热神昏，常配伍麦冬、莲子心。用治热入营血之舌绛神昏、烦热斑疹，常配伍水牛角、生地黄、金银花。

4.用于热淋涩痛。

连翘苦寒通降，兼有清心利尿之功。用治湿热壅滞所致之小便不利或淋沥涩痛，常配伍车前子、白茅根、竹叶、木通。

5.用于湿热黄疸。

连翘味苦、性寒，既可清热邪，又可利水湿。用治肝胆之湿热疗效显著，常配伍茵陈。

6.用于水肿。

连翘能行三焦而调水道，外开鬼门，内能洁净府，无论阴水、阳水皆可运用。用治湿热壅滞不通，三焦气机不得宣畅，症见小便不利而黄、口渴等阳肿者，常配五苓散。用治脾肾阳虚水泛之阴水，因常常水湿久郁而生热，虚实夹杂者，常配真武汤。

7.用于清胃止呕。

连翘入胃可清热、利枢机，可使脾升胃降恢复，则呕吐自止。用治小儿食积或成人食积，因食积壅内，而见低热、腹胀、嗳腐吞酸、恶心呕吐者，常配伍山楂、莱菔子。用治胃热呕吐，症见呕吐吞酸、口苦，常配橘皮竹茹汤。用治久患呕吐，时作干呕，口燥咽干，似饥而不欲食之胃阴不足者，常配伍麦冬、玉竹、沙参。

【用法与用量】

内服：水煎服，6～15g。

【注意事项】

本品性寒,风寒感冒、脾胃虚寒泄泻及气虚脓清者不宜服用。偶见服用后出现消化道不适的反应,比如恶心、呕吐、腹痛或腹泻等。

【常用配伍】

本品泻心火,拔毒外出,散诸经血结气聚,长于清热解毒,消肿散结。配伍浙贝母则起清热解毒消肿、化痰软坚散结之功,用治痰火郁结之瘰疬、痰核、瘿瘤及痰热郁肺之喘咳者。配伍栀子则凉血解毒、清心除烦之功增强,用治温病热入心包之高热神昏,心经有热之心烦尿赤、口舌生疮,热毒疮疡。

【治疗风湿病方剂】

1. 连翘散(《太平圣惠方》):由连翘一两、川大黄(锉碎,微炒)半两、当归一两、木香半两、麦门冬(去心)一两、防风(去芦头)半两、羌活半两、黄芩一两、犀角屑一两、麝香(细研)一钱、枳壳(麸炒微黄,去瓤)半两、牛蒡子(微炒)半两组成。主治:伤寒,毒气攻手足,肿满疼痛,心神烦闷。

2. 连翘散(《太平圣惠方》):由连翘三分、漏芦三分、知母三分、木通(锉)一两、桂心三分、黄芩三分、柴胡(去苗)一两、玄参三分、川大黄(锉碎,微炒)二两、川朴消二两、甘草(炙微赤,锉)三分组成。主治:肝膈热毒盛,攻项腋,生瘰疬,肿痛,心神烦闷,背胛急疼,四肢不利。

3. 连翘消肿汤(《揣摩有得集》):由连翘、防风、荆芥、当归、桑螵蛸各三钱,巴戟天(去心,盐水炒)、川膝、川芎(炒)各一钱半组成。功效:清热解毒,祛风活血,消肿止痛。主治:一切鹤膝风,两膝肿痛,不能行走,昼轻夜重。

【著作论述摘录】

《神农本草经》:"主寒热,鼠瘘,瘰疬,痈肿恶疮,瘿瘤,结热,蛊毒。"

《珍珠囊》:"连翘之用有三:泻心经客热,一也:去上焦诸热,二也;为疮家圣药,三也。"

《医学衷中参西录》:"连翘,具升浮宣散之力,流通气血,治十二经血凝气聚，为疮家要药。能透肌解表，清热逐风，又为治风热要药。”

【主要化学成分】

本品含木脂素类成分：连翘苷，连翘苷元，右旋松脂酚，右旋松脂醇葡萄糖苷，连翘酯苷 A，连翘醇苷 A、C、D、E；黄酮类成分：芸香苷；三萜类成分：白桦脂酸、齐墩果酸、熊果酸。

【治疗风湿病相关药理作用】

连翘果壳水煎剂、大孔树脂吸附物及连翘多酚具有显著的抗炎、解热和内毒素中和作用。连翘水提物的解热、镇痛效果均优于超临界萃取物和分子蒸馏物，连翘甲醇提取物和正己烷可溶物能抑制小鼠扭体反应次数，具有镇痛作用。连翘抗炎镇痛核心成分为槲皮素、连翘苷、木犀草素。槲皮素为多醇羟基黄酮类化合物，具有抗炎、免疫调节、抗癌、抗氧化等作用。槲皮素可通过抑制 NF-κB 通路，降低炎症因子表达，达到抗炎目的。木犀草素发挥抗炎作用，其通过影响花生四烯酸的代谢，多条炎性信号通路如 NF-κB 信号通路、MAPK 和 AP-1 信号通路及抑制炎症因子表达等多种途径抗炎。木犀草素与槲皮素在体外表现良好的抗炎效果。

九　忍冬藤

【药用来源】

本品为双子叶植物纲茜草目忍冬科植物忍冬的干燥根茎。秋冬割取带叶的嫩枝，晒干，生用。主要产于浙江、四川、江苏、河南、山东、广西等地。

【性状】

本品呈长圆柱形，多分枝，常缠绕成束，直径 1.5～6mm。表面棕红色至暗棕色，有的灰绿色，光滑或被茸毛；外皮易剥落。枝上多节，节间长 6～9cm，有残叶及叶痕。质脆，易折断，断面黄白色，中空。气微，老枝味微苦，嫩枝味淡。

【别名】

金银花藤、金银藤、忍冬草、二花藤、老翁须、金银花杆、过冬藤、二花秧、银花秧、千金藤。

【性味】

甘;寒。

【归经】

入肺、胃经。

【功效】

清热解毒,疏风通络。

【临床应用】

1. 用于风湿热痹。

忍冬藤苦,微寒,有清热祛湿之功,对湿热偏重之痹证能缓解关节红肿热痛、屈伸不利。

2. 用于温病发热、热毒血痢、痈肿疮疡等症。

忍冬藤能清热解毒,对热邪偏盛或热毒壅盛所致温病、血痢、痈肿等症,能清热凉血,解毒疗疮。

【用法与用量】

内服:水煎服,9～30g;或入丸、散剂;或浸酒。外用:煎水熏洗,或熬膏贴,或研末调敷,亦可用鲜品捣敷。

【注意事项】

本品性寒,脾胃虚寒、泄泻不止者禁用,痈疽败疮日久者不可单服。

【常用配伍】

本品甘寒,善清热解毒,具有散痈消肿之效。配伍连翘、蒲公英、黄芪、当归、甘草则治痈肿疮毒者。配伍独活、威灵仙则清经络中风湿热邪而止疼痛,用治风湿热痹所致关节红、肿、痛、屈伸不利者。

【治疗风湿病方剂】

1. 忍冬膏(《乾坤生意秘韫》):由金银藤四两、吸铁石三钱、香油一斤组成。主治：诸般肿痛，金刃伤疮，恶疮。

2. 治风湿性关节炎（《山东中药》）：由忍冬藤一两、豨莶草四钱、鸡血藤五钱、老鹳草五钱、白薇四钱组成，水煎服。

3. 五虫四藤汤（《吕同杰方》）：由蜈蚣 3 条、地龙 15g、忍冬藤 15g、钩藤 15g、乌梢蛇 9g、土鳖虫 9g、全蝎 6g、鸡血藤 25g、络石藤 20g、黄芪 90g、丹参 30g 组成。功效：活血化瘀，通达脉络。主治：血瘀阻络。

4. 神效托里散（《太平惠民和剂局方》）：由忍冬草（去梗）、黄耆（去芦）各五两，当归一两二钱，甘草（炙）八两组成，上为细末。每服二钱，酒一盏半，煎至一盏。若病在上，食后服；病在下，食前服。少须再进第二服，留渣外敷，未成脓者内消，已成脓者即溃。以治痈疽发背、肠痈、奶痈、无名肿痛，憎寒壮热；类若伤寒。

【著作论述摘录】

《本草纲目》："治一切风湿气及诸肿毒。"

《名医别录》："主寒热身肿。久服轻身，长年益寿。"

《本草经集注》："煮汁以酿酒，补虚疗风。"

《药性论》："主治腹胀满，能止气下澼。"

《本草拾遗》："主热毒血痢，水痢。"

《履巉岩本草》："治筋骨疼痛。"

【主要化学成分】

本品含有机酸类：有绿原酸、异绿原酸、棕榈酸、香草酸、丁香酸、马钱子酸等；三萜及三萜皂苷类；环烯醚萜类：马钱苷；黄酮类：槲皮素、异槲皮素、芦丁、木犀草素、忍冬黄素；挥发油类：棕榈酸和亚油酸。

【治疗风湿病相关药理作用】

忍冬藤中多种成分具有抗炎、免疫调节作用。忍冬藤中的木樨草素、咖啡酸均具有抗炎、免疫调节作用，可调节免疫应答、影响炎症反应及调控细胞生长，在控制类风湿关节炎病程进展中发挥抗炎、抗免疫作用，减轻类风湿关节炎恶化。芹菜素可通过抑制滑膜增生、血管生成和破骨细胞生成来抑制胶原诱导关节炎，从而实现对类风湿关节炎的保护作用;芦丁可通过抑制 NF-κB 信号通路降低氧化应激和促炎细胞因子,从而抗 RA。槲皮素可减少 RA 软骨细胞基质降解和细胞凋亡,可抗骨内细胞衰老,从而预防和治疗骨关节破坏,在多种关节疾病中均有保护和治疗作用。丹皮酚具有明显的抑制滑膜组织炎症反应和 RA 进展的作用,潜在机制可能是通过衰减 TLR4-NF-κB 激活实现。丁香酚对 RA 患者的外周血单核细胞培养具有明显的抗炎、抗氧化作用。

十　积雪草

【药用来源】

本品为双子叶植物纲伞形目伞形科植物积雪草的干燥全草。夏、秋二季采收,除去泥沙,晒干,切段。主要产于广东、四川、广西、江苏、浙江、江西、福建、湖南等地。

【性状】

本品干燥全草多皱缩成团,根呈圆柱形,长 3～4.5cm,直径 1～1.5mm,淡黄色或灰黄色,有纵皱纹。茎细长、弯曲、淡黄色,在节处有明显的细根残迹或残留的细根。叶多皱缩破碎,灰绿色,完整的叶为圆形或肾形,直径 2～6cm,边缘有钝齿,下面有细毛;叶柄长 1.5～7cm,常扭曲,基部具膜质叶鞘。气特异,味淡微辛。

【别名】

连钱草、地钱草、马蹄草、老公根、落得打、地棠草、土细辛、雷公根、刚果龙、缺碗草、芽黄草、破铜钱草。

【性味】

苦、辛;寒。

【归经】

入肝、脾、肾经。

【功效】

清热利湿,解毒消肿。

【临床应用】

1.用治湿热黄疸，中暑腹泻。积雪草苦寒，归肝、脾经，既能清肝胆湿热而退黄，又能清中焦湿热而止泻。

2.用治石淋血淋、小便热涩刺痛等。积雪草味苦降泄，性寒清热，又入肾经，有清热利尿通淋的作用。

此外，积雪草苦寒清热，还可解毒消肿，用治痈肿疮毒，跌扑损伤。

【用法与用量】

内服：水煎服，15～30g；或捣汁。外用：捣敷或捣汁涂。

【注意事项】

本品苦寒，脾胃虚寒者、孕妇慎用。

【常用配伍】

本品苦寒，清热利湿，利尿通淋，配伍车前子甘寒淡渗，既能通利水道，清膀胱热结，又能渗湿止泻。两药伍用，清利湿热，止泻作用增强，用于湿热下注膀胱之小便淋漓涩痛及暑湿泄泻者。

【治疗风湿病方剂】

1.伤湿止痛膏（《临床用药须知·中药成方制剂卷》）：由伤湿止痛流浸膏（由生草乌、生川乌、生马钱子、肉桂、荆芥、防风、白芷、老鹳草、积雪草、乳香、没药、香加皮、骨碎补、干姜、山柰、丁香组成）、樟脑、薄荷脑、冰片、水杨酸甲酯、芸香浸膏、颠茄流浸膏组成。功效：祛风湿，活血止痛。主治：风湿性关节炎，肌肉疼痛，关节肿痛。

2.《福建民间草药》：积雪草八钱至一两，和红酒半斤至十二两，炖一小时，内服；渣捣烂后贴伤部。治疗跌打损伤。

3.《福建中草药》：鲜积雪草捣烂绞汁一两，调酒，炖温服；渣敷患处。治疗跌打肿痛。

【著作论述摘录】

《神农本草经》："主大热，恶疮，痈疽，浸淫，赤熛，皮肤赤，身热。"

《日华子本草》:“消肿毒并风疹疥癣。”

《本草求原》:“除热毒,治白浊,浸痔疮,理小肠气。”

【主要化学成分】

本品含三萜皂苷类成分:积雪草苷、羟基积雪草苷等;三萜酸类成分:积雪草酸、羟基积雪草酸、桦皮酸等。还含黄酮、生物碱等。

【治疗风湿病相关药理作用】

积雪草具有镇痛作用。积雪草苷通过抑制 LPS 所致肿瘤坏死因子途径,从而显著降低巨噬细胞所产生的 NO,以致炎症的恶化,促进组织细胞形态学的改善以及器官恢复。积雪草苷能抑制 LPS 诱导 RAW264.7 细胞释放致炎细胞因子 TNF-α 和 IL-6。积雪草苷可能通过抑制 NF-B 信号通路,维持促炎系统与抗炎系统的平衡而发挥抗炎镇痛作用。积雪草苷可通过调控血红素加氧酶 1 信号通路,抑制促炎因子的产生以及过氧化物酶的活性,从而发挥抗炎作用。积雪草苷可通过抑制 NF-κB/p38 信号通路来减轻低氧条件引起的炎症反应,下调微小核糖核酸-155 的表达,上调细胞因子信号传导抑制蛋白的表达来减轻高氧条件引起的炎症反应从而起到镇痛作用。

十一 通 草

【药用来源】

本品为双子叶植物纲伞形目五加科植物通脱木的干燥茎髓。秋季割取茎,截成段,趁鲜取出髓部,理直,晒干。切片,生用。主产于贵州、云南、四川、台湾、广西等地。

【性状】

本品呈圆柱形,长 20～40cm,直径 1～2.5cm。表面白色或淡黄色,有浅纵沟纹。体轻,质松软,稍有弹性,易折断,断面平坦,显银白色光泽,中部有直径 0.3～1.5cm 的空心或半透明的薄膜,纵剖面呈梯状排列,实心者(仅在细小茎髓中的某小段)少见。气微,无味。以条粗壮、色洁白、有弹性、空心有隔膜者为佳。

【别名】

大通草、白通草、方通、葱草、通花、通大海、大木通、五加风、五角加皮。

【性味】

甘、淡;微寒。

【归经】

入肺、胃经。

【功效】

利尿通淋,通气下乳。

【临床应用】

1. 用于淋证、水肿。

通草气寒味淡而体轻,入太阴肺经,引热下降而利小便,既通淋,又消肿。尤宜于热淋之小便不利,淋沥涩痛,常配伍冬葵子、滑石、石韦。用治石淋,常配伍金钱草、海金沙。用治血淋,常配伍石韦、白茅根、蒲黄。用治水湿停蓄之水肿证,常配伍猪苓、地龙、麝香。

2. 用于产后乳汁不下。

通草入胃经,使胃气上达而下乳汁,且味甘淡,用治产后乳汁不畅或不下,常配伍穿山甲、甘草、猪蹄。

【用法与用量】

内服:水煎服,3～5g。

【注意事项】

气阴两虚、阴阳两虚、中寒者肺燥无湿者及孕妇忌服。久服和过量服用可能会导致胃脘不适及食欲减退。

【常用配伍】

本品长于清热利湿,配伍滑石则清暑利湿,用于湿热蕴蒸所致之头痛身重、胸闷、小便滞涩不爽。

【治疗风湿病方剂】

1. 当归四逆汤(《伤寒论》):由当归四钱,桂枝、芍药各三钱,通草、炙甘草各二钱,细辛一钱,大枣八枚组成。功效:温经散寒,养血通脉。主治:血虚寒厥证。症见:手足厥寒,或腰、股、腿、足、肩臂疼痛,口不渴,舌淡苔白,脉沉细或细而欲绝。

2. 三仁汤(《温病条辨》):由杏仁五钱,飞滑石、薏苡仁各六钱,白通草二钱,白蔻仁、竹叶、厚朴各二钱,半夏五钱组成。功效:宣畅气机,清利湿热。主治:湿温初起及暑温夹湿之湿重于热证。症见:头痛恶寒,身重疼痛,肢体倦怠,面色淡黄,胸闷不饥,午后身热,苔白不渴,脉弦细而濡。

3. 三石汤(《温病条辨》):由飞滑石、寒水石、杏仁、银花三钱,生石膏五钱,白通草、竹茹(炒)各二钱,金汁(冲)一酒杯组成。功效:清热利湿,宣通三焦,芳香败毒化浊。主治:清热利湿,宣通三焦。症见:暑温蔓延三焦,舌滑微黄,邪在气分或身热,面赤耳聋,胸闷脘痞,下利稀水,小便短赤,咳痰带血,不甚渴饮,舌红赤。

【著作论述摘录】

《日华子本草》:“明目,退热,催生,下胞,下乳。”

《医学启源》:“通阴窍涩不利,利小便,除水肿、癃闭、五淋。”

《本草图经》:“主蛊毒,利小便。”

《雷公炮制药性解》:“退热行经,下乳通结。”

《本草备要》:“治目昏耳聋、鼻塞失音。”

《长沙药解》:“通闭经,疗黄疸,消痈疽,除心烦。”

【主要化学成分】

本品主要含三萜及三萜皂苷类化合物,还含甾苷、黄酮类、苯衍生物类、神经酰胺类及谷氨酸等15种氨基酸,以及钙、镁、铁等21种微量元素。

【治疗风湿病相关药理作用】

采用啤酒酵母致大鼠发热法,发现通草水煎液组有明显解热作用。用角叉菜胶诱导的水肿老鼠和患有棉粒肉芽肿瘤的老鼠进行抗炎活性实验,发现齐墩果烷型三萜苷以及它们的糖配基papyriogenin A、C和propapyriogenin A1、A2都有抗炎镇痛活性。通草具有治疗皮炎的功效。

十二　黄　柏

【药用来源】

本品为双子叶植物纲芸香目芸香科植物黄皮树的干燥树皮。清明之后剥取树皮，除去粗皮、晒干压平；润透，切片或切丝。主产于四川、贵州、湖北、云南等地。

【性状】

1. 川黄柏：树皮呈浅槽状或板片状，略弯曲，长宽不一，厚3～6mm，外表面黄褐色或黄棕色，平坦或具纵沟纹，有的可见残存的灰褐色粗皮及唇形横生皮孔。内表面暗黄色或淡棕色，具细密的纵棱纹。体轻，质硬，断面皮层略呈颗粒状，韧皮部纤维状，呈裂片状分层，深黄色。气微，味极苦，嚼之有黏性。

2. 关黄柏：厚2～4mm。外表面黄绿色或淡棕黄色，较平坦，有不规则的纵裂纹，皮孔痕小而少见，偶有灰白色的粗皮残留。内表面黄色或黄棕色。体轻，质较硬，断面鲜黄色或黄绿色。

【别名】

檗木、檗皮、黄檗。

【性味】

苦；寒。

【归经】

入肾、膀胱经。

【功效】

清热燥湿，泻火除蒸，解毒疗疮。

【临床应用】

1. 用于湿热带下、热淋涩痛。

黄柏苦寒沉降，长于清泻下焦湿热。用治湿热带下所致的妇女带下黄浊秽臭、阴痒、阴肿等，常配伍山药、芡实、车前子。用治湿热下注膀胱，小便短赤热痛，常配伍萆薢、茯苓、车前子。

2.用于湿热泻痢、黄疸。

黄柏清热燥湿。用治大肠湿热所致的泻痢，常配伍黄连、秦皮。用治湿热郁蒸之黄疸，常配伍栀子。用于疏肝、利胆、退黄，常配伍茵陈、田基黄、鸡骨草。

3.用于湿热脚气、痿症。

黄柏有清泄下焦湿热之功。用治湿热下注所致脚气肿痛、痿症，常配伍苍术、牛膝。用治阴虚火旺之痿症，常配伍知母、熟地黄、龟甲。

4.用于阴虚火旺证。

黄柏长于入肾经退虚热，降火以坚阴。用治肾阴不足，虚火上炎，五心烦热，潮热盗汗、遗精，常配伍知母。用治肾中真阴不足者，常配伍熟地黄、龟甲。

5.用于疮疡肿毒、湿疹瘙痒。

黄柏既能清热燥湿，又能泻火解毒。用治疮疡肿毒，内服、外用均可，常配伍黄芩、黄连、栀子。用治湿疹瘙痒，可配伍荆芥、苦参、白鲜皮。

6.用于消渴症。

消渴症病机为内热伤阴、消谷耗津，病机特点是“阴虚热淫”，黄柏既滋阴又清热，用治消渴症，常配伍知母、石斛、麦冬。

【用法与用量】

内服：水煎服，3～12g。外用：适量。

【注意事项】

本品苦寒伤胃，脾胃虚寒者忌用。少腹冷痛、子宫寒、血虚不孕者禁用。

【常用配伍】

本品苦寒，清热燥湿而泻相火，配伍肉桂则温阳化气而不生邪热，清热燥湿而不致寒滞，用于肾阳不足，气化不利，湿热内停所致的小便不利，尿闭。配伍龟甲则滋中有降，清中有补，滋阴降火之功增强，用于肝肾不足、阴虚火旺之骨蒸劳热，盗汗，遗精，腰膝酸软，筋骨不健等症。

【治疗风湿病方剂】

1. 二妙散(《丹溪心法》):由黄柏(炒)、苍术(米泔水浸,炒)各三钱组成。功效:清热燥湿。主治:湿热下注证。症见:筋骨疼痛,或两足痿软,或足膝红肿疼痛,或湿热带下,或下部湿疮、湿疹,小便短赤,舌苔黄腻。

2. 虎潜丸(《丹溪心法》):由酒炒黄柏半斤、酒炙龟板四两、陈皮二两、酒炒知母二两、熟地黄二两、白芍药二两、锁阳一两半、炙虎骨一两、干姜半两组成。功效:滋阴降火,强壮筋骨。主治:肝肾阴虚。症见:腰膝酸软,筋骨萎软,腿足萎弱,步履维艰,舌红少苔,脉细弱,等等。

3. 湿热痹颗粒(片)(《临床用药须知·中药成方制剂卷》):由苍术、黄柏、粉萆薢、薏苡仁、汉防己、连翘、川牛膝、地龙、防风、威灵仙、忍冬藤、桑枝组成。功效:祛风除湿,清热消肿,通络定痛。主治:湿热阻络所致的痹病。症见:肌肉或关节红肿热痛,有沉重感,步履艰难,发热,口渴不欲饮,小便色黄。

【著作论述摘录】

《神农本草经》:“主五藏,肠胃中结热,黄疸,肠痔,止泄利,女子漏下赤白,阴阳蚀创。”

《名医别录》:“主治惊气在皮间,肌肤热赤起,目热赤痛,口疮。久服通神。”

《药性论》:“主男子阴痿,治下血如鸡鸭肝片,及男子茎上疮,屑末傅之。”

《本草拾遗》:“主热疮疱起,虫疮,痢,下血,蛀虫;煎服,主消渴。”

《日华子本草》:“安心除劳,治骨蒸,洗肝,明目,治多泪、口干、心热,杀疳虫,治蛔心痛、疥癣,蜜炙治鼻洪,肠风,泻血,后分急热肿痛。”

【主要化学成分】

本品含生物碱类成分:小檗碱、黄柏碱、木兰花碱、药根碱、单叶防己碱。还含黄柏内酯、黄柏酮、黄柏酮酸及7-脱氢豆甾醇、谷甾醇、菜油甾醇等。

【治疗风湿病相关药理作用】

黄柏中以类柠檬碱或小檗碱为主的生物碱成分抗炎效果最佳。小檗碱与炮制后产生的小檗红碱都可通过降低磷化 ERK/JNK 蛋白的表达水平而产生抗炎作用。在脂多糖诱导小鼠内毒素血症实验中，经黄柏给药治疗后，血清中 IL-6、IL-1β 和单核细胞趋化蛋白-1(MCP-1)含量、抑制诱导型一氧化氮合酶(iNOS)的活性显著降低。黄柏能够上调胞苷脱氨酶和胸苷激酶以及下调甲基硫腺苷磷酸化酶和精氨酸琥珀酸合成酶的蛋白表达水平，改善肾功能炎症症状，增强免疫系统能力。黄柏中的二氢小檗碱可通过对 NF-κB 和丝裂原活化蛋白激酶信号通路的双重调控发挥抗炎镇痛作用。黄柏及其炮制品能降低急性痛风性关节炎大鼠模型的关节肿胀程度，表现出良好的抗痛风作用。进一步研究，小檗碱成分能够参与调控核苷酸结合寡聚化结构域样受体蛋白/类 Toll 受体信号通路，下调炎症因子水平，进而缓解痛风性关节炎症状。

第四章　除湿蠲痹类

具有祛湿除邪、通经活络作用,用于治疗风湿痹病的药物,属于除湿蠲痹类。本类药物味多辛苦,性或温或凉,多入肝、脾、肾经。主要用于治疗风湿痹证之肢体重浊、疼痛,关节不利、肿大,筋脉拘挛等病症。

此类药物多辛温性燥,易伤阴耗血,阴血亏虚者慎用。

常用药物有千年健、木瓜、五加皮、老鹳草、羊踯躅根、苍术、伸筋草、青风藤、泽泻、茯苓、穿山龙、络石藤、蚕砂、臭梧桐、徐长卿、海风藤、海桐皮、桑寄生、接骨木、雪上一枝蒿、猪苓、鹿衔草、绵萆薢、楤木、雷公藤、豨莶草、薏苡仁等。

一　千年健

【药用来源】

本品为单子叶植物纲泽泻目天南星科植物千年健的干燥根茎。春、秋二季采挖,洗净,除去外皮,晒干。主产于云南、广西等地。

【性状】

本品呈圆柱形,稍弯曲,有的略扁,长 15～40cm,直径 0.8～1.5cm。表面黄棕色至红棕色,粗糙,可见多数扭曲的纵沟纹、圆形根痕及黄色针状纤维束。质硬而脆,断面红褐色,黄色针状纤维束多而明显,相对另一断面呈多数针眼状小孔及有少数黄色针状纤维束,可见深褐色具光泽的油点。气香,味辛、微苦。

【别名】

一包针、千年见、年见、千颗针、丝棱线。

【性味】

辛、苦;温。

【归经】

入肝、肾经。

【功效】

祛风湿,壮筋骨。

【临床应用】

1.千年健辛散苦燥温通,既能祛风湿,又能入肝肾强筋骨,尤宜于老人。用治风寒湿痹,腰膝冷痛,下肢拘挛麻木,筋脉拘挛,跌打瘀肿,常配伍钻地风、牛膝、桑寄生、蚕砂等。

2.治痈疽疮肿。

【用法与用量】

内服:水煎服,5～10g;或酒浸服。外用:研末,调敷。

【注意事项】

阴虚内热者慎用。不宜与莱菔子同用。复方制剂可出现恶心、呕吐、眩晕、全身抽搐、不省人事、大小便失禁、心跳停止等症状,故临床使用时,应注意控制用量。

【常用配伍】

本品辛散苦燥温通,既能祛风除湿,又能入肝肾强筋健骨。配伍地枫皮,则增强祛除筋骨间风湿邪气之效,适用于风湿痹证、腰膝冷痛、下肢拘挛麻木等。配伍五加皮则温补肝肾作用强,还能利水消肿,用于腰膝酸软、小儿行迟以及水肿脚气等。配伍桂枝治风寒湿痹、腰腿疼痛,或气血寒滞、闭经经痛。配伍干姜治脾胃虚寒、脘腹冷痛、食少不运、呕吐泄泻。配伍杜仲补肝肾、强筋骨,治肝肾亏虚、精血不足、筋骨失养、下肢痿软、腰脊背痛。配伍川芎活血行气,祛风除湿。

【治疗风湿病方剂】

1.舒筋丸(《临床用药须知·中药成方制剂卷》):由千年健、地枫皮、独活、杜仲(盐制)、防风、甘草、桂枝、麻黄、马钱子粉、没药

(醋制)、木瓜、牛膝、羌活、乳香(醋制)、续断组成。功效:祛风除湿,舒筋活血。主治:风寒湿痹,四肢麻木,筋骨疼痛,行步艰难。

2.活血舒筋酊(《中华人民共和国卫生部药品标准·中药成方制剂》):由千年健、川芎、当归、桂枝、红花、红曲、老鹳草、木瓜、牛膝、茜草、秦艽、生草乌、生川乌、威灵仙、香加皮、续断组成。功效:舒筋活络,祛寒散瘀。主治:腰腿疼痛,手足麻木,风湿性关节炎。

3.疏风定痛丸(《临床用药须知·中药成方制剂卷》):由千年健、地枫皮、独活、杜仲(盐炙)、防风、甘草、桂枝、麻黄、马钱子粉、没药(醋制)、木瓜、牛膝、羌活、乳香(醋制)、自然铜(煅)组成。功效:祛风散寒,活血止痛。主治:风寒湿闭阻,瘀血阻络所致的痹病。症见:关节疼痛、冷痛、刺痛或疼痛至甚、屈伸不利、局部恶寒、腰腿疼痛、四肢麻木及跌打损伤所致的局部肿痛。

4.风湿关节炎片(《中华人民共和国卫生部药品标准·中药成方制剂》):由千年健、地枫皮、苍术、穿山甲、当归、地龙、桂枝、红花、麻黄、制马钱子、没药、木瓜、牛膝、羌活、乳香、桃仁、续断组成。功效:祛风燥湿,活血止痛。主治:风湿痹痛、腰腿疼痛、风湿性关节炎等。

5.玄七通痹胶囊(《临床用药须知·中药成方制剂卷》):由拟黑多刺蚁、黄芪、千年健、重楼、老鹤草、三七组成。功效:滋补肝肾,祛风除湿,活血化瘀,消肿止痛。主治:肝肾不足、风湿痹阻引起的关节疼痛,肿胀,屈伸不利,手足不温,四肢麻木,肩臂腰腿疼痛。

【著作论述摘录】

《柑园小识》:“入药酒,风气痛、老人最宜食此药。”(引自《本草纲目拾遗》)

《本草纲目拾遗》:“壮筋骨,止胃痛,酒磨服。”

《本草再新》:“治痈痿疮疽,杀虫败毒,消肿排脓。”

《本草求原》:“祛风,壮筋骨,已劳倦。”

《广西本草选编》:“活血止痛。主治风湿骨痛,四肢麻木,筋络拘挛,跌打瘀肿,胃寒痛。”

【主要化学成分】

本品含约0.69%的挥发油，被鉴定的成分有α-蒎烯、β-蒎烯柠檬烯、芳樟醇、α-松油醇、橙花醇、香叶醇、丁香油酚、香叶醛、β-松油醇、异龙脑、松油烯-4-醇、文藿香醇等。此外还有生物碱、甾体、脂肪酸、黄酮等。

【治疗风湿病相关药理作用】

千年健甲醇提取物能抑制角叉菜胶引起的大鼠炎症水肿，其抑制率达60%以上，也能抑制醋酸扭体法引起的小鼠扭体反应，其镇痛率达30%～60%。千年健水提及醇提物灌胃给药可抑制二甲苯引起的小鼠毛细血管通透性增高，并能降低冰醋酸引起的小鼠扭体次数。千年健挥发油和芳樟醇对佐剂性关节炎模型大鼠的胸腺脾脏、踝关节的病理改变有缓解作用，且可调整大鼠血清中白细胞介素等细胞因子水平和调控踝关节中NF-κB/P65蛋白表达，从而出现减轻大鼠足肿胀和痛阈值降低情况。倍半萜类化合物对脂多糖诱导的小鼠巨噬细胞COX-2、PGE2的产生具有抑制作用，并呈剂量依赖性。

二　木　瓜

【药用来源】

本品为蔷薇科木瓜属植物贴梗海棠的干燥近成熟果实。夏、秋待果实黄绿时采收，置沸水中烫至外皮灰白色，对半纵剖，晒干。主产于安徽、湖南、湖北、浙江、四川等地。安徽宣城产者称为“宣木瓜”。

【性状】

本品长圆形，多纵剖成两半，长4～9cm，宽2～5cm，厚1～2.5cm。外表面紫红色或红棕色，有不规则的深皱纹；剖面边缘向内卷曲，果肉红棕色，中心部分凹陷，棕黄色；种子扁长三角形，多脱落，质坚硬。气微清香，味酸。

【别名】

宣木瓜、贴梗海棠、贴脚梨、皱皮木瓜。

【性味】

酸;温。

【归经】

入肝、脾经。

【功效】

舒筋活络,和胃化湿。

【临床应用】

1.用于腰膝关节酸重、筋脉拘挛等风湿痹痛。

木瓜味酸入肝,能除湿痹,善于舒筋活络,是为风湿痹症之要药。用于腰膝酸痛者居多,常与虎骨等配伍。用治筋急项强,筋脉拘挛,可与乳香、没药同用。用治脚膝疼痛,不能远行久立,可与羌活、独活、附子等配伍。

2.用于暑湿霍乱,吐泻转筋。

木瓜温香入脾,能化湿和胃,醒脾祛暑,止吐泻,舒筋活络转挛急,可用治中焦湿阻之吐泻转筋,腹痛痢疾。偏寒湿者,可与吴茱萸、小茴香、紫苏同用;偏暑湿者,多配以蚕砂、薏苡仁、黄连等。

3.用于脚气水肿。

木瓜温通,是治疗脚气的常用药。常与吴茱萸、紫苏、槟榔等配伍,祛湿舒筋。

【用法与用量】

内服:水煎服,6～9g;或入丸、散服。外用:煎水熏洗。

【注意事项】

本品味酸,故胃酸过多者不宜服用。

【常用配伍】

本品的作用以化湿与舒筋为主,配伍乳香、没药则舒筋活络,配伍吴茱萸、紫苏则化湿和胃。现代研究与白芍配伍可缓解关节炎症。

【治疗风湿病方剂】

1.木瓜煎(《普济本事方》):由宣州木瓜(取盖去穰)二个、没药(研)二两、乳香(研)一两组成。上二味纳木瓜中,用盖子合了,竹签定之,饭上蒸三四次,烂,研成膏子,每服三五匙,地黄酒化下。用治筋急项强,不可转侧。

2.木瓜丸(《杨氏家藏方》):木瓜一枚,青盐半两。木瓜去皮脐,开窍,填吴茱萸一两,去枝,将线系定,蒸热细研,入青盐半两,研令匀,丸梧桐子大,每服四十丸,茶酒任下,以牛膝浸酒服之尤佳。用治风湿痹阻,肢体酸重,手足腰膝不能举动。

3.木瓜丸(《御药院方》):由牛膝二两,木瓜一枚,巴戟、茴香、木香各一两,桂心半两组成。上为细末,入熟木瓜并艾叶同杵千下,如硬,更下蜜,丸如梧子大,每服二十丸,空心盐汤下。功效:强壮筋骨。主治:腰痛。

【著作论述摘录】

《本草正》:"木瓜,用此者用其酸敛,酸能走筋,敛能固脱,得木味之正,故尤专入肝益筋走血。疗腰膝无力、脚气,引经所不可缺,气滞能和,气脱能固。"

《本草新编》:"木瓜,但可臣、佐、使,而不可以为君,乃入肝益筋之品,养血卫脚之味,最宜与参、术同施,归、熟(地)并用。"

《名医别录》:"主湿痹邪气,霍乱大吐下,转筋不止。"

【主要化学成分】

本品主要成分为齐墩果酸,熊果酸、苹果酸、枸橼酸、酒石酸、桦木酸、槲皮素以及皂苷等。

【治疗风湿病相关药理作用】

木瓜总苷、木瓜苷、木瓜籽具有抗炎镇痛作用,并且木瓜苷具有调节免疫的功能,其能调节T、B淋巴细胞功能,缓解类风湿性关节炎小鼠的关节肿胀和疼痛。木瓜的活性成分可以作用于TNF信号通路。

三　五加皮

【药用来源】

本品为五加科植物细柱五加的干燥根皮。夏、秋二季采挖根部，洗净，剥取根皮，晒干。主产于湖北、河南、安徽、陕西、四川、江苏、广西、浙江等地。

【性状】

本品呈不规则双卷或单卷筒状，有的呈块片状，长 5～15cm，直径 0.4～1.4cm，厚约 0.2cm。外表面灰棕色或灰褐色，有不规则裂纹或纵皱纹及横长皮孔；内表面黄白色或灰黄色，有细纵纹。体轻，质脆，断面不整齐，灰白色或灰黄色。气微香，味微辣而苦。以皮厚、气香、断面灰白色为佳。

【别名】

南五加皮、刺五加、刺五甲。

【性味】

辛、苦；温。

【归经】

入肝、肾经。

【功效】

祛风湿，补肝肾，强筋骨，利水消肿。

【临床应用】

1. 用于风湿痹痛。

五加皮辛能散风，苦能燥湿，温能除寒，对肝肾不足有风湿者最为适用。

2. 用于筋骨痿软，小儿行迟，体虚乏力。

五加皮有补益之功，治肝肾不足所致腰膝酸疼、下肢痿弱以及小儿行迟等症，在临床应用上常与牛膝、杜仲、木瓜、续断等药同用。

3. 用于水肿，脚气疼痛。

五加皮治水肿、小便不利，常配伍茯苓皮、大腹皮、生姜皮、地骨等药同用。

【用法与用量】

内服：水煎服，5～10g；浸酒或入丸、散服。外用：捣敷。

【注意事项】

本品阴虚火旺者慎服。

【常用配伍】

本品配伍牛膝则强筋壮骨，配伍木瓜则舒筋止挛，配伍茯苓皮则利水消肿。

【治疗风湿病方剂】

1. 五皮散（《太平惠民和剂局方》）：五加皮、地骨皮、生姜皮、大腹皮、茯苓皮各等分，上为粗末，每服三钱，水一盏半，煎至八分，去滓，稍热服之，不拘时候。主治：脾气停滞，风湿客搏，脾经受湿，气不流行，头面虚浮，四肢肿满，心腹膨胀，上气促急，腹胁如鼓，绕脐胀闷，有妨饮食，举动喘乏。

2. 五加皮酒（《本草纲目》）：五加皮，洗刮去骨，煎汁和曲米酿成饮之；或切碎袋盛，浸酒煮饮；或加当归、牛膝、地榆诸药。治一切风湿痿痹，壮筋骨，填精髓。

3. 五加皮丸（《御药院方》）：由五加皮半两、芍药半两、当归半两、大腹子（连皮）半两、川芎半两、牛膝半两、陈皮半两、石南叶半两、薏苡仁半两、赤小豆半两、麻黄（去节）半两、杏仁半两、木瓜 1 两、独活 1 两、杜仲（炒）1 两、萆薢 1 两、牵牛头末 2 两组成。上为细末，酒浸蒸饼为丸，如豆大。每服 30～40 丸，木瓜汤送下。主治：风寒湿气。症见：遍身疼痛，难以转侧，筋脉拘挛，不能屈伸，头目眩晕，心腹胀闷，小便赤涩，大便秘滞，脚弱不能行走。

【著作论述摘录】

《名医别录》：“疗……两脚疼痹风弱，五缓虚羸，补中益精，坚筋骨，强志意。”

《本草纲目》：“治风湿痿痹，壮筋骨。”

《本草再新》:"化痰除湿,养肾益精,去风消水,理脚气腰痛。"

【主要化学成分】

本品主要成分为丁香苷,刺五加苷B1,右旋芝麻素,β-谷甾醇,β-谷甾醇葡萄糖苷,硬脂酸,棕榈酸,亚麻酸,维生素A、B1,挥发油,等等。

【治疗风湿病相关药理作用】

刺五加根的提取物和苷类均有抗疲劳作用。倍半萜类化合物有抗炎活性。其醇提取物对环磷酰胺所致白细胞减少症有拮抗作用。刺五加多糖对B细胞功能重建有较好的效果,能促进机体抗感染的能力。

四　老鹳草

【药用来源】

本品为牻牛儿苗科植物牻牛儿苗、老鹳草或野老鹳草的干燥地上部分,前者习称"长嘴老鹳草",后两者习称"短嘴老鹳草"。夏、秋二季果实近成熟时采割,捆成把,晒干。产于中国东北、华北、华东地区及湖北、湖南、四川、云南、贵州等地。

【性状】

1.长嘴老鹳草:茎长30~50cm,直径0.3~0.7cm,多分枝,节膨大。表面灰绿色或带紫色,有纵沟纹及稀疏茸毛。质脆,断面黄白色,有的中空。叶对生,具细长叶柄;叶片卷曲皱缩,质脆易碎,完整者为二回羽状深裂,裂片披针线形。果实长圆形,长0.5~1cm。宿存花柱长2.5~4cm,形似鹳喙,有的裂成5瓣,呈螺旋形卷曲。气微,味淡。

2.短嘴老鹳草:茎较细,略短。叶片圆形,3或5深裂,裂片较宽,边缘具缺刻。果实球形,长0.3~0.5cm。花柱长1~1.5cm,有的5裂向上卷曲呈伞形。

【别名】

老鹳嘴、老鸦嘴、贯筋、老贯筋、老牛筋、五叶草、老官草。

【性味】

辛、苦;平。

【归经】

入肝、肾、脾经。

【功效】

祛风湿,通经络,止泻痢。

【临床应用】

1.用于风湿痹痛、麻木拘挛、痢疾等症。

老鹳草辛能行散,苦而能燥,性善疏通,有较好的祛风湿、通经络作用。治疗风湿疼痛,拘挛麻木,筋骨酸楚,可单用煎服或熬膏药;或配伍威灵仙、独活、红花等祛风通络活血之品。

2.用于肠炎、痢疾等症。

老鹳草辛苦,能清热解毒而止泻痢,治湿热、热毒所致的泄泻、痢疾,可单用或与黄连、马齿苋等配伍。

3.用于疮疡。

老鹳草辛苦,具有清热解毒之功,治疗疮疡,可配伍蒲公英、金银花、紫花地丁等煎服。还可制成软膏外敷,以治湿毒蕴结、痈疔疮疖、湿疹、水火烫伤等。

【用法与用量】

内服:水煎服,9～15g;浸酒或熬膏。

【注意事项】

本品过敏者不宜使用。

【常用配伍】

本品配伍威灵仙则祛风通络止痛,配伍大枣则健脾止泻,配伍泽泻则清利小便。

【治疗风湿病方剂】

1.老鹳草膏(《中药形性经验鉴别法》):新鲜老鹳草洗净,置一百斤于铜锅内,加水煎煮二次,过滤,再将滤液浓缩至约三十斤,加饮用酒五两,煮十分钟,最后加入熟蜂蜜六斤,混合拌匀,煮二十分钟，待冷装罐。治筋骨疼痛，通行经络，去诸风。

2.《浙江药用植物志》：老鹳草250g，桂枝、当归、赤芍、红花各18g，酒1000mL，浸1周。过滤，每次饮1小盅，每日2次。治风湿痹痛。

【著作论述摘录】

《滇南本草》："祛诸风，皮肤发痒。治筋骨疼痛，痰火痿软，手足筋挛，麻木。"

《本草纲目拾遗》："去风，疏经活血，健筋骨，通络脉。治损伤，痹症，麻木，皮风，浸酒常饮。"

【主要化学成分】

本品含挥发油，油中主要成分为香茅醇。另含鞣质、没食子酸、琥珀酸、槲皮素、钙盐、甜菜碱、嘌呤、精氨酸、牻牛儿醇、青蟹肌醇、山柰酚、短叶老鹳草素、鞣云实精、老鹳草鞣质、山柰苷等成分。

【治疗风湿病相关药理作用】

老鹳草提取物有抗炎、镇痛作用，一定浓度的老鹳草素能提高股骨及椎骨的骨密度。

五　羊踯躅根

【药用来源】

本品为双子叶植物纲杜鹃花目杜鹃花科植物羊踯躅的根。夏、秋季采挖，切片，晒干。产于江苏、安徽、浙江、江西、福建、河南、湖北、湖南、广东、广西、四川、贵州等地。

【性状】

本品呈圆柱形，表面暗棕色或黑棕色，具有多个分枝。外皮薄，微粗糙，脱落处呈黄棕色，有细密的纵皱纹。质坚硬，不易折断。气微香，味微辛。

【别名】

山芝麻根、巴山虎、闹羊花根、三钱三、一杯倒。

【性味】

辛;温,有毒。

【归经】

入脾经。

【功效】

祛风除湿,化痰止咳,散瘀止痛。

【临床应用】

1.治风湿痹痛,坐骨神经痛,痛风,腰椎间盘突出症,跌打损伤,慢性气管炎。

2.治痔漏,癣疮。

【用法与用量】

内服:水煎服,1.5～3g;或浸酒。外用:适量,研末调敷或煎水洗、涂擦。

【注意事项】

本品有毒,不宜久服、过量,虚弱患者及孕妇禁服。

【常用配伍】

本品辛温,长于祛风湿、散瘀止痛,多配伍牛膝、鸡血藤等,用于治疗跌打损伤。

【治疗风湿病方剂】

1.《浙江药用植物志》:羊踯躅根3～9g,毛果杜鹃30g。水煎服。治疗类风湿关节炎。

2.《医学集成》:黄踯躅根一把,糯米一盏,黑豆半盏。酒、水各一碗,薰。治疗痛风走注。

3.《浙江民间草药》:羊踯躅根3g,土牛膝、大血藤、白茅根各9～12g。治疗跌打损伤。

4.《浙江民间常用草药》:羊踯躅根(去外皮)一钱,土牛膝二两,威灵仙、六月霜根各一两。水煎,冲黄酒服。治疗坐骨神经痛。

【著作论述摘录】

《本草纲目拾遗》:"追风,定痛。"

《草药新纂》:“止痛,治风痛及跌打损伤。”

《浙江药用植物志》:“祛风,止咳,散瘀,止痛,杀虫。主治风湿痹痛,跌打损伤,神经痛,慢性气管炎,风湿性关节炎。”

【主要化学成分】

本品含大量二萜类、黄酮类、三萜类、木脂素类等化合物。

【治疗风湿病相关药理作用】

羊踯躅水提取液、95%乙醇部位可显著降低模型小鼠的耳郭肿胀度,表现出较强的抗炎活性。通过醋酸扭体实验发现有显著的镇痛活性。羊踯躅根的醋酸乙酯提取物对小鼠热板刺激抑制较强,对醋酸引起的疼痛抑制不佳。羊踯躅根的氯仿提取部位也具有镇痛作用,且随剂量增大镇痛效果增强。通过醋酸扭体实验观察羊踯躅根中的二萜成分对小鼠耐受疼痛的影响,发现10个二萜类化合物有显著的镇痛效果。在小鼠醋酸扭体疼痛模型中,羊踯躅中发现的新骨架二萜表现出镇痛活性。

六 苍 术

【药用来源】

本品为菊科多年生草本植物茅苍术或北苍术的干燥根茎。春、秋季采挖,除去泥沙,晒干,摘去须根。主产于江苏、河南、河北、山西等地,江苏茅山一带产出的品质最好。

【性状】

1. 茅苍术:根茎呈不规则结节状或略呈连珠状圆柱形,有的弯曲,通常不分枝,长3～10cm,直径1～2cm。表面黄棕色至灰棕色,有细纵沟、皱纹及少数残留须根,节处常有缢缩的浅横凹沟,节间有圆形茎痕,往往于一端有残留茎基,偶有茎痕,有的于表面析出白色絮状结晶。质坚实,易折断,断面稍不平,类白色或黄白色,散有多数橙黄色或棕红色油室(俗称朱砂点),暴露稍久,可析出白色细针状结晶。横断面于紫外光灯(254nm)下不显蓝色荧光。香气浓郁,味微甘而苦、辛。

2.北苍术：根茎多呈疙瘩块状，有的呈结节状圆柱形，常弯曲并具短分枝，长4～10cm，直径0.7～4cm。表面黑棕色，外皮脱落者呈黄棕色。质轻、疏松，断面带纤维性，散有小的黄棕色油室，放置后不析出结晶。香气较弱，味苦辛。

【别名】

茅苍术、赤术、枪头菜。

【性味】

辛、苦；温。

【归经】

入脾、胃、肝经。

【功效】

燥湿健脾，祛风散寒，明目。

【临床应用】

1.用于湿阻中焦，脘腹胀满，泄泻，水肿。

苍术苦温燥湿，又能芳香化浊、燥湿健脾。对于湿阻中焦，脾失健运而致脘腹胀闷，胸闷呕恶，食欲不振，吐泻乏力，苔白腻浊者，常配伍陈皮、厚朴等品。若是脾虚湿聚，水湿内停之水肿者，则配伍茯苓、猪苓、泽泻等渗湿利水药。

2.用于风湿痹痛，脚气。

苍术辛散苦燥，长于祛湿，对湿邪偏重的痹证祛湿作用强，常与薏苡仁、独活配伍。如湿热痹痛，可配伍石膏、知母之品；湿热下注，脚气肿痛，萎软无力，可与黄柏、牛膝、薏苡仁同用；湿热带下、湿疮、湿疹等症，常配伍龙胆草、栀子等药。

3.用于风寒感冒。

苍术辛温升散，能开腠理发汗，解风寒之表邪，用于治疗风寒湿邪导致的头痛、身痛、无汗等症；又因长于祛湿，故最适宜于风寒夹湿，与羌活、白芷、防风等配伍。

4.用于夜盲。

苍术富含维生素A，具有明目功效，对夜盲症，眼目昏涩者有治疗作用。

【用法与用量】

内服：水煎服，3～9g；或入丸、散服。

【注意事项】

阴虚内热、气虚多汗者忌用。

【常用配伍】

本品的作用以燥湿与升散为主。配伍陈皮、厚朴则燥湿健脾；配伍白芷用治寒湿白带；配伍茯苓、泽泻则利水消肿；配伍黄柏、薏苡仁、牛膝则清热祛湿止痹痛；配伍玄参，以达一润一燥，相互制约，促进建中化浊之功效。

【治疗风湿病方剂】

1.四妙散（《成方便读》）：由苍术、牛膝、黄柏、薏苡仁等分组成。功效清热利湿，用于湿热下注，足肿、筋痛者。

2.白虎加苍术汤（《活人书》）：由知母六两、甘草（炙）二两、石膏一斤、苍术三两、粳米三两组成。制法：上锉，如麻豆大。主治：湿温，身热口渴，一身尽痛，脉沉细。

3.平胃散（《太平惠民和剂局方》）：由苍术（去粗皮，米泔浸二日）五斤，厚朴（去粗皮，姜汁制，炒香）、陈皮（去白）各三斤二两，甘草（炒）三十两组成。上为细末。每服二钱，以水一盏，入生姜二片，干枣两枚，同煎至七分，去姜、枣，带热服，空心食前；入盐一捻，沸汤点服亦得。主治：脾胃不和，不思饮食，心腹胁肋胀满刺痛，口苦无味，呕吐恶心，常多自利。

（4）苍术散（《世医得效方》）：由黄柏（炒）、苍术（米泔浸炒）组成。上二味为末，沸汤入姜汁调服。主治：筋骨疼痛因湿热者。

【著作论述摘录】

《神农本草经》："主风寒湿痹死肌，痉疸，止汗，除热，消食，作煎饵。久服，轻身延年，不饥。"

《本草通玄》："苍术，宽中发汗，其功胜于白术，补中除湿，其力不及白术。"

《珍珠囊》："能健胃安脾，诸湿肿非此不能除。"

【主要化学成分】

苍术的根状茎含有挥发油，主要成分为苍术醇和苍术素，并含有苍术酮、维生素A样物质、维生素B、维生素D、胡萝卜素、菊糖、糠醛、倍半萜苷等。

【治疗风湿病相关药理作用】

苍术具有增强免疫的作用，经麸炒后作用更强。麸炒北苍术醇提取物有镇痛作用。苍术素在人骨关节炎的软骨细胞中有抗炎活性作用。

七　伸筋草

【药用来源】

本品为石松纲石松目石松科植物石松的干燥全草。夏、秋二季茎叶茂盛时采收，除去杂质，晒干。产于东北、华北、华中、西南各地区。

【性状】

本品匍匐茎呈细圆柱形，略弯曲，长可达2m，直径1～3mm，其下有黄白色细根。直立茎作二叉状分枝。叶密生茎上，螺旋状排列，皱缩弯曲，线形或针形，长3～5mm，黄绿色至淡黄棕色，无毛，先端芒状，全缘，易碎断。质柔软，断面皮部浅黄色，木部类白色。气微，味淡。

【别名】

石松、狮子草、狮子尾、宽筋藤、太岁葛、火炭葛、铺筋草、抽筋草、分筋草、过筋草、地棚窝草、过山龙。

【性味】

微苦、辛；温。

【归经】

入肝、脾、肾经。

【功效】

祛风除湿，舒筋活络。

【临床应用】

1.用于风寒湿痹,肢软麻木。

伸筋草辛散苦燥温通,能祛风湿,入肝经尤善通经络。用治风寒湿痹,关节酸痛,屈伸不利,常配伍羌活、独活、桂枝、白芍。用治肢体软弱,肌肤麻木,常配伍松节、寻骨风、威灵仙。

2.用于跌打损伤。

伸筋草辛能行散以舒筋活络,消肿止痛,用治跌打损伤,瘀肿疼痛,常配伍苏木、土鳖虫、红花、桃仁,内服外洗均可。

【用法与用量】

内服:水煎服,3~12g;或浸酒。外用:适量,捣敷。

【注意事项】

孕妇及出血过多者忌用。气虚者慎用。

【常用配伍】

本品辛苦气温,其性善行,走而不守,具有祛风除湿、舒筋活络之效。配伍木瓜,增加除湿通络、舒筋解挛之效,用治风寒湿痹、关节屈伸不利或腿足转筋。配伍桑枝,则用于风湿痹痛、筋脉拘急、跌打损伤。配伍鸡血藤则通补兼施,既能祛风除湿,又能养血活血,用于年老或血虚感受风湿所致的肢体麻木不仁或关节疼痛等。

【治疗风湿病方剂】

1.关节风痛丸(《中华人民共和国卫生部药品标准·中药成方制剂》):由伸筋草、独活、防己、狗脊、鸡血藤、老鹳草、秦艽、桑枝、五加皮、豨莶草组成。功效:祛风,除湿,止痛。主治:风湿性筋骨酸痛,关节痛,四肢麻木。

2.消肿痛醋膏(《中华人民共和国卫生部药品标准·中药成方制剂》):由伸筋草、黄柏、生半夏、五倍子组成。功效:清热解毒,活血祛瘀,消肿止痛。主治:闭合性软组织损伤、带状疱疹、流行性腮腺炎、血栓静脉炎等。

3.关节解痛膏(《中华人民共和国卫生部药品标准·中药成方制剂》):由伸筋草、白芷、半夏、冰片、薄荷脑、独活、二甲苯麝香、防风、防己、骨碎补、凤仙透骨草、海风藤、红花、姜黄、芥子、辣椒、闹羊花、羌活、肉桂、桑枝、麝香草酚、生草乌、生川乌、水杨酸甲酯、天南星、威灵仙、五加皮、细辛、闹羊花、樟脑、颠茄流浸膏、盐酸苯海拉明组成。功效:祛风除湿,活血止痛。主治:风寒湿痹,关节痛,神经痛,腰痛,肌肉酸痛,扭伤。

4.疏痛安涂膜剂(《临床用药须知·中药成方制剂卷》):由伸筋草、透骨草、红花、薄荷脑组成。功效:舒筋活血,消肿止痛。主治:风中经络、脉络瘀滞所致的头面疼痛、口眼歪斜或跌打损伤所致的局部肿痛,头面部神经痛,面神经麻痹,急慢性软组织损伤。

【著作论述摘录】

《本草拾遗》:"主人久患风痹,脚膝疼冷,皮肤不仁,气力衰弱。"

《滇南本草》:"其性走而不守,其用沉而不浮,得槟榔良。故消胸中痞满横格之气,推胃中隔宿之食,去年久腹中之坚积,消水肿。"

《生草药性备要》:"消肿,除风湿。浸酒饮,舒筋活络。其根治气结疼痛,损伤,金疮内伤,祛痰止咳。"

【主要化学成分】

本品含石松碱、棒石松宁碱等生物碱,石松三醇、石松四醇酮等萜类化合物,β-谷甾醇等甾醇,以及香草酸、阿魏酸等。

【治疗风湿病相关药理作用】

伸筋草多糖有良好的外周镇痛作用和中枢镇痛作用,主要是通过热板法和扭体法观察外周镇痛作用和中枢镇痛作用。实验研究显示伸筋草生物碱能调节炎症信号通路和炎性因子的分泌,产生抗炎镇痛作用,缓解肿胀。

八 青风藤

【药用来源】

本品为防己科植物青藤及毛青藤的干燥藤茎。秋末冬初采割,扎把或切长段,晒干。产于河南、安徽、江苏、浙江、福建、广东、广西、湖北、四川、贵州及陕西等地。

【性状】

本品为类圆形或长圆形厚片。外表皮绿褐色至棕褐色，有的灰褐色，有时可见皮孔。切面灰黄色或淡灰棕色，皮部窄，木部射线呈放射状排列，髓部淡黄白色或黄棕色。体轻，质硬而脆。气微，味苦。

【别名】

大风藤、吹风散、黑防己、排风藤、青防己。

【性味】

苦、辛；平。

【归经】

入肝、脾经。

【功效】

祛风湿，通经络，利小便。

【临床应用】

1. 用于风湿痹痛，关节肿胀，麻痹，瘙痒。

青风藤苦燥，辛散，能祛风湿，通经络，常用于治疗风湿痹痛、关节肿胀，或下肢麻木、鹤膝风、风湿浸淫之皮肤瘙痒等症。

2. 用于水肿，脚气。

青风藤能利小便，可治水肿，常与白术配伍；与木瓜、吴茱萸同用，可治脚气肿痛。

【用法与用量】

内服：水煎服，6～12g；浸酒或熬膏。外用：煎水洗。

【注意事项】

脾胃虚寒者慎服。

【常用配伍】

本品与防己配伍，治风湿痹痛；与姜黄、羌活配伍，则祛风通络；与牛膝、独活配伍，治腰膝酸痛；与苦参、白鲜皮配伍，治皮肤瘙痒；与白术配伍，可利小便。

【治疗风湿病方剂】

青藤膏(《濒湖集简方》):青藤二、三月采之,不拘多少,入釜内,微火熬七日夜,成膏,收入瓷瓶内。用时先备梳三五把,量人虚实,以酒服一茶匙毕,将患人身上拍一掌,其后遍身发痒不可当,急以梳梳之。要痒止,即饮冷水,一口便解。避风数日。治一切诸风。

【著作论述摘录】

《本草纲目》:"治风湿流注,历节鹤膝,麻痹瘙痒,损伤疮肿,入酒药中用。"

《本草汇言》:"青风藤,散风寒湿痹之药也,能舒筋活血,正骨利髓,故风病软弱无力,并劲强偏废之证。"

《本草便读》:"凡藤蔓之属,皆可通经入络。此物善治风疾,故一切历节麻痹皆治之,浸酒尤妙。以风气通于肝,故入肝,风胜湿,湿气又通于脾也。"

《药性考》:"湿痹骨痛,脚腿转筋,鹤膝风痿,麻木肤疼,熬膏浸酒,治风有灵。"

《中国药植志》:"除湿,祛风,行气,利水。治膀胱水肿,风肿,脚气湿肿。"

《温岭县药物资源名录》:"祛风湿,通经络。治风寒湿痹,鹤膝风,肢节肿痛。"

【主要化学成分】

本品主要成分为青风藤碱、青藤碱、异青藤碱、土藤碱等生物碱,以及挥发油、甾醇类、脂类等成分。

【治疗风湿病相关药理作用】

青藤碱具有抗炎、镇痛、免疫抑制的作用,能抑制 COX-2 活性,影响多种炎性细胞因子,抑制淋巴细胞增殖,抑制炎症反应,通过多通路、多靶点对关节肿痛起到治疗效果。其注射液可使血浆中组胺含量升高。

九 泽 泻

【药用来源】

本品为泽泻科植物泽泻的干燥块茎。冬季茎叶开始枯萎时采挖，洗净，干燥，除去须根及粗皮。产于四川、福建、黑龙江、吉林、辽宁、河北、河南、山东、江苏、浙江、江西、贵州、云南、新疆等地。

【性状】

本品呈类球形、椭圆形或卵圆形，长 2～7cm，直径 2～6cm。表面黄白色或淡黄棕色，有不规则的横向环状浅沟纹及多数细小突起的须根痕，底部有的有瘤状芽痕。质坚实，断面黄白色粉性有多数细孔。气微，味微苦。

【别名】

水泽、如意花、车苦菜、天鹅蛋、天秃、一枝花、芒芋、鹄泻、泽芝、及泻。

【性味】

甘、淡；寒。

【归经】

入肾、膀胱经。

【功效】

利水渗湿，泄热，化浊降脂。

【临床应用】

1. 用于小便不利，水肿胀满，泄泻尿少，痰饮眩晕。

泽泻淡渗，利水力佳。治小便不利、水肿、淋浊、带下等症，常与茯苓、猪苓、车前子等配伍；治泄泻及痰饮所致的眩晕，可与白术配伍。

2. 用于热淋涩痛，高血脂。

泽泻性寒，能清泄肾火，可用于湿热淋浊、阴虚火旺等症。

【用法与用量】

内服：水煎服，6～10g。

【注意事项】

本品肾虚精滑无湿热者忌服。

【常用配伍】

泽泻配伍白术可利水健脾，升清降浊；配伍附子可温肾阳，利小便；配伍黄柏可清泻下焦相火。

【治疗风湿病方剂】

泽泻汤(《圣济总录》)：由泽泻半两，桂枝(去粗皮)三分，白术、白茯苓(去黑皮)、甘草(炙，锉)各一两，牛膝(酒浸，切，焙)、干姜(炮)各半两，杜仲(去粗皮，锉，炒)三分组成。上八味，粗捣筛。每服三钱匕，水一盏，煎至七分，去滓，空心、日午、夜卧温服。主治：五种腰痛。

【著作论述摘录】

《神农本草经》："主风寒湿痹、乳难，消水，养五脏，益气力，肥健。"

《药性论》："主肾虚精自出，治五淋，利膀胱热，直通水道。"

《本草纲目》："渗湿热，行痰饮，止呕吐、泻痢。"

【主要化学成分】

本品主要成分为三萜类和倍半萜类化合物。另含生物碱、黄酮、挥发油、甾醇、脂肪酸、树脂、蛋白质和淀粉等成分。

【治疗风湿病相关药理作用】

泽泻具有抗炎、调节免疫的作用。

十　茯　苓

【药用来源】

本品为多孔菌科真菌茯苓的干燥菌核。多于7～9月采挖，挖出后除去泥沙，堆置"发汗"后，摊开晾至表面干燥，再"发汗"，反复数次至现皱纹、内部水分大部散失后，阴干，称为"茯苓个"；或将鲜茯苓按不同部位切制，阴干，分别称为"茯苓皮"及"茯苓块"。主产于云南、安徽、湖北等地。

【性状】

本品呈类圆形、椭圆形、扁圆形或不规则团块，大小不一。外皮薄，棕褐色或黑棕色，粗糙，具皱纹和缢缩，有时部分剥落。质坚实，破碎面颗粒状，近边缘淡红色，有细小蜂窝样孔洞，内部白色，少数淡红色。有的中间抱有松根，习称“茯神块”。气微，味淡，嚼之黏牙。

【别名】

白茯苓、赤茯苓、云苓、茯兔、松薯、松木薯、松苓。

【性味】

甘、淡；平。

【归经】

入心、肺、脾、肾经。

【功效】

利水渗湿，健脾宁心。

【临床应用】

1. 用于小便不利、水肿胀满等症。

茯苓甘淡，甘则能补，淡渗利水，而不伤正气，可治寒热虚实各种水肿。如偏于寒湿者，可与桂枝、白术等配伍；偏于湿热者，可与滑石、猪苓、泽泻等配伍；属于脾气虚者，可与党参、黄芪、白术等配伍；属虚寒者，还可配伍附子、生姜等同用。

2. 用于痰饮眩悸、呕哕。

茯苓淡渗利水，湿去则痰无由生。对于水湿停聚，化生痰饮之症，可配伍桂枝、白术、甘草等以治目眩心悸；也可与半夏、陈皮同用，以治饮停于胃而呕哕者。

3. 用于脾虚食少，便溏泄泻，遗精，带下。

茯苓能健脾渗湿，益脾和胃。对脾虚湿盛所致泄泻、遗精、带下等症，应用茯苓有标本兼顾之效。常与党参、白术、山药等配伍，治疗脾胃虚弱；也可作为补肺脾、治气虚之辅佐药。

4.用于心神不安,惊悸、失眠、健忘等症。

茯苓入心、脾二经,能补益心脾,宁心安神,常用治心脾两虚之症。如用于心神不安、心悸、失眠等症,常与人参、远志、酸枣仁等配伍。

【用法与用量】

内服:水煎服,10～15g。或入丸、散服。

【注意事项】

虚寒精滑或气虚下陷者忌服。

【常用配伍】

本品的作用以渗湿与健脾为主,配伍白术健脾除湿消肿,配伍生姜则温阳利水,配伍远志则安神宁心,在四君子汤中配伍人参、白术则健脾渗湿,在六味地黄丸中配伍泽泻则渗湿利水。

【治疗风湿病方剂】

1.防己茯苓汤(《金匮要略》):由防己三两、黄芪三两、桂枝三两、茯苓六两、甘草二两组成。上五味,以水六升,煮取二升,分温三服。功效:益气健脾,温阳利水。主治:皮水,四肢肿,水气在皮肤中,四肢聂聂动。

2.小半夏加茯苓汤(《金匮要略》):由半夏一升、生姜半斤、茯苓三两(一法四两)组成。上三味,以水七升煮取一升五合,分温再服。功效:和胃止呕,引水下行。主治:卒呕吐,心下痞,膈间有水,眩悸。

3.真武汤(《伤寒论》):由茯苓、芍药、生姜各三两,白术二两,附子(炮,去皮,破八片)一枚组成。上五味,以水八升,煮取三升,去滓,温服七合,日三服。功效:温阳利水。主治:阳虚水泛,面足跗肿。

【著作论述摘录】

《日华子本草》:"补五劳七伤,安胎,暖腰膝,开心益智,止健忘。"

《医学启源》:"除湿,利腰脐间血,和中益气为主。治溺黄或赤而不利。"

《用药心法》："茯苓，淡能利窍，甘以助阳，除湿之圣药也。味甘平补阳，益脾逐水，生津导气。"

【主要化学成分】

茯苓的主要成分为菌核，含β-茯苓聚糖（约占干重的93%）和三萜类化合物（如乙酰茯苓酸、茯苓酸、3β-羟基羊毛甾三烯酸）等。此外，还含树胶、甲壳质、蛋白质、脂肪、甾醇、卵磷脂、葡萄糖、腺嘌呤、组氨酸、胆碱、β-茯苓聚糖分解酶、脂肪酶、蛋白酶等。

【治疗风湿病相关药理作用】

茯苓多糖能增强人体免疫功能，增加巨噬细胞的细胞毒性作用，增强T淋巴细胞的细胞毒性，能使环磷酰胺所致大白鼠白细胞减少加速回升。茯苓具有利尿作用，可促进机体保钠排钾。

十一　穿山龙

【药用来源】

本品为薯蓣科薯蓣属植物穿龙薯蓣的干燥根茎。5～7月份采挖，去掉外皮及须根，切段后晒干或烘干。主产于东北、华北地区。

【性状】

本品类圆柱形，稍弯曲，有分枝，长10～15cm，直径0.3～1.5cm。表面黄白色或棕黄色，有不规则纵沟，具点状根痕及偏于一侧的突起茎痕，偶有膜状浅棕色外皮和细根。质坚硬，断面平坦，白色或黄白色，散有淡棕色维管束小点。气微，味苦涩。

【别名】

穿地龙、地龙骨、金刚骨、鸡骨头、野山药。

【性味】

甘、苦；温。

【归经】

入肝、肾、肺经。

【功效】

祛风除湿，舒筋活络，活血止痛，止咳平喘。

【临床应用】

1.用于风湿痹痛。

穿山龙入肝、肾经，性温，对风寒湿痹、关节肿胀、腰腿疼痛、筋骨麻木等症，能祛风湿，活血通络，可与独活、威灵仙等配伍使用。

2.用于跌打损伤，劳损扭伤。

穿山龙能活血消肿止痛，常单用浸酒服用。

3.用于咳嗽气喘，支气管炎。

穿山龙味苦降泻，入肺经则止咳平喘，配伍苦杏仁、款冬花、紫苏等降逆平喘，化痰止咳。

【用法与用量】

内服：水煎服，9～15g；或浸酒服。

【注意事项】

穿山龙有活血作用，所以孕妇忌用。穿山龙辛、温、性燥，易耗伤隐血，故阴血亏虚者禁用。

【常用配伍】

穿山龙常与威灵仙配伍，以达到祛风除湿、通络止痛、活血的作用，主要用于治疗风寒湿痹引起的关节疼痛、麻木、屈伸不利等病症。

【治疗风湿病方剂】

1.《东北药植志》：鲜穿山龙根茎二两，水一壶，可煎用五六次，加红糖效力更佳。治腰腿酸痛，筋骨麻木。

2.《浙江民间常用草药》：穿山龙五钱。水煎冲红糖、黄酒。每日早、晚各服一次。治肌肉劳损。

3.《河北中药手册》：穿山龙二两。白酒一斤，浸泡七天。每服一两，每天二次。治大骨节病，腰腿疼痛。

4.《陕甘宁青中草药选》：穿山龙 30g、骨碎补 9g、淫羊藿 9g、土茯苓 9g，水煎服。功效：祛除风湿，活血通络。主治：风湿性腰腿痛，风湿性关节炎。

【著作论述摘录】

《山东中药》：“治风寒湿痹。”

《陕西植药调查》:“制疟,止疼,消肿。”

【主要化学成分】

本品主要成分为薯蓣皂苷、纤细薯蓣皂苷、羟基苄基酒石酸、氨基酸等。

【治疗风湿病相关药理作用】

穿山龙是合成甾体激素药的重要原料,具有明显抗炎止痛的功效。对痛风、类风湿性关节炎等病通过抑制炎症因子起到抗炎的作用,且能促进部分尿酸的排泄。穿山龙总皂苷具有良好的免疫调节作用,能抑制 T 淋巴细胞活化,能增强巨噬细胞的吞噬功能。

十二　络石藤

【药用来源】

本品为夹竹桃科植物络石的干燥带叶藤茎。冬季至次春采割,除去杂质,晒干。产于江苏、安徽、湖北、山东、广东、广西、四川、浙江等地。

【性状】

本品呈圆柱形,多分枝,直径 0.2～1cm。表面红棕色,具点状皮孔和不定根。质较硬,折断面纤维状,黄白色,有时中空。叶对生,具短柄,完整叶片椭圆形或卵状椭圆形,长 2～10cm,宽 0.8～3.5cm,先端渐尖或钝,有时微凹,叶缘略反卷,上表面黄绿色,下表面较浅,叶脉羽状,下表面较清晰,稍凸起;革质,折断时可见白色绵毛状丝。气微,味微苦。以叶多、色绿者为佳。

【别名】

络石、云花、石龙藤、络石草、爬墙虎、石龙藤、藤络、软筋藤。

【性味】

苦;微寒。

【归经】

入心、肝、肾经。

【功效】

祛风通络,凉血消肿。

【临床应用】

1.用于风湿热痹,筋脉拘挛,腰膝酸痛。

络石藤苦寒,能清热燥湿,用于关节肿痛,筋脉拘挛,风湿热痹者。

2.用于喉痹,痈肿。

络石藤入心肝血分,能清热凉血,又能利咽消肿,故对热毒咽喉肿痛,痈肿疮毒有效,常与乳香、没药、瓜蒌、甘草、皂角刺等同用。

3.用于跌扑损伤。

络石藤能通经消肿止痛,可与红花、伸筋草等同用治跌扑损伤。

【用法与用量】

内服:水煎服,6～12g;或入丸、散服。外用:适量,研末调敷或取鲜品捣烂敷伤处。

【注意事项】

本品阳虚畏寒、大便溏泻者禁服。

【常用配伍】

本品与海风藤配伍则舒筋活络,与秦艽、薏苡仁配伍则祛风除湿。

【治疗风湿病方剂】

1.《湖南药物志》:络石藤一至二两,浸酒服。治筋骨痛。

2.《江西草药》:络石藤、五加根皮各一两,牛膝根五钱,水煎服,白酒引。治关节炎。

3.清热除痹汤(《刘奉五妇科经验》):由金银藤一两、威灵仙三钱、青风藤五钱、海风藤五钱、络石藤五钱、防己三钱、桑枝一两、追地风三钱组成。功效:清热利湿,疏风活血。主治:产后身疼,关节红肿灼痛。

【著作论述摘录】

《名医别录》:“主腰髋痛,坚筋骨,利关节。”

《要药分剂》:“络石之功,专于舒筋活络。凡病人筋脉拘挛,不易伸屈者,服之无不获效,不可忽之也。”

《本草正义》:“此物善走经脉,通达肢节。”

【主要化学成分】

藤茎含牛蒡苷、络石苷、去甲络石苷、穗罗汉松树脂酚苷、橡胶肌醇、牛蒡苷元、穗罗汉松树脂酚、络石苷元、去甲络石苷元。茎叶含生物碱、黄酮类化合物。

【治疗风湿病相关药理作用】

本品中的黄酮苷能抑制尿酸合成酶的生成,具有抗痛风作用。多项研究表明,络石藤提取物具有一定的抗炎镇痛作用。

十三　蚕　砂

【药用来源】

本品为蚕蛾科昆虫家蚕的干燥粪便。六至八月收集家蚕二眠至三眠时排出的粪便,晒干,去除泥土等杂质后生用。育蚕地区皆产,主产于江苏、浙江、四川等地。

【性状】

蚕砂呈颗粒状六棱形,长 2～5mm,直径 1.5～3mm。表面灰黑色或黑绿色,粗糙,有 6 条明显的纵沟及横向浅沟纹。气微,味淡。

【别名】

晚蚕砂、蚕屎、原蚕砂、蚕粪、马鸣肝、晚蚕矢、二蚕砂。

【性味】

甘、辛;温。

【归经】

入肝、脾、胃经。

【功效】

祛风止痛，和胃化湿。

【临床应用】

1.用于风湿痹症。

蚕砂甘、辛发散，可祛风除湿，又可温燥，作用较缓，用治风湿痹痛、肢节不遂、腰膝关节冷痛。风寒湿痹者，常与羌活、独活之品同用；风湿热痹者，则与栀子、防己、薏苡仁等配伍。

2.用于吐泻转筋。

蚕砂和胃化湿、化浊，入肝、脾、胃经，能止泻舒筋，常与木瓜、薏苡仁、吴茱萸等配伍，治湿浊内阻之霍乱吐泻、转筋腹痛。

3.用于皮肤风疹、湿疹瘙痒。

蚕砂可祛风湿，止痒，治疗头风头痛、皮肤瘙痒、瘾疹，可单药或与白鲜皮、地肤子等一同水煎服或外洗。

【用法与用量】

内服：水煎服，5～15g，宜包煎。外用：装布袋蒸热熨患处。

【注意事项】

蚕砂可致荨麻疹。

【常用配伍】

本品的作用以祛湿、化湿、和中为主。与薏苡仁、滑石、赤小豆等配伍，可清热除湿，宣痹通络；配伍皂荚子可升清降浊，通便；与防己配伍，寒温并用，可增强祛风湿作用；与川芎、荆芥配伍，可疏风散寒，止头痛。

【治疗风湿病方剂】

1.宣痹汤（《温病条辨》）：由防己、杏仁、滑石各五钱，连翘、山栀各三钱，薏苡仁五钱，半夏（醋炒）三钱，晚蚕砂三钱，赤小豆皮三钱组成。水八杯，煮取三杯，分温三服，痛甚加片一子姜黄二钱、海桐皮三钱。主治：湿痹。症见：湿聚热蒸，蕴于经络，寒战热炽，骨骱烦疼，舌色灰滞，面目萎黄。

2.《千金方》：单用蒸热，更熨患处，以治风湿痹痛，肢体不遂者。

【著作论述摘录】

《本草求原》:“原蚕砂,为风湿之专药,凡风湿瘫痪固宜,即血虚不能养经络者,亦宜加入滋补药中。”

《本草拾遗》:“炒黄,袋盛浸酒,去风缓诸节不随、皮肤顽痹、腹内宿冷、冷血、风血、腰脚疼冷;炒令热,袋盛热熨之,主偏风筋骨瘫痪、手足不随、及腰脚软、皮肤顽痹。”

《本草备要》:“治风湿为病,支节不随,皮肤顽痹,腰脚冷痛。”

【主要化学成分】

蚕砂中含叶绿素类(叶绿素 a-d),类胡萝卜素类(β-胡萝卜素),甾醇类(麦角甾醇、谷甾醇、胆甾醇等),维生素 A、B、D、可溶性多糖类,以及果胶、植物醇、蚕砂酮、蛇麻脂醇等。

【治疗风湿病相关药理作用】

蚕砂提取物能够抑制促炎因子异常增高,调节炎症通路,缓解骨破坏,调节免疫功能。

十四　臭梧桐

【药用来源】

本品为马鞭草科植物臭梧桐的嫩枝及叶。春、秋采集,晒干。主产于江苏、安徽等地。

【性状】

本品呈小枝类圆形或略带方形,直径约 3mm,黄绿色,有纵向细皱纹,具黄色点状皮孔,密被短茸毛,稍老者茸毛脱落。质脆,易折断,断面木部淡黄色,髓部白色。叶对生,多皱缩卷曲,或破碎,完整者展平后呈广卵形或椭圆形,长 7～15cm,宽 5～9cm,先端渐尖,基部阔楔形或截形,全缘或具波状齿,上面灰绿色,下面黄绿色,两面均有短柔毛;叶柄长 2～8cm,密被短柔毛。花多枯萎,黄棕色,具长梗,雄蕊突出于花冠外;已结实者,花萼宿存,枯黄色,内有一果实,三棱状卵形,灰褐色,具皱缩纹理。气异臭,味苦、涩。

【别名】

八角梧桐、山梧桐、臭桐柴、楸茶叶、后庭花、海州常山、海桐、臭桐、臭芙蓉、地梧桐、泡花桐。

【性味】

苦、甘；平。

【归经】

入肝、胆、脾经。

【功效】

祛风除湿，平肝降压。

【临床应用】

1.用于风湿痹痛。

臭梧桐味苦性燥，有祛风湿、止痹痛功效，用治风寒湿邪、痹阻经络所致肢体关节疼痛、屈伸不利、肢体麻木、筋脉挛急等症，并治疟疾、痢疾、痔疮、痈疽、疮毒、湿疹等症。如与白芍配伍，可治湿疹。

2.用于高血压病。

臭梧桐甘，平，入肝、胆经，能平肝降压，尤其是在开花之前，其降压效果最好。

【用法与用量】

内服：水煎服，9～15g，鲜者30～60g；浸酒或入丸、散服。外用：煎水外洗或研末调敷或捣敷。

【注意事项】

本品有镇静作用，不宜超量使用。

【常用配伍】

本品用治风湿痹痛之症，常与豨莶草配伍同用。

【治疗风湿病方剂】

豨桐丸(《养生经验合集》)：由地梧桐一斤、豨莶草八两组成。上二味磨末和匀，炼蜜丸如桐子大。早晚以白滚汤送下四钱。忌食猪肝、羊血等物。主治：感受风湿，或嗜饮冒风，以致骨节酸痛，不能步履,或两手牵绊,不能仰举。

【著作论述摘录】

《本草纲目拾遗》:“并能治一切风湿,止痔肿,煎酒服,治臁疮,捣烂作饼,加桐油贴。”

《上海常用中草药》:“祛风湿,止痛,降血压。”

《现代实用中药》:“治瘟疟,胸中痰结,一切风湿,四肢脉络壅塞不舒,消臌,止痢。”

【主要化学成分】

本品主要成分为挥发油类、臭梧桐糖苷、臭梧桐素、黄酮类(海州常山素)、生物碱类(常山碱、梧桐碱等)、萜类等。本品尚含苦味素和血凝素。

【治疗风湿病相关药理作用】

臭梧桐煎剂及甲醇提取物具有抗炎作用,通过抑制单核巨噬细胞中炎症因子来抑制促炎基因的表达。臭梧桐素 B 有较强的镇痛作用,且在开花前入药的效果更好。

十五　徐长卿

【药用来源】

本品为萝藦科牛皮消属植物徐长卿的干燥根及根茎。秋季采挖,除去杂质,阴干。产于江苏、河北、湖南、安徽、贵州、广西及东北等地。

【性状】

本品呈不规则柱状,有盘节,长 0.5～3.5cm,直径 2～4mm,有的顶端附圆柱形残茎,长 1～2cm,断面中空。根簇生于根茎节处,圆柱形,细长而弯曲,长 10～16cm,直径 1～1.5mm;表面淡黄棕色至淡棕色,具微细纵皱纹,并有纤细须根;质脆,易折断,断面粉性,皮部类白色或黄白色,形成层环,淡棕色,木部细小。气香,味微辛、凉。

【别名】

寮刁竹、逍遥竹、遥竹逍、瑶山竹、了刁竹、对节莲、竹叶细辛、铜锣草、一枝香、英雄草、鬼督邮、别仙踪、土细辛、一支箭、三百根。

【性味】

辛；温。

【归经】

入肝、胃经。

【功效】

祛风化湿，止痛，止痒。

【临床应用】

1.用于风湿痹痛。

徐长卿能祛风除湿，通络止痛。用于风寒湿痹者，可配伍木瓜、威灵仙等；用于肝肾亏虚者，可与杜仲、独活等配伍。

2.用于胃痛胀满，牙痛，腰痛，跌扑损伤，痛经。

徐长卿有较好的祛风止痛作用，广泛地用于风湿、寒凝、气滞、血瘀所致的各种痛症，可单味应用或随症配伍有关药物。近年来也用于手术后疼痛及癌肿疼痛。

3.用于风疹、湿疹等症。

徐长卿用于湿疹、风疹、顽癣等皮肤瘙痒之症，可单味水煎内服，或水煎外洗，亦可配伍苦参、地肤子、白鲜皮等药。

【用法与用量】

内服：水煎服，3～12g，宜后下；入丸剂或浸酒。外用：捣敷或煎水洗。

【注意事项】

本品不宜久煎，体弱者慎服。孕妇慎用。

【常用配伍】

本品与杜仲配伍则泻实补虚而同止腰痛；与木瓜配伍则祛寒除湿；与高良姜、延胡索同用，治寒凝腹痛；与细辛、花椒同用，治牙痛；与川芎、当归同用，治气滞血瘀之痛经。

【治疗风湿病方剂】

徐长卿汤(《太平圣惠方》):由徐长卿、瞿麦各半两,茅根三分,木通一两,槟榔一分,冬葵子一两,滑石二两组成。功效:利湿清热,缓泻解毒。主治:气壅关格不通、小便淋结、脐下痞满。

【著作论述摘录】

《生草药性备要》:“浸酒,除风湿。”

《简易草药》:“治跌打损伤,筋骨疼痛。”

《福建民间草药》:“益气,逐风,强腰膝,解蛇毒。”

《吉林中草药》:“利尿,强壮,镇静止痛,驱寒散瘀,解蛇毒,通络和血。治脚气,水肿,腹水,胀满,寒性腹痛。”

【主要化学成分】

本品主要成分为挥发油类、C21 甾体类和多糖,同时含有少量生物碱、糖醚、呋喃、甾醇和脂类物质。

【治疗风湿病相关药理作用】

徐长卿具有抗炎镇痛、免疫调节作用。徐长卿煎剂能降低血清 IL-1β、TNF-α 等炎症因子。徐长卿多糖能促进抑制淋巴细胞增殖。

十六　海风藤

【药用来源】

本品为胡椒科植物风藤的干燥藤茎。夏、秋二季采割,除去根、叶,晒干,切厚片。主产于福建、海南、浙江、台湾等地。

【性状】

本品呈扁圆柱形,微弯曲,长 15～60cm,直径 0.3～2cm。表面灰褐色或褐色,粗糙,有纵向棱状纹理及明显的节,节间长 3～12cm,节部膨大,上生不定根。体轻,质脆易折断,断面不整齐,皮部窄,木部宽广,有灰黄色与灰白色相间的放射状纹理及多数小孔,皮部与木部交界处常有裂隙,中心有灰褐色髓。气香,味微苦、辛。

【别名】

爬岩香、风藤、巴岩香。

【性味】

辛、苦;微温。

【归经】

入肝经。

【功效】

祛风湿,通经络,止痹痛。

【临床应用】

1.用于风寒湿痹,肢节疼痛,筋脉拘挛,屈伸不利。

海风藤辛散、苦燥、温通,能散寒祛湿、通经止痛,可与独活、羌活、当归等配伍,用治风寒湿痹、肢体关节疼痛拘挛、屈伸不利等症。

2.用于跌打损伤。

海风藤通络止痛,也能活血化瘀,可治跌打损伤,瘀肿疼痛。

【用法与用量】

内服:水煎服,6～12g。外用:适量。

【注意事项】

本品阴虚火旺者慎服。

【常用配伍】

海风藤与络石藤配伍使用,相须而行,共起祛风通络止痛之功。

【治疗风湿病方剂】

蠲痹汤(《医学心悟》):由羌活一钱、独活一钱、桂心五分、秦艽一钱、当归三钱、川芎七分、甘草(炙)五分、海风藤二钱、桑枝三钱、乳香(透明)八分、木香八分组成。功效:祛风除湿,蠲痹止痛。主治:风寒湿三气合而成痹者。

【著作论述摘录】

《本草再新》:“行经络,和血脉,宽中理气,下湿除风,理腰脚气。”

《浙江中药手册》："宣痹，化湿，通络舒筋。治腿膝痿痹，关节疼痛。"

【主要化学成分】

本品主要成分为细叶青蒌藤素、细叶青蒌藤烯酮、细叶青蒌藤醌醇、细叶青蒌藤酰胺、谷甾醇、豆甾醇、生物碱、挥发油等。

【治疗风湿病相关药理作用】

海风藤有抗炎镇痛作用，其提取物能刺激T淋巴细胞增殖，其挥发油有抗风湿的功效。

十七　海桐皮

【药用来源】

本品为双子叶植物纲芸香目芸香科植物刺桐、乔木刺桐的树皮。夏季剥取树皮，将钉刺向内折，晒干。主产于浙江、安徽、福建、广东、广西、湖北、湖南、贵州等地。

【性状】

1. 刺桐：呈半圆筒状或板片状，两边略卷曲，长约40cm，厚0.25～1.5cm。外表面黄棕色至棕黑色，常有宽窄不等的纵沟纹。老树皮栓皮较厚，栓皮有时被刮去，未除去栓皮的表面粗糙有黄色皮孔，并散布有钉刺或除去钉刺后的圆形疤痕，钉刺长圆锥形，高5～8mm，顶锐尖，基部直径5～10mm；内表面黄棕色，较平坦，有细密纵网纹。根皮无刺。质坚韧，易纵裂，不易折断，断面浅棕色，裂片状。气微，味苦。

2. 乔木刺桐：树皮呈向内卷的横长条形或平坦的小方块，厚3～6mm。外表面黄棕色或棕褐色至棕黑色不等，有的显暗绿色，粗糙，栓皮多脱落，钉刺基部与栓皮界限不明显；内表面浅黄棕色，平滑，有细纵纹。质坚硬，折断面黄色，可见植物纤维。气微，味微苦。

【别名】

浙桐皮、赤桐皮、木满天星、鼓钉柴。

【性味】

辛、微苦;平,有小毒。

【归经】

入肝、脾经。

【功效】

祛风除湿,通络止痛,利小便。

【临床应用】

1.用于风湿痹痛。

本品功能祛风湿,通经络,主要适用于下肢关节痹痛以及腰膝疼痛等症,临床常配伍牛膝、薏苡仁、五加皮等药同用。

2.用于湿热下注、脚膝疼痛。

本品又能清热化湿,用治湿热下注、脚膝疼痛的病症,可配伍萆薢、木通等药同用。

此外,本品外用治疥癣,可配伍川槿皮、蛇床子、大黄,浸酒外搽。

【用法与用量】

内服:水煎服,9～15g;或浸酒。外用:适量,捣敷;研磨调敷或点水洗。

【注意事项】

孕妇禁服。

【常用配伍】

本品辛苦,入肝脾经,功善祛风除湿,通络止痛,利水消肿。配伍五加皮,则补肝肾、强筋骨、止痹痛之效增强,用治虚劳腰痛或产后关节疼痛;配伍豨莶草,祛风除湿,通络止痛,强筋骨,治疗风湿痹痛、半身不遂等症;配伍萆薢、木通等,治湿热下注、脚膝疼痛。

【治疗风湿病方剂】

1.海桐皮散(《证治准绳》):由海桐皮、熟地黄、牡丹皮、牛膝、山茱萸、补骨脂组成。主治:手足拘挛。

2.海桐皮汤(《圣济总录》):由海桐皮、肉桂、木香、天麻、人参、羌活、独活、牛膝(酒浸,切,焙)、金毛狗脊(煨,去毛)、石斛(去根)、黄芪、防风、鳖甲(去裙襕,醋浸,炙)、萆薢、麻黄(去根节)各三分组成。上为粗末。每服三钱匕,用水一盏,加生姜二片,煎至七分,去滓,稍热服。主治:妇人血风攻注,四肢无力劳倦,头目昏眩,背项拘急,骨节酸痛。

3.《浙江药用植物志》:浙桐皮、牛膝、五加皮、羌活各9g。治疗风湿痹痛,腰膝酸痛。

4.《天目山药用植物志》:浙桐皮、五加皮、钻地风同用。治疗妇人产后关节风痛。

【著作论述摘录】

《本草求真》:“海桐皮,能入肝经血分,祛风除湿,及行经络,以达病所。”

《海药本草》:“主腰脚不遂,顽痹腿膝疼痛。”

《日华子本草》:“治血脉麻痹疼痛,及煎洗目赤。”

《本草纲目》:“能行经络,达病所,又入血分及去风杀虫。”

《天目山药用植物志》:“祛风湿,通经络。治腰膝疼痛,顽痹,痛经,妇人产后关节风痛。”

《福建药物志》:“除湿利水,清热解毒,理气止痛。主治风湿关节痛,腹痛,腹泻,小便不利,精神分裂症,象皮腿。”

【主要化学成分】

本品含光叶花椒碱、樗叶花椒碱、茵芋碱、樟叶木防己碱、木兰碱、挥发油及臭椿内酯醇。

【治疗风湿病相关药理作用】

海桐皮有抗炎镇痛的作用,可能通过参与炎症、调节细胞凋亡通路来抗风湿。用浙桐皮中的樗叶花椒茎皮水提醇沉液给小鼠灌服,可见其对醋酸所致小鼠扭体反应有显著抑制作用:大剂量灌服,能极显著提高热板法所得的小鼠痛阈值。樗叶花椒茎皮提取液可拮抗乙酰胆碱对鼠离体回肠的收缩作用,拮抗率达100%。樗叶花椒茎皮提取液对金黄色葡萄球菌的体外抑菌浓度为1∶100,

但对痢疾杆菌无效;1∶10 时对堇色毛癣菌、许兰黄癣菌、铁锈色癣菌、红色毛癣菌有抑制作用。

十八　桑寄生

本品为桑寄生科植物桑寄生的干燥带叶茎枝。冬季至次春采割,除去粗茎,切段,干燥,或蒸后干燥。主产于东北、华北、华东、华中及陕西、宁夏、甘肃、青海、台湾、广西等地。

【性状】

本品呈圆柱形,长 3~4cm,直径 0.2~1cm;表面红褐色或灰褐色,具细纵纹,并有多数细小突起的棕色皮孔,嫩枝有的可见棕褐色茸毛;质坚硬,断面不整齐,皮部红棕色,木部色较浅。叶多卷曲,具短柄;叶片展平后呈卵形或椭圆形,长 3~8cm,宽 2~5cm;表面黄褐色,幼叶被细茸毛,先端钝圆,基部圆形或宽楔形,全缘;革质。气微,味涩。

【别名】

寄生。

【性味】

苦、甘;平。

【归经】

归肝、肾经。

【功效】

祛风湿,补肝肾,强筋骨,安胎元。

【临床应用】

1. 用于风湿痹痛、腰膝酸软等症。

桑寄生苦燥甘补,能祛风湿,又能补肝肾,善治痹证腰膝酸软。

2. 用于胎动不安。

桑寄生能补肝肾,养血安胎,对于肝肾亏虚、崩漏、月经过多、妊娠下血、胎动不安者,可配伍阿胶、续断等之用。

【用法与用量】

内服：水煎服，9～15g。

【注意事项】

本品过敏者忌用。

【常用配伍】

本品祛风湿，补肝肾，常与羌活、秦艽、当归等配伍使用。

【治疗风湿病方剂】

独活寄生汤(《千金方》)：由独活三两，寄生、杜仲、牛膝、细辛、秦艽、茯苓、桂心、防风、芎䓖、人参、甘草、当归、芍药、干地黄各二两组成。上十五味细锉，以水一斗，煮取三升，分三服。温身勿冷也。主治：腰背痛，肾气虚弱。

【著作论述摘录】

《神农本草经》："主腰痛，小儿背强，痈肿。"

《日华子本草》："助筋骨，益血脉。"

《本草蒙筌》："散疮疡，追风湿，却背强腰痛。"

【主要化学成分】

本品主要成分为黄酮类、三萜类、生物碱类、有机酸类、凝集素类等化合物。

【治疗风湿病相关药理作用】

桑寄生凝集素、黄酮类化合物都能不同程度地参与免疫细胞因子的活化、分泌、抑制、凋亡等过程，具有调节免疫的作用。另外槲寄生还有抗骨质疏松等作用。

十九　接骨木

【药用来源】

本品为忍冬科接骨木属植物接骨木，以全株入药。夏、秋采收，晒干。主产于江苏、福建、四川、广西、浙江等地。

【性状】

本品茎枝圆柱形，长短不等，直径 5～12mm。表面绿褐色，有纵条纹及棕黑色点状突起的皮孔，有的皮孔呈纵长椭圆形，长约 1cm。皮部剥离后呈浅绿色至浅黄棕色。体轻，质硬。加工后的药材为斜向横切片，呈长椭圆形，厚约 3mm，切面皮部褐色，木部浅黄白色至浅黄褐色，有环状年轮和细密放射状的白色纹理。髓部疏松，海绵状。体轻气微，味微苦。

【别名】

公道老、扦扦活、大接骨丹、木蒴藋、接骨草、续骨木、铁骨散、接骨丹、接骨风。

【性味】

甘、苦；平。

【归经】

入肝经。

【功效】

祛风利湿，接骨续筋，活血止痛。

【临床应用】

1. 用于风湿性关节炎、痛风、大骨节病、水肿等症。

接骨木也能祛风利湿，治风湿痹痛、关节不利、小便不利之症。

2. 用于骨折、跌打损伤、创伤出血等症。

接骨木主要为骨伤科用药，能活血止痛，治创伤出血常外用。

【用法与用量】

内服：水煎服，9～15g；或入丸、散服。外用：捣敷或煎水熏洗。

【注意事项】

本品孕妇忌用。本品味苦，多服易致呕吐。

【常用配伍】

本品与老鹳草、防风、桑枝、红花等配伍，可治风湿痹痛。与透骨草、当归、川芎、赤芍等药配伍，可治跌打损伤、瘀阻疼痛。与玉米须、车前子等配伍，可治水肿、小便不利。

【治疗风湿病方剂】

民间方(《福建民间草药》):接骨木根三至四两、鲜豆腐四至五两,酌加开水或红酒炖服。治风湿性关节炎痛。

【著作论述摘录】

《唐本草》:"主折伤,续筋骨,除风痒、龋齿。可为浴汤。"

《本草新编》:"接骨木,入骨节,专续筋接骨。折伤,酒吞;风痒,汤浴。"

《本草拾遗》:"根皮主痰饮,下水肿及痰疟,煮汁服之,当利下及吐,不可多服。"

【主要化学成分】

本品主要成分为三萜类、黄酮和黄酮苷类、酚酸类、氰苷类、木脂素类、甾醇类。

【治疗风湿病相关药理作用】

接骨木提取物具有镇痛和抗炎活性作用,能缓解关节肿胀。无梗接骨木茎的甲醇提取物能抑制骨的吸收,达到抗骨质疏松的作用。接骨木果实中提取的花青素可增强人体免疫功能。接骨木果实油具有活化淋巴细胞、提高机体免疫功能的作用。

二十　雪上一枝蒿

【药用来源】

本品为毛茛科植物短柄乌头、展毛短柄乌头、曲毛短柄乌头、宣威乌头、小白撑、铁棒锤、伏毛铁棒锤等多种乌头属植物的块根。秋末冬初采挖,除去须根及泥沙,晒干。主产于四川大金、木里,云南禄劝、中甸、宣威和富源等地。

【性状】

本品呈长圆柱形,直径0.5～1.7cm,长5～8cm。外表呈黑褐色或黄棕色,饱满,皱纹微细,亦有较显明者,以纵皱为多,常有侧根的断痕,偶有分枝者。质坚脆易断,断面略呈圆形,现粉白色。

栓皮菲薄，皮部较宽，木部及髓部约占直径1/3，形成层附近色较深，呈黑褐色圈。气微弱，味辛辣而麻。以皮色黑褐、心白、粉质、有黑圈、饱满、光滑者为佳。

【别名】

一枝蒿、铁棒锤、铁牛七、三转半。

【性味】

辛、苦；温，有大毒。

【归经】

入肝、肾经。

【功效】

祛风除湿，活血镇痛。

【临床应用】

1.用于诸痛证。

本品辛散温通，性猛善走，能祛风湿，活血脉，尤擅止痛，为治疗多种疼痛的良药。常用于风湿痹痛、神经痛、牙痛、跌打伤痛、术后疼痛及癌肿疼痛等。可单用研末服，或泡酒外擦，或制成注射剂用。

2.用于疮疡肿毒，虫蛇咬伤。

本品能以毒攻毒，活血止痛，可单用泡酒外擦，治疮疡肿毒，毒虫及毒蛇咬伤、蜂叮等。

【用法与用量】

内服：水煎服，25～50mg，最大剂量一次70mg；或入丸、散服。外用：适量。

【注意事项】

本品剧毒，内服须经炮制并严格控制剂量，未经炮制，不宜内服，多外用；孕妇、心脏病患者、溃疡病患者及小儿禁服。

【常用配伍】

本品的作用为祛风湿，活血止痛。单用研末服，或泡酒外擦，用治风湿痹痛、神经痛、牙痛、跌打伤痛及癌肿疼痛等；泡酒外擦，治疮疡肿毒、毒虫及毒蛇咬伤、蜂叮等。

【治疗风湿病方剂】

《云南中草药》:每次用雪上一枝蒿 9g,配伍泡酒。外擦患处。治风湿关节痛,神经性皮炎,无名肿毒,骨折,跌打扭伤。

【著作论述摘录】

《云南中草药》:“止血镇痛,祛风除湿。主治内伤出血,跌打损伤;外伤出血,牙痛,风湿关节痛,神经性皮炎。”

【主要化学成分】

本品主要成分为生物碱,包括乌头碱、次乌头碱、雪上一枝蒿甲素、乙素等。

【治疗风湿病相关药理作用】

雪上一枝蒿提取物具有镇痛、抗炎的作用。雪上一枝蒿醇提物能够抑制巨噬细胞内活性氧的生成,进而抑制由活性氧自由基介导的炎性损伤,发挥体外抗炎作用。

二十一　猪　苓

【药用来源】

本品为多孔菌科真菌猪苓的干燥菌核。春、秋二季采挖,除去泥沙,干燥。产于陕西、河南、河北、四川、云南、甘肃、青海、辽宁、吉林、黑龙江、内蒙古、湖北等地。陕西、云南产量较大,陕西产者质量最佳。

【性状】

本品呈条形、类圆形或扁块状,有的有分枝,长 5～25cm,直径 2～6cm。表面黑色、灰黑色或棕黑色,皱缩或有瘤状突起。体轻,质硬,断面类白色或黄白色,略呈颗粒状。气微,味淡。

【别名】

野猪粪、豕零、猳猪屎、豕橐、豨苓、地乌桃、野猪食、猪屎苓。

【性味】

甘、淡;平。

【归经】

入肾、膀胱经。

【功效】

利水渗湿。

【临床应用】

用于小便不利、水肿、泄泻、淋浊、带下等症。

猪苓淡渗利水，药性沉降，归于肾、膀胱经，可用于水湿停滞之证，利水作用强。

【用法与用量】

内服：水煎服，6～12g。

【注意事项】

本品淡渗，无水湿者忌服。

【常用配伍】

本品配茯苓、泽泻可利水渗湿，配阿胶可滋阴润燥，利水而不伤阴。

【治疗风湿病方剂】

猪苓汤（《伤寒论》）：由猪苓（去皮）、茯苓、泽泻、阿胶、滑石（碎）各一两组成。上五味以水四升，先煮四味，取二升，去滓，纳阿胶烊消，温服七合，日三服。主治：脉浮发热，渴欲饮水，小便不利。

【著作论述摘录】

《神农本草经》："主痎疟，利水道。"

《珍珠囊》："渗泄，止渴，又治淋肿。"

《本草纲目》："开腠理，治淋肿、脚气、白浊、带下，妊娠子淋、小便不利。"

【主要化学成分】

本品主要成分包括多糖类、甾体类、三萜类，以及氨基酸、蛋白质、维生素等。

【治疗风湿病相关药理作用】

猪苓多糖能显著增强小鼠 T 细胞对刀豆蛋白 A(ConA)的增

殖反应以及B细胞对LPS的增殖反应。能明显增强小鼠对异型脾细胞迟发型超敏反应以及促进异型脾细胞激活细胞毒T细胞(CTL)对靶细胞的杀伤。猪苓多糖对小鼠全脾细胞有明显的促有丝分裂作用。猪苓多种提取物具有抑制炎症作用。

二十二 鹿衔草

【药用来源】

本品为鹿蹄草科植物鹿蹄草或卵叶鹿蹄草的全草。秋季采割绿色的草质茎,晒干。主产于东北、河北、河南、江苏等地。

【性状】

本品根茎细长。茎圆柱形或具纵棱,长10～30cm。叶基生,长卵圆形或近圆形,长2～8cm,暗绿色或紫褐色,先端圆或稍尖,全缘或有稀疏的小锯齿,边缘略反卷,上表面有时沿脉具白色的斑纹,下表面有时具白粉。总状花序有花4～10朵;花半下垂,萼片5,舌形或卵状长圆形;花瓣5,早落,雄蕊10,花药基部有小角,顶孔开裂;花柱外露,有环状突起的柱头盘。蒴果扁球形,直径7～10mm,5纵裂,裂瓣边缘有蛛丝状毛。气微,味淡、微苦。

【别名】

鹿安茶、鹿含草、鹿蹄草、红肺筋草、圆叶鹿蹄草、破血丹、纸背金牛草、鹿寿茶。

【性味】

甘、苦;温。

【归经】

入肝、肾经。

【功效】

祛风湿,强筋骨,止血,止咳。

【临床应用】

1. 用于风湿痹痛。

鹿衔草味苦能燥，味甘能补，既能祛风湿，入肝肾，强筋骨，常用于风湿痹证，腰膝酸软无力者，配伍羌活、防风、桑寄生、独活、牛膝、杜仲等。

2.用于月经过多、吐血鼻衄、崩漏带下、外伤出血等症。

鹿衔草能收敛止血，配伍棕榈炭、地榆炭等治疗月经过多、崩漏下血；配伍白及、白蔹、阿胶等治疗肺痨咯血；配伍三七等治疗外伤出血。

3.用于久咳劳嗽。

鹿衔草能助肾纳气，定喘止嗽，用治久嗽或肾虚喘者，配伍五味子、百合、百部、紫菀、冬花、白及等。

【用法与用量】

内服：水煎服，9～15g；或研末，或炖肉。外用：捣敷或研末调敷。

【注意事项】

本品孕妇忌用。

【常用配伍】

本品与独活、桑寄生、牛膝等配伍则祛风湿止痹痛，与菟丝子配伍则补肾益精。

【治疗风湿病方剂】

1.《陕西中草药》：鹿衔草、白术各12g，泽泻9g，水煎服。主治慢性风湿性关节炎、类风湿关节炎。

2.《陕西中草药》：鹿衔草30g，猪蹄一对。炖食。主治肾虚腰痛、阳痿。

【著作论述摘录】

《滇南本草》：“治筋骨疼痛、痰火之症。”

《植物名实图考》：“治吐血，通经，强筋，健骨，补腰肾，生津液。”

【主要化学成分】

本品主要成分为黄酮类、酚糖苷类、醌类、萜类以及多种氨基酸等。圆叶鹿蹄草的全草含熊果酚苷、鞣质、肾叶鹿蹄草苷、挥发油、蔗糖、蔗糖酶、苦杏仁酶等。

【治疗风湿病相关药理作用】

鹿衔草提取物有抗炎、调节免疫的作用。鹿衔草水煎液有抗炎作用，还能促进淋巴细胞转化，抑制炎症反应。鹿衔草多糖能增强免疫。

二十三　绵萆薢

【药用来源】

本品为薯蓣科植物绵萆薢、福州薯蓣、粉背薯蓣的干燥根茎。秋、冬采挖，除去须根，洗净、切厚片并晒干。产于浙江、福建、云南、四川、广东北部、江西、湖南等地。

【性状】

本品呈竹节状，类圆柱形，有分枝，表面皱缩，常残留有茎枯萎疤痕及未除尽的细长须根。商品多为不规则的薄片，大小不一，厚约 0.5mm，边缘不整齐，有的有棕黑色或灰棕色的外皮。切面黄白色或淡灰棕色，平坦，细腻，有粉性及不规则的黄色筋脉花纹(维管束)，对光照视，极为显著。质松，易折断。气微，味苦、微辛。

【别名】

萆薢、粉萆薢、黄萆薢、土黄连、黄姜、大萆薢。

【性味】

苦；平。

【归经】

入肾、胃经。

【功效】

利湿去浊，祛风除痹。

【临床应用】

1.用于湿浊下焦之膏淋、白浊、妇女带下等症。

萆薢气薄，善于利湿，善走下焦，能分清去浊。用治膏淋，小便浑浊如米泔，常与乌药、益智仁、石菖蒲等同用。用治妇女白带过多属湿盛者，可与猪苓、白术、泽泻等配伍。

2. 用于湿胜之风湿痹痛，关节不利，腰膝疼痛。

萆薢能祛风湿，利关节，善治腰膝痹痛，筋脉关节屈伸不利。偏寒湿者，可与附子、牛膝等同用；偏湿热者，可与黄柏、忍冬藤、防己等同用。

【用法与用量】

内服：水煎服，9～15g；或入丸、散剂；或浸酒。

【注意事项】

本品肾阴亏虚者慎用。

【常用配伍】

本品的作用以祛湿为主，与益智仁、石菖蒲等配伍可固下元、利小便、去湿浊，与猪苓、泽泻等配伍可分清去浊，与牛膝、防己等配伍可通络止痛。

【治疗风湿病方剂】

1. 萆薢分清饮（《杨氏家藏方》）：由萆薢、石菖蒲、乌药、益智仁、甘草组成。功效：固下祛湿。主治：湿热淋浊，小便白浊，频数无度，漩入膏糊。

2. 萆薢胜湿汤（《疡科心得集・补遗》）：由萆薢、薏仁、黄柏、赤苓、丹皮、泽泻、滑石、通草组成。功效：清热利湿。主治：湿热下注，解疮漏蹄。

【著作论述摘录】

《神农本草经》："主腰背痛，强骨节，风寒湿周痹，恶疮不瘳，热气。"

《药性论》："治冷风顽痹，腰脚不遂，手足惊掣，主男子臂腰痛久冷，是肾间有膀胱宿水。"

《滇南本草》："治风寒，温经络，腰膝疼，遍身顽麻，利膀胱水道，赤白便浊。"

【主要化学成分】

本品主要成分为薯蓣皂苷，尚含纤细薯蓣苷、薯蓣皂素毒苷 A、山萆薢皂苷、约诺皂苷、托克皂苷元-1-葡萄糖苷等多种皂苷。薯蓣皂素毒苷是山萆薢中的杀虫成分。

【治疗风湿病相关药理作用】

萆薢总皂苷抗痛风作用,可降低尿酸钠,并且可下调肾脏组织中的炎症因子表达,从而较好地保护肾脏。萆薢总皂苷可抑制多种炎症因子和细胞因子的合成和释放。绵萆薢水提取物有抗骨质疏松作用。在促成骨细胞株增殖活性实验中,绵萆薢水提取物体现出明显促增殖活性;在抑制破骨细胞形成实验中,绵萆薢素及甾体类皂苷具有显著的抑制破骨样多核细胞形成的作用。在小鼠实验中发现萆薢对小鼠单核巨噬系统功能有促进作用,复方制剂可纠正病鼠异常免疫,调节其免疫功能。

二十四　楤　木

【药用来源】

本品为五加科楤木属植物楤木的根皮及茎皮。全年可采,剥皮,切段,晒干。主要分布于甘肃、陕西、山西、河北、云南、广西、广东及东北三省等地。

【性状】

本品根皮呈筒状或片状。栓皮薄,灰褐色,粗糙,呈多片状翘裂,有时有横向皮孔,栓皮易剥脱,剥脱后皮呈淡黄白色,内面白色,光滑。质脆易折断,断面不平坦。气微,味苦。剥落树皮粗糙不平,有纵皱纹及横纹,并散生坚硬的刺。外面灰白色至灰褐色,内面黄白色而光滑。断面呈纤维性。气微香,嚼之带黏液性。

【别名】

刺龙包、雀不站、鸟不宿、刺老包、楤木白皮、鹊不宿、鹊水踏、刺龙苞、黑龙皮、百鸟不栖、千枚针。

【性味】

甘、微苦;平。

【归经】

入肝、脾、肾经。

【功效】

祛风除湿，利尿消肿，活血止痛。

【临床应用】

1. 用于风湿关节痛，跌打损伤。

楤木既能清热解毒，又能祛风除湿、活血祛瘀，对风湿性关节炎、骨折、跌打损伤均有治疗作用。

2. 用于水肿、白带病、消渴病。

楤木能健脾利水，消肿止痛，临床上可用于水肿、白带病、消渴病等。

【用法与用量】

内服：水煎服，15～30g；或浸酒服。外用：以适量鲜品捣敷患处。

【注意事项】

本品孕妇忌服。

【常用配伍】

本品与秦艽、牛膝等配伍能祛风湿、补肝肾，与黄芪配伍能益气消肿。

【治疗风湿病方剂】

(《浙江民间常用草药》)：楤木根白皮五钱，加水一碗、黄酒半碗，煎成一碗，早晚各服一剂，连服数天，痛止后再服三天。治关节痛。

【著作论述摘录】

《本草纲目拾遗》："追风定痛，有透骨之妙。治风毒流注，风痹，跌打，劳怯。"

《草木便方》："解毒，散热，除风痰。"

《唐本草》："主折伤，续筋骨，除风痒、龋齿。"

【主要化学成分】

本品主要成分为三萜类皂苷，有楤木皂苷 A、楤木皂苷 B 等；

另含齐墩果酸、原儿茶酸、鞣质、胆碱及挥发油等。

【治疗风湿病相关药理作用】

楤木的成分之一三萜类皂苷能抑制参与炎症的前列腺素，对关节炎有抗炎镇痛的作用。

二十五　雷公藤

【药用来源】

本品为卫矛科植物雷公藤的根。夏、秋季采收，挖取根部，去净泥土，晒干，或去皮晒干。切厚片，生用。主产于广东、福建、台湾、浙江、江苏等地。

【性状】

本品呈圆柱形，扭曲，常具茎残基。直径0.5～3cm，商品常切成长短不一的段块。表面土黄色至黄棕色，粗糙，具细密纵向沟纹及环状或半环状裂隙；栓皮层常脱落，脱落处显橙黄色。皮部易剥离，露出黄白色的木部。质坚硬，折断时有粉尘飞扬，断面纤维性；横切面木栓层橙黄色，显层状；韧皮部红棕色；木部黄白色，密布针眼状孔洞，射线较明显。根茎性状与根相似，多平直，有白色或浅红色髓部。气微、特异，味苦微辛。有大毒。

【别名】

黄根藤、南蛇根、黄藤木、黄腊藤、菜虫药、红药、水莽草、断肠草。

【性味】

苦、辛；凉，有大毒。

【归经】

入心、肝经。

【功效】

祛风除湿，活血通络，消肿止痛，解毒杀虫。

【临床应用】

1.用于风湿关节肿痛，活动受限之症。

雷公藤味苦寒，能清热祛湿，消肿止痛，活血通络，常与防风、羌活、独活等配伍，用于治疗关节红肿热痛，伴有晨僵、活动受限，甚至关节变形者。

2.用于麻风病、顽癣、湿疹、疥疮。

雷公藤枯燥除湿止痒，解毒杀虫，可治多种皮肤疾病。

【用法与用量】

内服：水煎服，去皮根木质部分10～25g，或带皮根10～12g，均需文火煎1～2小时。外用：研粉或捣烂涂擦；或制成酊剂、软膏涂擦。外敷时间不可超过半小时，否则起疱。凡疮痒出血者慎用。

【注意事项】

本品孕妇及心、肝、肾器质性病变，白细胞减少，身体虚弱者禁用。本品有大毒，内服宜慎。

【常用配伍】

本品攻毒祛湿力强，常与威灵仙、独活、防风等配伍使用以祛风除湿，同时宜配伍黄芪、党参、鸡血藤等补气养血之药，以防伐正。治麻风病可与金银花、黄柏、当归等同用。

【治疗风湿病方剂】

1.治风湿关节炎(《江西草药手册》)：雷公藤根、叶，捣烂外敷，半小时后即去，否则起疱。

2.治皮肤发痒(《湖南药物志》)：雷公藤叶捣烂，搽敷。

【著作论述摘录】

《湖南药物志》："杀虫，消炎，解毒。"

《本草纲目拾遗》："治膨胀、水肿、痞积、黄白疸、疟疾久不愈、鱼口便毒、疬痹跌打。"

【主要化学成分】

本品主要成分为雷公藤定碱、雷公藤扔碱、雷公藤晋碱、雷公藤春碱、雷公藤增碱等生物碱及雷公藤内酯酮、南蛇藤醇、卫矛醇、雷公藤甲素、葡萄糖、鞣质、雷公藤多苷等。

【治疗风湿病相关药理作用】

雷公藤总生物碱能调节多种炎症因子如IL-6、TNF-α、ET-1

等的表达,抑制关节肿胀;还可以减少关节滑膜上淋巴细胞、单核细胞等浸润,从而减少关节滑膜组织的损伤,减少炎症发生。多种三萜类成分具有免疫抑制作用。雷公藤多苷能非特异性抑制细胞,减轻血管内皮损伤。

二十六　豨莶草

【药用来源】

本品为菊科植物豨莶、腺梗豨莶或毛梗豨莶的干燥地上部分。夏、秋二季花开前及花期均可采割,除去杂质,晒干。产于陕西、甘肃、江苏、安徽、浙江、江西、福建、湖南、广东、海南、广西、四川、贵州、云南等地。

【性状】

本品茎略呈方柱形,多分枝,长 30～110cm,直径 0.3～1cm。表面灰绿色、黄棕色或紫棕色,有纵沟及细纵纹,被灰色柔毛。节明显,略膨大。质脆,易折断,断面黄白色或带绿色,髓部宽广,类白色,中空。叶对生,叶片多皱缩、卷曲,展平后呈卵圆形,灰绿色,边缘有钝锯齿,两面皆有白色柔毛,主脉 3 出。有的可见黄色头状花序,总苞片匙形。气微,味微苦。

【别名】

肥猪草、肥猪菜、粘苍子、粘糊菜、黄花仔、粘不扎、粘金强子、火莶、猪膏草、虎膏、狗膏、大叶草、虾钳草。

【性味】

辛、苦;寒。

【归经】

入肝、肾经。

【功效】

祛风湿,利关节,解毒。

【临床应用】

1. 用于风湿痹痛,筋骨无力,腰膝酸软,四肢麻痹。

豨莶草辛散苦降，用于痹痛偏于湿热的病症尤为适宜，可单用为丸服，也可与臭梧桐同用，清热利湿，通利关节。

2.用于半身不遂、风疹湿疮。

豨莶草能散能行，祛风通络，可治中风口眼歪斜，半身不遂等症；又苦寒清热，解毒化湿，故可与白鲜皮、地肤子等同用，祛风止痒，治疮痈肿毒、风疹湿疮等。

【用法与用量】

内服：水煎服，9～12g；或入丸、散服。外用：适量。

【注意事项】

本品阴血不足者忌服，多服则令人吐。

【常用配伍】

本品与臭梧桐、海桐皮、威灵仙等配伍则祛风除湿、通络止痛之力增强。

【治疗风湿病方剂】

1.豨桐丸(《集验良方拔萃》)：豨莶草、臭梧桐叶各等分，共研细末，制为丸剂。每服6～9g，每日3次。功效：祛风湿，利筋骨。主治：风湿痹痛。症见：腰膝酸软，步履不健，舌淡苔白，脉弦细。

2.豨莶散(《活人方汇编》)：豨莶草不拘多寡，去梗取叶，晒干，陈酒拌透，蒸过晒干，再拌再蒸，如法九次。晒燥，为细末，贮听用，蜜丸，早空心温酒吞服四五钱。主治：风、寒、湿三气着而成痹者。症见：血脉凝涩，肢体麻木，腰膝酸痛，二便燥结。

【著作论述摘录】

《滇南本草》："治诸风、风湿症，内无六经形症，外见半身不遂，口眼歪斜，痰气壅盛，手足麻木，痿痹不仁，筋骨疼痛，湿气流痰，瘫痪痿软，风湿痰火，赤白癜风，须眉脱落等症。"

《本草经疏》："祛风除湿兼活血之要药。"

【主要化学成分】

本品主要成分为二萜类、倍半萜类、黄酮类，生物碱，豨莶苷元，等等。

【治疗风湿病相关药理作用】

豨莶草提取物对细胞免疫和体液免疫都有抑制作用，对非特异性免疫亦有一定的抑制作用；能促进 IL-2 的活性，改善局部病理反应，具有抗炎作用。豨莶草水提物能够改善 JNK 信号通路异常激活，明显改善痛风性关节炎症状。

二十七　薏苡仁

【药用来源】

本品为禾本科植物薏苡的成熟种仁。秋季果实成熟时，采割植株，晒干，打下果实，再晒干，除去外壳及种皮。主产于福建、江苏、河北、辽宁等地。

【性状】

本品呈宽卵形或长椭圆形，长 4～8mm，宽 3～6mm。表面乳白色，光滑，偶有残存的黄褐色种皮。一端钝圆，另端较宽而微凹，有一淡棕色点状种脐。背面圆凸，腹面有一条较宽而深的纵沟。质坚实，断面白色，粉性。气微，味微甜。

【别名】

苡仁、米仁、薏米、苡米、草珠儿、薏珠子、回回米、六谷子。

【性味】

甘、淡；凉。

【归经】

入脾、胃、肺经。

【功效】

利水渗湿，健脾止泻，除痹，排脓，解毒散结。

【临床应用】

1. 用于水肿、小便不利、淋浊、脚气浮肿、脾虚泄泻、带下等症。

薏苡仁淡渗甘补，利水消肿，健脾补中，可用于水湿停蓄之水肿、脾虚湿盛之泄泻等症。

2. 用于湿痹筋脉拘挛、屈伸不利或痿弱无力。

薏苡仁渗湿除痹，能舒筋脉，缓拘挛，用于湿滞皮肉筋脉引起的痹痛拘挛，常与桂枝、苍术等配伍应用。

3. 用于肺痈、咳吐脓痰、肠痈等。

薏苡仁清热，排脓消痈。治肺痈胸痛、咯吐脓痰可与鲜芦根、冬瓜子、桃仁、鱼腥草等配伍；治肠痈，可与败酱草、附子等同用。

【用法与用量】

内服：水煎服，9～30g；或入丸、散服；浸酒；煮粥；做羹。

【注意事项】

本品力缓，宜多服久服。脾虚无湿、大便燥结者及孕妇慎用。

【常用配伍】

本品与滑石、通草等配伍可清热利湿；配伍白术健脾止泻；配伍木瓜利水消肿；配伍杏仁理气排脓；与附子配伍可化湿逐饮，温阳散寒；与绿豆衣配伍使用可健脾胃，清虚热。

【治疗风湿病方剂】

1. 麻黄杏仁薏苡甘草汤（《金匮要略》）：由麻黄（去节，汤泡）半两、甘草（炙）一两、薏苡仁半两、杏仁（去皮、尖，炒）十个组成。上锉麻豆大，每服四钱，水一盏半，煮八分，去滓温服，有微汗，避风。主治：风湿。

2. 薏苡仁汤（《明医指掌》）：由当归一两、芍药（炒）一两、薏苡仁一两、麻黄一两、肉桂一两、甘草（炙）一两、苍术（米泔浸，炒）四两组成。功效：散寒除湿，温经止痛。主治：寒湿痹痛。

3. 三仁汤（《温病条辨》）：由杏仁五钱、飞滑石六钱、白通草二钱、白蔻仁二钱、竹叶二钱、厚朴二钱、生薏苡仁六钱、半夏五钱组成。主治：湿温初起或暑湿邪在气分，头痛恶寒，胸闷身痛。

【著作论述摘录】

《药品化义》："主治脾虚泄泻致成水肿，风湿筋缓致成手足无力、不能屈伸。"

《本草纲目》："薏苡仁，阳明药也，能健脾益胃。虚则补其母，故肺痿肺痈用之。筋骨之病，以治阳明为本，故拘挛筋急、风痹者用之。土能生水除湿，故泻痢水肿用之。”

《本草经疏》：“性燥能除湿，味甘能入脾补脾，兼淡能渗湿，故主筋急拘挛不可屈伸及风湿痹，除筋骨邪气不仁，利肠胃，消水肿，令人能食。”

【主要化学成分】

本品主要成分为薏苡仁酯、棕榈酸、亚油酸、薏苡多糖 A、薏苡多糖 B、薏苡多糖 C 等。

【治疗风湿病相关药理作用】

薏苡仁具有镇静、镇痛及解热作用，薏苡素有较弱的中枢抑制作用，对小鼠和大鼠有镇静作用，并能与咖啡因相拮抗。薏苡仁油对细胞免疫、体液免疫有促进作用，研究发现从薏苡仁热水提取物分得的中性多糖葡聚糖混合物及酸性多糖Ⅱa-1，2，3，Ⅱb 部分均显示抗补体活性。薏苡仁油低浓度，对蛙的骨骼肌和运动神经末梢有兴奋作用，高浓度则呈麻痹作用. 亦能减少在体及离体蛙肌肉的挛缩，并缩短其疲劳曲线。薏苡素对横纹肌有抑制作用，能抑制蛙神经肌肉标本的电刺激所引起的收缩反应及大鼠膈肌的氧摄取和无氧糖酵解，并能抑制肌动球蛋白-三磷酸腺苷系统的反应。

第五章 搜风通络类

以搜剔内风、通络止痛为主要作用，用于治疗风湿痹病的药物，都属于搜风通络类，多以虫类药物为主。此类药物多属于血肉有情之品，行走通窜之物，轻灵流通，性善走窜，使血无凝着，气可宣通。适用于治疗风病日久，深入经络，或病久入络，精髓、脑脉失养，临床表现为风瘫久延、四肢震颤、活动不利、肢体麻木、关节筋肉疼痛等症状者。

此类药物临证中宜注意用量宜轻，重症缓图。

常用药物有马钱子、天龙、天麻、乌梢蛇、地龙、全蝎、洋金花、穿山甲、蜈蚣、蜂房、蕲蛇、僵蚕等。

一 马钱子

【药用来源】

本品为马钱科马钱属植物长籽马钱或马钱的干燥种子。秋、冬季为主要采收季节，采收时摘取成熟果实，去除果肉摘出种子，洗净晒干备用。主产地为印度、越南、缅甸、泰国、斯里兰卡等热带地区，此外我国云南也有生产。

【性状】

本品呈纽扣状圆板形，常一面隆起，一面稍凹下，直径 1.5～3cm，厚 0.3～0.6cm。表面密被灰棕或灰绿色绢状茸毛，自中间向四周呈辐射状排列，有丝样光泽。边缘稍隆起，较厚，有突起的珠孔，底面中心有突起的圆点状种脐。质坚硬，平行剖面可见淡黄色白色胚乳，角质状，子叶心形，叶脉 5～7 条。气微，味极苦。

【别名】

马前、马前子、番木鳖、苦实、牛银。

【性味】

苦;温,有大毒。

【归经】

归肝、脾经。

【功效】

通经络,消肿结,止疼痛。

【临床应用】

1. 用于风湿痹痛等症。

马钱子开通经络、通达关节功效甚著,擅搜筋骨间风湿,临床上常用于治疗风湿痹痛、关节拘挛等症,常与羌活、川乌等药共用。

2. 用于跌打伤痛、痈疽肿痛等症。

马钱子能够通络止痛,临床上常用于治疗跌打伤痛,为伤科疗伤止痛佳品药物,常与自然铜、骨碎补、没药等药物共同使用。其亦有散结消肿功效,临床上也可用于治疗痈疽肿痛等症,常与草乌、地龙等药物共同使用。

【用法与用量】

内服:炮制后入丸、散服,每日 0.3～0.6g。外用:适量,研末撒,或浸水、醋磨、煎油涂敷,或熬膏摊贴。

【注意事项】

本品有大毒,孕妇禁用,体虚者忌用。本品含有番木鳖碱等毒性成分,内服时不宜生用及多服久服,应从小剂量开始服用,逐渐加量,直至患者感觉肌肉有一过性轻微颤动为有效量。

【常用配伍】

本品的作用以活血通络散结止痛为主,如配伍骨碎补则壮骨止痛,配伍当归则活血止痛,配伍羌活则舒筋活络,配伍地龙则祛风通络。在小金丹中配伍草乌则散结活血,在散瘀和伤汤中配伍红花则活血散瘀。

【治疗风湿病方剂】

1. 马钱子散(《中国药典》):由马钱子(沙烫)适量(含士的宁 8.0g)、

地龙(去土焙黄)93.5g组成。上二味,将制马钱子、地龙分别粉碎成细粉,配研,过筛,即得。功效:祛风湿,通经络。主治:因风、寒、湿引起的臂痛腰痛,周身疼痛及肢体萎缩。

2.三厘抽筋散(《良朋汇集》卷一):由番木鳖(用香油炸,待浮起取出,乘热去皮)不拘多少组成。功效:活血通络,祛风除湿。主治:半身不遂,痹症。

【著作论述摘录】

《医学衷中参西录》:"开通经络,透达关节之力,实远胜于他药。"

《外科全生集》:"搜筋骨入骱之风湿,祛皮里膜外凝结之痰毒。"

【主要化学成分】

马钱子主要有效成分为生物碱,如马钱子碱、士的宁、异马钱子碱等,此外还含有环烯醚萜苷、三萜、甾族、有机酸类化合物。

【治疗风湿病相关药理作用】

马钱子总生物碱能够有效抑制滑膜成纤维样滑膜细胞的增殖,延缓类风湿关节炎病理进展,同时马钱子还有着较好的镇痛作用,能够减轻类风湿关节炎造成的关节疼痛等症状。

二　天　龙

【药用来源】

本品为脊椎动物壁虎科蹼趾动物或同属他种壁虎的干燥体。在夏、秋两季夜间灯光下昆虫聚集处捕捉。产于河北、山西、陕西、山东、江苏、浙江、河南等地。

【性状】

本品呈干瘪、屈曲状,头呈卵圆形,尾多残缺不全,背部黑色,腹部黄褐色。质脆,易折断。气腥。

【别名】

守宫、壁虎、爬壁虎、爬墙虎、蝎虎。

【性味】

咸;寒,有小毒。

【归经】

入肝经。

【功效】

祛风定惊,活络散结。

【临床应用】

1. 用于历节风痛,风痰惊痫。

天龙咸寒,入肝经,性走窜,能清热息风定惊,又能祛风通络止痛,适于热极生风、内风痰热、风湿痹痛等症。

2. 用于瘰疬、恶疮等症。

天龙为虫类药,有小毒,可以毒攻毒,散结消肿,又可清热,用于瘰疬恶疮等症。

【用法与用量】

内服:水煎服,1.5～4.5g;炒研细粉,每服1.2～2g。外用:研末调敷。

【注意事项】

本品阴虚血少、津伤便秘者慎服。

【常用配伍】

本品与草乌配伍可祛风止痛,与地龙配伍可通络消肿,与蜈蚣配伍可活血化瘀。

【治疗风湿病方剂】

麝香丸(《圣济总录》):由蛴螬(湿纸裹煨熟,研)三枚、壁虎(研)三枚、地龙(去泥,研)五条、乳香(研)一分、草乌头(生,去皮)三枚、木香半两、麝香(研)一钱、虎脑(研)半钱组成。上八味,将草乌头、木香捣罗为末,合研匀,为丸,若干,入少酒煮面糊,如梧桐子大。每服三十丸,临卧乳香酒下。治历节风疼痛不可忍。

【著作论述摘录】

《本草纲目》:"治中风瘫痪,手足不举,或历节风痛。"

【主要化学成分】

本品主要成分为脂肪、氨基酸、无机元素。

【治疗风湿病相关药理作用】

天龙提取物能改善骨强度和骨量，有抗骨质疏松作用。

三　天　麻

【药用来源】

本品为兰科植物天麻的干燥块茎。春季4～5月间采挖为“春麻”；立冬前9～10月间采挖的为“冬麻”，质量较好。挖起后趁鲜洗去泥土，用清水或白矾水略泡，刮去外皮，水煮或蒸透心，切片，摊开晾干。主产于四川、云南、贵州等地。

【性状】

本品呈椭圆形或长条形，略扁，皱缩而稍弯曲，长3～15cm，宽1.5～6cm，厚0.5～2cm。表面黄白色至淡黄棕色，有纵皱纹及由潜伏芽排列而成的横环纹多轮，有时可见棕褐色菌索。顶端有红棕色至深棕色鹦嘴状的芽或残留茎基；另端有圆脐形疤痕。质坚硬，不易折断，断面较平坦，黄白色至淡棕色，角质样。气微，味甘。

【别名】

赤箭、木浦、明天麻、定风草根、白龙皮。

【性味】

甘；平。

【归经】

入肝经。

【功效】

息风止痉，平抑肝阳，祛风通络。

【临床应用】

1.用于肝风内动，惊痫抽搐。

本品主入肝经，功能息风止痉，且味甘质润，药性平和，故可用治各种病因之肝风内动，惊痫抽搐。不论寒热虚实，皆可配伍应用。如治小儿急惊风，常与羚羊角、钩藤、全蝎同用；治小儿脾虚慢惊，与人参、白术、白僵蚕配伍；治小儿诸惊，可与全蝎、制南星、白僵蚕同用；治破伤风痉挛抽搐、角弓反张，与天南星、白附子、防风同用。

2. 用于眩晕、头痛。

本品既能息肝风，又平肝阳，为治眩晕、头痛之要药。不论虚实，随不同配伍皆可应用。治肝阳上亢之眩晕、头痛，常与钩藤、石决明、牛膝同用；治风痰上扰之眩晕、头痛，痰多胸闷者，常与半夏、白术、陈皮、茯苓同用；治头风攻注，偏正头痛，头晕欲倒者，可配同量川芎为丸。

3. 用于肢体麻木，手足不遂，风湿痹痛。

本品又能祛外风，通经络，止痛。用治中风手足不遂，筋骨疼痛等，可与没药、制乌头、麝香等药配伍；治妇人风痹，手足不遂，可与牛膝、杜仲、附子浸酒服；治风湿痹痛，关节屈伸不利者，多与秦艽、羌活、桑枝等同用。

【用法与用量】

内服：水煎服，3～10g；或入丸、散服；研末冲服，每次1～1.5g。

【注意事项】

气血虚甚者慎服。天麻及天麻制剂偶有过敏性反应及中毒发生。

【常用配伍】

本品的作用为息风止痉，平抑肝阳，祛风通络。常配伍羚羊角、钩藤、全蝎，治小儿急惊风；配伍人参、白术、白僵蚕，治小儿脾虚慢惊；配伍全蝎、制南星、白僵蚕，治小儿诸惊；配伍天南星、白附子、防风，治破伤风痉挛抽搐、角弓反张；配伍钩藤、石决明、牛膝，治肝阳上亢之眩晕、头痛；配伍半夏、白术、陈皮、茯苓，治风痰上扰之眩晕、头痛；配伍没药、制乌头、麝香，治中风手足不遂，筋骨疼痛；与牛膝、杜仲、附子浸酒服，治妇人风痹，手足不遂；配伍秦艽、羌活、桑枝，治风湿痹痛，关节屈伸不利。

【治疗风湿病方剂】

1. 秦艽天麻汤（《医学心悟》）：由秦艽、天麻、羌活、陈皮、当归、川芎、炙草、生姜、炒桑皮组成。主治:风湿痹痛,关节屈伸不利。

2.天麻丸(《中国药典》):由天麻、羌活、独活、杜仲、牛膝、粉萆薢、附子、当归、地黄、玄参组成。功效:祛风除湿,舒筋通络,活血止痛。主治:肝肾不足,风湿瘀阻,肢体拘挛,手足麻木,腰腿酸痛。

【著作论述摘录】

《药性论》:"治冷气顽痹,瘫痪不遂,语多恍惚,多惊失志。"

《开宝本草》:"主诸风湿痹,四肢拘挛,小儿风痫、惊气,利腰膝,强筋力。"

【主要化学成分】

天麻中含量较高的主要成分是天麻苷,也称天麻素,其化学组成为对羟甲基苯-β-D-吡喃葡萄糖苷;另含天麻醚苷,其化学组成为双-(4-羟苄基)-醚-单-β-D-吡喃葡萄糖苷;又含对-羟基苯甲基醇、对羟基苯甲基醛、4-羟苄基甲醚、4-(4′-羟苄氧基)苄基甲醚、双(4-羟苄基)醚、三[4-(β-D-吡喃葡萄糖氧基)苄基]枸橼酸酯。

【治疗风湿病相关药理作用】

天麻具有镇静、镇痛、抗眩晕、抗血栓、降血压、降血糖、免疫调节、抗肿瘤等作用。天麻素能透过血脑屏障作用于中枢神经系统,产生镇静、镇痛、抗眩晕、增加脑血流量等作用。天麻多糖能调节小鼠体内内源性物质的平衡状态,显著降血压。体内和体外实验均表明,天麻能抑制血小板的聚集,起到抗血栓的作用。天麻多糖具有一定的免疫调节作用,能显著提高小鼠胸腺指数,降低免疫球蛋白含量。

四　乌梢蛇

【药用来源】

本品为游蛇科动物乌梢蛇的干燥体。多于夏、秋二季捕捉,剖开蛇腹或先剥去蛇皮留头尾,除去内脏,盘成圆盘状,干燥。产于辽宁、吉林、内蒙古、河北、山西、河南西北部及陕西等地。

【性状】

本品多卷成圆盘状，盘径约 16cm。头扁圆形，略似龟头，盘于中央，口内有多数刺状小牙。尾部渐细，尾端插入外缘的腹腔内，脊部高耸呈屋脊状，俗称剑脊。通体乌黑色，表面可见菱形细鳞，腹部剖开，边缘内卷，内表面黄白色或熏成灰黑色，可见到排列整齐的肋骨。质坚韧，气腥，味淡。以身干、皮黑褐色、肉黄白色、脊背有棱、质坚实者为佳。

【别名】

乌蛇、乌花蛇、剑脊蛇、黑风蛇、黄风蛇、剑脊。

【性味】

甘；平。

【归经】

入肝经。

【功效】

祛风，通络，止痉。

【临床应用】

1. 用于风湿顽痹，麻木拘挛，中风口眼歪斜，半身不遂。

乌梢蛇功效与白花蛇相近，无毒而药力较弱，性走窜，能祛风通络，息风止痉，适用于风湿顽痹、中风口眼歪斜，可与全蝎、蜈蚣、天南星等同用。

2. 用于抽搐痉挛，破伤风，小儿惊风。

乌梢蛇能入肝经以定惊搐，治破伤风多与白花蛇、蜈蚣等同用，治小儿惊风多配伍麝香、天麻等。

3. 用于麻风，疥癣，瘰疬，恶疮。

乌梢蛇能祛风止痒，可与白芷、白附子等药同用，用于麻风，疥癣，瘰疬，恶疮。

【用法与用量】

内服：水煎服，6～12g。

【注意事项】

本品血虚生风者慎服。

【常用配伍】

本品配伍白花蛇能搜风剔络，攻毒杀虫；配伍蝉蜕能疏风止痒；配伍僵蚕能化痰止痉；配伍蜈蚣能息风止痉；配伍防风能祛风通络。

【治疗风湿病方剂】

乌蛇丸(《太平圣惠方》)：由乌蛇(酒浸，炙微黄，去皮骨)三两、天南星(炮裂)一两、干蝎(微炒)一两、白附子(炮裂)一两、羌活一二两、白僵蚕(微炒)一两、麻黄(去根节)二两、防风(去芦头)三分、桂心一两组成。上药，捣细罗为末，炼蜜和捣二三百杵，丸如梧桐子大。每服，不计时候，以热豆淋酒下十丸。主治：风痹，手足缓弱，不能伸举。

【著作论述摘录】

《开宝本草》："主诸风瘙瘾疹，疥癣，皮肤不仁，顽痹诸风。"

【主要化学成分】

本品主要成分为蛋白质、脂肪酸、氨基酸及微量元素等。

【治疗风湿病相关药理作用】

乌梢蛇提取物具有一定的抗炎镇痛作用。

五　地　龙

【药用来源】

本品为巨蚓科动物参环毛蚓、通俗环毛蚓、威廉环毛蚓或栉盲环毛蚓的干燥体。前一种习称"广地龙"，后三种习称"沪地龙"。广地龙春季至秋季捕捉，沪地龙夏季捕捉，及时剖开腹部，除去内脏及泥沙，洗净，晒干或低温干燥。分布于福建、广东、广西、江苏、浙江、湖北、上海、天津等地。

【性状】

1. 广地龙：呈长条状薄片，弯曲，边缘略卷，长 15～20cm，宽 1～2cm。全体具环节，背部棕褐色至紫灰色，腹部浅黄棕色；第

14～16 环节为生殖带，习称“白颈”，较光亮。体前端稍尖，尾端钝圆，刚毛圈粗糙而硬，色稍浅。雄生殖孔在第 18 节腹侧刚毛圈一小孔突上，外缘有数环绕的浅皮褶，内侧刚毛圈隆起，前面两边有横排（一排或二排）小乳突，每边 10～20 个不等。受精囊孔 2 对，位于 7/8 至 8/9 环节间一椭圆形突起上，约占节周 5/11。体轻，略呈革质，不易折断。气腥，味微咸。

2. 沪地龙：长 8～15cm，宽 0.5～1.5cm。全体具环节，背部棕褐色至黄褐色，腹部浅黄棕色。受精囊孔 3 对，在 6/7 至 8/9 环节间。第 14～16 环节为生殖带，较光亮。第 18 环节有一对雄生殖孔。通俗环毛蚓的雄交配腔能全部翻出，呈花菜状或阴茎状；威廉环毛蚓的雄交配腔孔呈纵向裂缝状；栉盲环毛蚓的雄生殖孔内侧有 1 或多个小乳突。

【别名】

蚯蚓、曲蟮、曲虫、土蟺、赤虫。

【性味】

咸；寒。

【归经】

入肝、脾、膀胱经。

【功效】

清热定惊，通络，平喘，利尿。

【临床应用】

1. 用于高热神昏，惊痫抽搐，发热狂躁等症。

地龙性寒入肝经，能清热，息风，定惊，用于热极生风之证，多配伍全蝎、钩藤、牛黄、朱砂等药。

2. 用于关节痹痛，肢体麻木，半身不遂。

地龙善走，长于通经络，可用于经络、血脉不通者，性寒，对热痹关节红肿不利适宜，可与防己、秦艽、忍冬藤同用。治疗中风半身不遂，气虚血滞之证，多与当归、川芎等同用，活血行气。

3. 用于肺热喘咳，尿少水肿。

地龙降泄，既能清肺平喘，又能走下而清利水道。用于邪热壅肺，喘息不止，或喉中有哮鸣音者，可与麻黄、杏仁、黄芩等同用；用于热结膀胱，小便不通者，可与车前子、滑石、萹蓄等同用。

【用法与用量】

内服：水煎服，5～10g；或末，每次1～2g；或入丸、散服；或鲜品拌糖或盐化水服。外用：适量。鲜品捣烂敷或取汁涂敷；研末撒或调涂。

【注意事项】

本品脾胃虚寒者不宜服，孕妇禁服。

【常用配伍】

本品配伍白僵蚕，同为虫类药，息风止痉止痛之力增强；配伍胆南星则祛风燥湿，化痰通络；配伍石菖蒲则开通利窍。

【治疗风湿病方剂】

1. 小活络丹（《太平惠民和剂局方》）：由制川乌、制草乌、制南星、地龙各六两，乳香、没药各二两二钱组成。功效：祛风除湿，化痰通络，活血止痛。主治：风寒湿痹证，中风。

2. 补阳还五汤（《医林改错》）：由黄芪四两，当归尾二钱，赤芍一钱半，地龙、川芎、红花、桃仁各一钱组成。功效：补气，活血，通络。主治：中风之气虚血瘀证。

3. 麝香丸（《普济本事方》）：由川乌（大八角者，生）三个、全蝎（生）二十一个、黑豆（生）二十一粒、地龙（生）半两组成。上为细末，入麝香半字，同研匀，糯米糊为丸，如绿豆大。每服七丸，甚者十丸，夜卧令膈空，温酒下，微出冷汗一身，便瘥。主治：白虎历节，诸风疼痛，游走无定，状如虫啮，昼静夜剧，以及一切手足不测疼痛。

【著作论述摘录】

《本草便读》："性下行，利水通经，皆取咸寒退火热。"

《饮片新参》："宣散络脉瘀热，定癫疯抽搐。"

【主要化学成分】

本品主要成分为蚯蚓解热碱、蚯蚓毒素、6-羟基嘌呤、黄嘌呤、腺嘌呤、鸟嘌呤、胆碱等，还含多种氨基酸、脂肪酸等。

【治疗风湿病相关药理作用】

地龙具有抗炎镇痛，调节免疫的作用。地龙能够显著提高巨噬细胞活化率。地龙肽能调节免疫功能，并且能够有效拮抗环磷酰胺。

六　全　蝎

【药用来源】

本品为钳蝎科动物东亚钳蝎的干燥体。春末至秋初捕捉，除去泥沙，置沸水或沸盐水中，煮至全身僵硬，捞出，置通风处，阴干。全国各地均有分布，以长江以北地区为多。主产于河南、山东、湖北、安徽、辽宁、河北等地。

【性状】

本品头胸部与前腹部呈扁平长椭圆形，后腹部呈尾状，皱缩弯曲，完整者体长约6cm。头胸部呈绿褐色，前面有1对短小的螯肢及1对较长大的钳状脚须，形似蟹螯，背面覆有梯形背甲，腹面有足4对，均为7节，末端各具2爪钩；前腹部由7节组成，第7节色深，背甲上有5条隆脊线。背面绿褐色，后腹部棕黄色，6节，节上均有纵沟，末节有锐钩状毒刺，毒刺下方无距。气微腥，味咸。

【别名】

虿、虿尾虫、杜伯、主簿虫、蛜蝌、全虫、茯背虫。

【性味】

咸、辛；平，有毒。

【归经】

入肝经。

【功效】

息风镇痉，攻毒散结，通络止痛。

【临床应用】

1.用于小儿惊风，抽搐痉挛，中风口歪，半身不遂，破伤风。

全蝎味辛，入肝经，善走窜，既平息肝风，又搜风通络，为治痉挛抽搐之要药。小儿急惊风者，配伍羚羊角、钩藤、天麻等；小儿慢惊风者，配伍党参、白术、天麻等；痰迷癫痫抽搐者，可单用，或配伍白矾、郁金等；中风中经络、口眼歪斜者，配伍白附子、僵蚕等；破伤风者，配伍蜈蚣、钩藤、朱砂等。

2.用于风湿顽痹，偏正头痛。

全蝎善搜风通络止痛，对风寒湿痹日久，筋脉拘挛，甚至关节变形之顽痹，可配伍川乌、白花蛇、蜈蚣、川芎等。也可治疗顽固性偏正头痛。

3.用于疮疡，瘰疬。

全蝎味辛有毒，能攻毒散结而消肿，治诸疮肿毒、流痰、瘿瘤、瘰疬者，多作外用。

【用法与用量】

内服：水煎服，3～6g；研末入丸、散服，每次0.5～1g；蝎尾用量为全蝎的1/3。外用：适量，研末掺、熬膏或油浸涂敷。

【注意事项】

本品血虚生风者忌服。孕妇禁用。有毒不可过量。

【常用配伍】

本品配伍钩藤息风止痉，配伍川乌逐寒止痛，配伍延胡索则行气散寒止痛。

【治疗风湿病方剂】

《仁斋直指方》：先与通关，次以全蝎七个，瓦炒，入麝香一字，研匀，酒三盏，空心调服：如觉已透则止，未透再服；如病未尽除，自后专以婆蒿根洗净，酒煎，日二服。治风淫湿痹，手足不举，筋节挛疼。

【著作论述摘录】

《本草正》："开风痰。"

《玉楸药解》："穿筋透骨，逐湿除风。"

《开宝本草》："疗诸风瘾疹及中风半身不遂，口眼㖞斜，语涩，手足抽掣。"

【主要化学成分】

本品主要成分为蝎毒、甾体衍生物、生物碱、氨基酸、脂类等。

【治疗风湿病相关药理作用】

全蝎的蝎毒有镇痛作用。全蝎多糖类物质有抗炎作用。

七　洋金花

【药用来源】

本品为茄科植物白曼陀罗的花。4～11月花初开时采收，晒干或低温干燥。生用或姜汁、酒制用。主产于江苏、浙江、福建、广东等地。

【性状】

本品多皱缩成条状，完整者长9～15cm。花萼呈筒状，长为花冠的2/5，灰绿色或灰黄色，先端5裂，基部具纵脉纹5条，表面微有茸毛；花冠呈喇叭状，淡黄色或黄棕色，先端5浅裂，裂片有短尖，短尖下有明显的纵脉纹3条，两裂片之间微凹；雄蕊5，花丝贴生于花冠筒内，长为花冠的3/4；雌蕊1，柱头棒状。烘干品质柔韧，气特异；晒干品质脆，气微，味微苦。

【别名】

曼陀罗、羊惊花、山茄花、风茄花、枫茄花、醉仙桃、大麻子花、广东闹羊花、大喇叭花、金盘托荔枝、假荔枝。

【性味】

辛；温，有毒。

【归经】

入肺、肝经。

【功效】

平喘止咳，解痉定痛。

【临床应用】

1. 用于哮喘咳嗽。

本品为麻醉镇咳平喘药,对成人或年老咳嗽无痰或痰少,而他药乏效者用之。可散剂单服,或配烟叶制成卷烟燃吸;现也常配入复方用治慢性喘息性支气管炎、支气管哮喘。

2.用于心腹疼痛,风湿痹痛,跌打损伤。

本品有良好的麻醉止痛作用,可广泛用于多种疼痛疾病。单用即有效,也可配川乌、草乌、姜黄等同用。治痹痛,跌打疼痛,除水煎服内服外,还可煎水熏洗或外敷。

3.用于麻醉。

本品自古就已用作麻醉药,常与草乌、川乌、姜黄等同用,如整骨麻药方。近代以本品为主,或单以本品提取物东莨菪碱制成中药麻醉剂,广泛用于各种外科手术麻醉,效果满意。

4.用于癫痫,小儿慢惊风。

本品有解痉止痛之功,可配全蝎、天麻、天南星等息风止痉药同用以增强药效。

【用法与用量】

内服:0.3～0.6g,宜入丸、散剂;作卷烟吸,一日量不超过1.5g。

外用:适量,水煎外洗或研末外敷。

【注意事项】

本品有毒,应控制剂量。外感及痰热咳喘、青光眼、高血压、心动过速者禁用;孕妇、体弱者慎用。

【常用配伍】

本品的作用为平喘止咳,麻醉镇痛,止痉。常配伍川乌、草乌、姜黄等,用于止痛麻醉;配伍全蝎、天麻、天南星等,用于解痉止搐。

【治疗风湿病方剂】

《四川中药志》:由曼陀罗花、茄梗、大蒜梗、花椒叶组成。煎水洗。主治:诸风痛及寒湿脚气。

【著作论述摘录】

《生草药性备要》:“少服止痛,通关利窍,去头风。”

《本草便读》:“止疮疡疼痛,宣痹着寒哮。”

【主要化学成分】

本品含莨菪烷型生物碱。其中主要包括东莨菪碱(天仙子碱)、莨菪碱(天仙子胺)、阿托品。

【治疗风湿病相关药理作用】

洋金花成分东莨菪碱对大脑皮层和皮层下某些部位主要是抑制作用,使意识丧失,产生麻醉。但对延髓和脊髓则有不同程度的兴奋作用;有一定的镇痛作用。对支气管及胃肠平滑肌有松弛作用。有阿托品样解除血管痉挛,改善微循环及组织器官的血流灌注而有抗休克作用。洋金花具有抑制胆碱能神经的作用,可以缓解肌肉痉挛、减轻疼痛。除了可缓解一般疼痛之外,洋金花对跟骨痛、关节疼痛乃至癌疼痛均有较好的效果。洋金花具有行痹通络之效,临床上可用于治疗类风湿关节炎,其药效物质是生物碱和黄酮类成分。

八　穿山甲

【药用来源】

本品为鲮鲤科动物穿山甲的鳞甲。收集鳞甲,洗净,晒干。产于广东、广西、云南、贵州、浙江、福建、湖南、安徽等地。

【性状】

本品呈扇面形、三角形、菱形或盾形,呈扁平片状或半折合状,中间较厚,边缘较薄,大小不一,长宽各为0.7～5cm。外表面黑褐色或黄褐色,有光泽,宽端有数十条排列整齐的纵纹及数条横线纹;窄端光滑。内表面色较浅,中部有一条明显突起的弓形横向棱线,其下方有数条与棱线相平行的细纹。角质,半透明,坚韧而有弹性,不易折断。气微腥,味淡。

【别名】

山甲片、甲片、鲮鲤甲、鲮鲤角、鳖鲤甲、山甲、麒鳞片、鳞片。

【性味】

咸;微寒。

【归经】

入肝;胃经。

【功效】

活血消症,通经下乳,消肿排脓,搜风通络。

【临床应用】

1.用于闭经、症瘕、风湿痹痛。

穿山甲性走窜,能活血祛瘀,通利关节。可治血瘀所致的闭经,症瘕,与桃仁、红花、赤芍等同用。治风湿痹痛与羌活、白花蛇等配伍。

2.用于乳汁不下。

穿山甲能行气血,通经下乳,可治疗产后乳汁不下,与王不留行、黄芪等配伍。

3.用于痈肿疮毒。

穿山甲能活血消痈,消肿排脓。疮疡初起,与赤芍、金银花、天花粉等同用清热解毒,活血消肿;疮疡脓成未溃,与川芎、当归、皂角刺等同用托毒排脓。

【用法与用量】

内服:水煎服,4.5～9g;或入散剂。

【注意事项】

孕妇慎用。气血不足,痈肿已溃者忌用。

【常用配伍】

穿山甲与皂角刺配伍可搜风通络,与斑蝥配伍可攻毒逐瘀、散结消肿,与麝香配伍可通络散滞,与瓜蒌配伍可消痈散结止痛。

【治疗风湿病方剂】

1.趁风膏(《三因极一病证方论》):由穿山甲(左瘫用左足,右瘫用右足)2两、红海蛤(如棋子者)2两、川乌头(大者,生用)2两组成。主治:中风,手足偏废不举。

2.仙方活命饮(《校注妇人良方》):由白芷、贝母、防风、赤芍药、当归尾、甘草节、皂角刺(炒)、穿山甲(炙)、天花粉、乳香、没药各一钱,金银花、陈皮各三钱组成。功效:清热解毒,消肿散结,活血止痛。主治:痈疡肿毒初起。症见:患处红肿,焮痛,或身热微恶寒,舌苔薄白或微黄,脉数有力。

【著作论述摘录】

《本草纲目》:"除痰疟寒热,风痹强直疼痛,通经脉。"

《本草再新》:"搜风去湿,解热败毒。"

【主要化学成分】

穿山甲鳞片含硬脂酸、胆甾醇、N-丁基-二十三(碳)酰胺、碳原子数为26和29的两个脂肪族酰胺、环(L-丝氨酰-L酪氨酰)二肽和环(D-丝氨酰-L-酪氨酰)-L-酪氨酰二肽,又含锌、钠、钛、钙、铅、硅、磷、铁、锰、铬、镁、镍、铜、钡、硼、铝、钼、锡等18种元素。水溶液含天冬氨酸、苏氨酸、丝氨酸、谷氨酸等16种游离氨基酸。还含挥发油和水溶性生物碱等。

【治疗风湿病相关药理作用】

穿山甲水提取物和醇提取物有抗炎、镇痛的作用。

穿山甲为国家保护动物,因其在治疗风湿病相关药理作用方面与猪蹄甲等十分相似,可用猪蹄甲等代替。

九 蜈 蚣

【药用来源】

本品为蜈蚣科动物少棘巨蜈蚣的干燥体。春、夏二季捕捉,用竹片插入头尾,绷直,干燥。全国各地多有分布,主产于江苏、浙江、湖北、湖南、安徽、河南、陕西等地。

【性状】

本品呈扁平长条形,长9~15cm,宽0.5~1cm。由头部和躯干部组成,全体共22个环节。头部暗红色或红褐色,略有光泽,有头板覆盖,头板近圆形,前端稍突出,两侧贴有颚肢一对,前端两侧有触角一对。躯干部第一背板与头板同色,其余20个背板为棕绿色或墨绿色,具光泽,自第四背板至第二十背板上常有两条纵沟线。

腹部淡黄色或棕黄色，皱缩。自第二节起，每节两侧有步足一对。步足黄色或红褐色，偶有黄白色，呈弯钩形，最末一对步足尾状，故又称尾足，易脱落。质脆，断面有裂隙。气微腥，有特殊刺鼻的臭气，味辛、微咸。

【别名】

百足虫、千足虫、金头蜈蚣、百脚。

【性味】

辛；温，有毒。

【归经】

入肝经。

【功效】

息风镇痉，攻毒散结，通络止痛。

【临床应用】

1.用于小儿惊风、抽搐痉挛、中风口歪、半身不遂、破伤风等症。

蜈蚣味辛，入肝经，善走窜，与全蝎功效相似，但息风止痉及搜风通络之力更强。

2.用于风湿顽痹。

蜈蚣用于风湿顽痹痛与全蝎相似，也可用于治疗顽固性偏正头痛。

3.用于疮疡，瘰疬，毒蛇咬伤。

蜈蚣有毒，能以毒攻毒，散结消肿，常与雄黄、猪胆汁配伍制膏外用。

【用法与用量】

内服：水煎服，3～5g；或入丸、散服。外用：适量，研末调敷。

【注意事项】

本品有毒，用量不宜过大。血虚生风者、孕妇禁用。

【常用配伍】

本品配伍麝香则解毒通络、息风止痉；配伍全蝎则息风止痉力更强。配伍威灵仙则祛风除湿，通络止痛；配伍朱砂则祛风止痉，镇静安神。

【治疗风湿病方剂】

1. 逐风汤(《医学衷中参西录》):由生箭芪六钱、当归四钱、羌活二钱、独活二钱、全蝎二钱、全蜈蚣大者两条组成。水煎服。主治:中风抽掣及破伤后受风抽掣。

2.《江苏中医》:由大蜈蚣一两、乌梢蛇二两组成。共焙研细末,体强者每服一钱,弱者每服五分,日二次,开水下。主治:风癣。

【著作论述摘录】

《本草纲目》:"治小儿惊痫风搐,脐风口噤,丹毒,秃疮,瘰疬,便毒,痔漏,蛇瘕、蛇瘴、蛇伤。"

《本草述》:"治疠风。"

【主要化学成分】

本品主要成分为类似蜂毒的有毒成分,以及蛋白质、脂肪油、胆甾醇、蚁酸、氨基酸、脂类等。

【治疗风湿病相关药理作用】

蜈蚣具有抗炎镇痛作用。其多肽类物质能改善关节破坏,缓解关节炎症,并且表现出镇痛活性。

十　蜂　房

【药用来源】

本品为胡蜂科昆虫黄星长脚黄蜂、果马蜂或多种近缘昆虫的巢。秋、冬二季采收,晒干,或略蒸,除去死蜂死蛹,晒干。全国各地均有分布。

【性状】

本品呈圆盘状或不规则的扁块状,有的似莲房状,大小不一。表面灰白色或灰褐色。腹面有多数整齐的六角形房孔,孔径 3～4mm 或 6～8mm;背面有 1 个或数个黑色短柄。体轻,质韧,略有弹性。气微,味辛淡。质酥脆或坚硬者不可供药用。

【别名】

露蜂房、马蜂窝、蜂巢、野蜂窝、黄蜂窝、百穿之巢。

【性味】

甘;平。

【归经】

入胃经。

【功效】

祛风止痛,攻毒散结,杀虫止痒。

【临床应用】

1.用于龋齿牙痛,风湿痹痛,皮肤顽癣,鹅掌风。

蜂房性走窜,能祛风止痛、止痒。治风虫牙痛,可与细辛水煎漱口用。治风湿痹痛,与川乌、草乌一同浸泡外用,或与全蝎、土鳖虫等研末为丸服用。若治风疹瘙痒,可与蝉蜕同用。

2.用于疮疡肿毒,乳痈,瘰疬。

蜂房能攻毒杀虫,攻坚破积,治疗外科疮疡肿毒、乳痈、瘰疬等,可单用,也可与苦参、南星、蛇蜕、莪术等配伍使用。

【用法与用量】

内服:水煎服,3～5g。外用:适量,研末油调敷患处,或煎水漱或洗患处。

【注意事项】

本品气血虚弱及肾功能不全者慎服。

【常用配伍】

本品配伍鹿角则活血消肿、通络止痛,配伍密陀僧攻毒消肿、燥湿敛疮,配伍苦参清热解毒、祛风止痒。

【治疗风湿病方剂】

1.治手足风痹(《乾坤生意秘韫》):黄蜂窠大者一个或小者三四个(烧灰),独头蒜一碗,百草霜一钱半。同捣敷上。忌生冷荤腥。

2.治风气客于皮肤,瘙痒不已(《姚僧但集验方》):蜂房(炙过)、蝉蜕等分。为末，酒调一钱匕，日三二服。

【著作论述摘录】

《本草汇言》："祛风攻毒，散疔肿恶毒。"

【主要化学成分】

蜂房主要有蜂蜡、蜂胶、蜂房油构成。主要成分为黄酮类、氨基酸类、酚酸类、挥发油类、香豆素和内酯类、糖类等化合物。

【治疗风湿病相关药理作用】

本品中的酚酸类、黄酮类、蛋白质多肽类等多种成分具有较好的抗炎作用，对急性和慢性炎症均能抑制；作用则主要针对慢性疼痛。

十一　蕲　蛇

【药用来源】

本品为蝰科动物五步蛇的干燥体。多于夏、秋二季捕捉，剖开蛇腹，除去内脏，洗净，用竹片撑开腹部，盘成圆盘状，干燥后拆除竹片。分布于浙江、福建、台湾、湖南、湖北、广东、广西等地。

【性状】

本品卷呈圆盘状，盘径17～34cm，体长可达2m。头在中间稍向上，呈三角形而扁平，吻端向上，习称"翘鼻头"。上腭有管状毒牙，中空尖锐。背部两侧各有黑褐色与浅棕色组成的"V"形斑纹17～25个，其"V"形的两上端在背中线上相接，习称"方胜纹"，有的左右不相接，呈交错排列。腹部撑开或不撑开，灰白色，鳞片较大，有黑色类圆形的斑点，习称"连珠斑"；腹内壁黄白色，脊椎骨的棘突较高，呈刀片状上突，前后椎体下突基本同形，多为弯刀状，向后倾斜，尖端明显超过椎体后隆面。尾部骤细，末端有三角形深灰色的角质鳞片1枚。气腥，味微咸。

【别名】

大白花蛇、五步蛇、百步蛇等。

【性味】

甘、咸;温,有毒。

【归经】

入肝经。

【功效】

祛风,通络,止痉。

【临床应用】

1.用于风湿顽痹,麻木拘挛,中风口歪,半身不遂。

蕲蛇性走窜,温。能祛风通络,用于风湿痹痛、筋脉拘急等症,可配伍豨莶草、羌活、威灵仙等药;能息风止痉,用于口眼歪斜、语言謇涩,或筋脉挛急、肌肤麻痹等症,可与全蝎、当归、白芷等配伍。

2.用于抽搐痉挛,破伤风,麻风疥癣,瘰疬恶疮。

蕲蛇入肝经,能祛内外之风,用于破伤风,痉挛抽搐及小儿惊风痉厥,可配伍白附子、乌梢蛇、蜈蚣等药。白花蛇具有祛风止痒攻毒之效,又可用于风瘙肌肤之证,可与蝉蜕、荆芥、皂角刺等药同用。

【用法与用量】

内服:水煎服,3～9g;研末吞服,一次1～1.5g,一日2～3次。

【注意事项】

本品阴虚内热、中风属虚者忌用。毒性较大,临床应用宜中病即止。孕妇慎用。对本品过敏者慎用。本品含有抗凝血物质,各种出血者慎用;有中枢神经抑制作用,昏迷患者禁用;婴幼儿、老年人慎用。

【常用配伍】

白花蛇配伍黄芪能补气通络,配伍防风能祛风通络,配伍蝉蜕可祛风止痒,配伍蜈蚣能搜风止痉,配伍天麻能平肝息风止痉。

【治疗风湿病方剂】

1.白花蛇酒(《濒湖集简方》):由白花蛇一条(以酒洗润透,去骨刺,取肉四两)、羌活二两、当归身二两、天麻二两、秦艽二两、五加皮二两、防风一两组成。各锉匀，以生绢袋盛之，入金华酒坛内悬起安置，入糯米生酒醅五壶浸袋，箬叶密封，安坛于大锅内，水煮一日，取起，埋阴地七日，取出。每饮一二杯。仍以滓日干碾末，酒糊丸梧子大。每服五十丸，用煮酒吞下。切忌见风、犯欲，及鱼、羊、鹅、面发风之物。主治：中风伤酒，半身不遂，口目歪斜，骨节疼痛，及年久疥癣、恶疮、风癞诸症。

2. 定命散(《圣济总录》)：由蜈蚣一条(全者)，乌蛇(项后取)、白花蛇(项后取)各二寸(先酒浸，去骨并酒炙)组成。上三味为细散。每服二钱至三钱匕，煎酒小沸调服。主治：破伤风，项颈紧硬，身体强直。

【著作论述摘录】

《玉楸药解》："通关透节，泄湿祛风。"

《雷公炮炙论》："治风。引药至于有风疾处。"

《开宝本草》："主中风湿痹不仁，筋脉拘急，口面㖞斜，半身不遂，骨节疼痛，大风疥癞及暴风瘙痒，脚弱不能久立。"

《本草纲目》："能透骨搜风，截惊定搐，为风痹、惊搐、癞癣、恶疮要药，取其内走脏腑，外彻皮肤，无处不到也。"

【主要化学成分】

白花蛇主要含有蛋白质、脂肪、氨基酸、糖类及多种元素。

【治疗风湿病相关药理作用】

白花蛇提取物有抗炎、镇痛作用。

十二　僵　蚕

【药用来源】

本品为蚕蛾科昆虫家蚕 4～5 龄的感染(或人工接种)白僵菌的幼虫干燥体。多于春、秋季生产，将感染白僵菌病死的蚕干燥。主产于浙江、苏州等地。

【性状】

本品略呈圆柱形，多弯曲皱缩。长 2～5cm，直径 0.5～0.7cm。

表面灰黄色，被有白色粉霜状的气生菌丝和分生孢子。头部较圆，足 8 对，体节明显，尾部略呈二分歧状。质硬而脆，易折断，断面平坦，外层白色，中间有亮棕色或亮黑色的丝腺环 4 个。气微腥。味微咸。

【别名】

白僵蚕、僵虫、天虫。

【性味】

咸、辛；平。

【归经】

入肝、肺、胃经。

【功效】

息风止痉，祛风止痛，化痰散结。

【临床应用】

1. 用于惊风抽搐，肝风夹痰。

僵蚕咸而辛，性平，入肝经，善走窜，能息风止痉，化痰定惊，可用于痰热之惊风、癫痫、小儿急惊、破伤风等症。

2. 用于咽喉肿痛，皮肤瘙痒。

僵蚕辛散，走肺经，可祛风止痒，清热，治风热攻上、风疹瘙痒，与蝉蜕、荆芥等同用。

3. 用于淋巴结肿大、腮腺炎、乳腺炎等。

僵蚕可软坚散结，亦可用于治疗痄腮、疔疮痈肿、乳痈等病症，可与连翘、板蓝根等配伍为用。

【用法与用量】

内服：水煎服，5～9g。疏散风热宜生用，其他多制用。

【注意事项】

本品气血虚弱之动风者慎用。

僵蚕有抗凝作用，血小板减少、凝血机制障碍及有出血倾向患者慎用。僵蚕、僵蛹均含草酸铵，进入体内可分解产生氨，肝昏迷患者慎用。

【常用配伍】

本品与地龙配伍使用可息风解痉,通络止痛;与牛蒡子配伍可利咽开音,消肿散结;与荆芥穗配伍可祛风清热解表。

【治疗风湿病方剂】

1. 牵正散(《杨氏家藏方》):由白附子、白僵蚕、全蝎各等分(并生用)组成。为细末。每服一钱,热酒调下,不拘时候。治中风口眼歪斜,半身不遂。

2. 僵蚕丸(《圣济总录》):由白僵蚕(炒)、乌头(炮裂、去皮、脐)、没药各一两,蜈蚣(炙)半两组成。上四味捣罗为末,酒面煮糊为丸梧桐子大,每服十丸,薄荷酒下,日三。主治:瘫痪风手足不遂,言语不正。

【著作论述摘录】

《医学启源》:"去皮肤间诸风。"

《玉楸药解》:"活络通经,祛风开痹。"

【主要化学成分】

本品主要含蛋白质、脂肪。尚含多种氨基酸以及铁、锌、铜、锰、铬等微量元素。白僵蚕体表的白粉中含草酸铵。

【治疗风湿病相关药理作用】

现代药理研究发现,僵蚕有镇痛、镇静、抗惊厥作用,还具有一定的抗凝作用。

第六章 通经活络类

具有祛风湿、通经络、止痹痛等主要功效，用于治疗风湿痹病的药物，属于通经活络类。此类药物味多辛苦，性温或寒，入肝脾肾经。适用于治疗风湿痹病之活动不利、肢体关节疼痛，筋脉拘挛等症。

此类药物中味辛温性燥者，易伤阴耗血，阴虚血亏者慎用；味辛苦性寒者，易伤胃气，胃纳不佳或阴虚体弱者慎用。

常用药物包括土牛膝、大血藤、王不留行、牛膝、丹参、丝瓜络、红花、鸡血藤、虎杖、金雀根、泽兰、茜草、香附、桃仁、夏天无、益母草等。

一 土牛膝

【药用来源】

本品为苋科牛膝属植物牛膝的野生种及柳叶牛膝、粗毛牛膝的根及根茎。冬春之间以及秋季为主要采收季节，采挖后摘除茎叶须根，洗净晒干或用硫磺熏干后备用。主要产地为陕西、浙江、江西、福建、台湾、湖北、湖南，此外广东、四川、云南、贵州也有种植。

【性状】

1. 牛膝(野生者)的干燥根茎及根，又名：野牛膝。根茎呈圆柱状，长 1～3cm，直径 6～10mm，灰棕色，上端有茎基残留，周围着生多数粗细不一的根。根长圆柱形，略弯曲，长约 15cm 以下，径可达 4mm；表面淡灰棕色，有细密的纵皱纹。质稍柔软，干透后易折断，断面黄棕色，可见成圈状散列的维管束。气微，味微甜。

2. 柳叶牛膝的干燥根茎及根，又名苏木红、荔支红、透血红

(《本草纲目拾遗》)、红牛膝、牛克膝。根茎短粗,长2～6cm,径1～1.5cm。根4～9条,扭曲,长10～20cm,径0.4～1.2cm,向下渐细。表面灰黄褐色,具细密的纵皱纹及须根除去后的痕迹。质硬而稍有弹性,易折断,断面皮部淡灰褐色,略光亮,可见多数点状散布的维管束。气微,味初微甜后涩。

3.粗毛牛膝的干燥根茎及根。根茎短圆柱形,灰棕色,周围着生众多圆柱状细长的根,长6～10cm,粗2～5mm,略弯曲。表面灰棕色,有细浅的纵皱纹。质坚硬,易折断,断面纤维性,淡灰青色至灰白色。味淡气微。

【别名】

杜牛膝、倒扣草、倒钩草、粗毛牛膝、鸡骨癀。

【性味】

苦、酸;微寒。

【归经】

归肝、肾经。

【功效】

活血化瘀,利尿通淋,清热解毒。

【临床应用】

1.用于妇女血瘀闭经、症瘕积聚等症。

土牛膝活血化瘀,对于妇科血瘀之病有着较好的效果,临床上常用于妇科,治疗血瘀闭经、症瘕积聚等症,常与丹参、香附、延胡索配伍使用。

2.用于淋病、尿血等症。

土牛膝有利尿通淋、散通止血功效,临床上常用于治疗淋病、尿血等症,临床上常与泽泻、车前等配伍使用。

3.用于感冒发热、扁桃体炎、腮腺炎等病。

土牛膝有清热解毒之功,临床上常用于治疗感冒发热、扁桃体炎、腮腺炎等疾病,常与金银花、桔梗等配伍使用。

4.用于风湿痹痛等症。

土牛膝味苦,苦能燥湿,且入肝肾经,能够补肝肾、利关节,临床上也可用于治疗风湿痹症，常与川芎、羌活配伍使用。

【用法与用量】

内服：水煎服，9～15g。外用：捣敷，捣汁滴耳或研末吹喉。

【注意事项】

本品破血之力较强，孕妇禁服。

【常用配伍】

本品的作用以活血化瘀、清热解毒为主，如配伍红花则活血祛瘀，配伍泽泻则清热利湿，配伍羌活则活血通经，配伍金银花则清热解毒。在生化通经汤中配伍丹参则活血化瘀，在达原解毒汤中配伍玄参则疏风解毒。

【治疗风湿病方剂】

防风赤芍汤（《医略六书》卷三十）：由双防己二两、木防己三两、赤芍药一两半、秦艽肉二两、苡米仁五两、宣木瓜三两、川续断（酒炒）三两、杜牛膝（酒炒）三两组成。功效：清热利湿，通络止痛。主治：风湿热痹，湿热下注，足胫红肿疼痛不止。

【著作论述摘录】

《本草纲目拾遗》："活血化瘀，宽筋，理跌打损伤。"

【主要化学成分】

土牛膝主要有成分为皂苷，如齐墩果酸，除此之外，还含有甜菜碱、糖类、钾盐及黏液等成分。

【治疗风湿病相关药理作用】

土牛膝能够减少疼痛部位环氧化酶的生成，抑制急性炎症导致的毛细血管通透性增加，能够减轻关节肿胀，对于风湿性关节炎引起的关节肿胀及炎性疼痛有着良好的改善作用。

二　大血藤

【药用来源】

本品为木通科植物大血藤的茎。秋季为主要采收季节，采收时将茎藤砍下，去除旁侧细枝，切段晒干备用。主产地为陕西、江苏、安徽等地，除此之外，浙江、福建、河南等省份也有种植。

【性状】

本品呈圆柱形，略弯曲，长30～60cm，直径1～3cm。表面灰棕色，粗糙，外皮常呈鳞片状剥落，剥落处显暗红棕色，有的可见膨大的节及略凹陷的枝痕或叶痕。质硬，断面皮部红棕色，有数处向内嵌入木部，木部黄白色，有多数细孔状导管，射线呈放射状排列。气微，味微涩。

【别名】

红藤、赤藤、大血通、大活血。

【性味】

苦；平。

【归经】

归肝、大肠经。

【功效】

清热解毒，活血通络，祛风止痛。

【临床应用】

1.用于肠痈腹痛、乳痈肿痛等热毒壅滞痛症。

大血藤擅长解毒散结。临床上常用于治疗肠痈腹痛等热毒壅滞痛症，临床上常与大黄、金银花、蒲公英等共同使用。

2.用于闭经痛经、跌打损伤等气血瘀滞痛症。

大血藤入肝经，擅活血止痛，临床上常用于治疗闭经痛经、跌打损伤等气血瘀滞导致的痛症，常与香附、骨碎补配伍使用。

3.用于风湿痹痛等症。

大血藤味苦渗湿，又能活血，有活血祛湿通畅经络功效，临床上常用于治疗风湿痹痛，常与牛膝等药物共同使用。

【用法与用量】

内服：水煎服，9～15g；或研末；浸酒服用。外用：适量，捣敷于患处。

【注意事项】

孕妇慎用。

【常用配伍】

本品的作用以清热活血通络为主，如配金银花则清热解毒，配香附则活血解毒，配牛膝则活血通络。在红藤煎剂中配紫花地丁则清热解毒，在少腹化瘀汤中配海风藤则活血化瘀。

【治疗风湿病方剂】

经验九藤酒(《医学正传》卷四)：由青藤四两、钓钩藤四两、红藤(即理省藤)四两、丁公藤(又名风藤)四两、桑络藤四两、菟丝藤(即无根藤)四两、天仙藤(即青木香)四两、阴地蕨(名地茶，取根)四两、忍冬藤二两、五味子藤(俗名红内消)二两组成。功效：活血通络；祛风止痛。主治：筋脉拘急，日夜作痛，叫呼不已。

【著作论述摘录】

《简易草药》："治筋骨疼痛，追风，健腰膝，壮阳事。"

《中药志》："祛风通经络，利尿杀虫。治肠痛，风湿痹痛，麻风，淋病；蛔虫腰痛。"

【主要化学成分】

大血藤主要有效成分为蒽醌、三萜、甾醇及木脂素类化合物，如大黄素、谷甾醇、二氢愈创木脂酸，此外还含有多种酚类及酚苷类化合物。

【治疗风湿病相关药理作用】

大血藤醇能够阻断 NF-κB/NLRP-3 信号通路，抑制炎症介质基质金属蛋白酶(MMP-3)、TNF-α、IL-1β、IL-6、IL-18 的产生，改善炎症反应，减轻类风湿性关节炎关节的炎性破坏，延缓类风湿性关节炎的病理进展。

三 王不留行

【药用来源】

本品为石竹科植物麦蓝菜的干燥成熟种子。夏季为主要采收季节，夏季待其果实成熟果皮尚未开裂时采割，采割后晒干，收取其种子，再次晒干后备用。主产地为广西、云南等地，此外江西、湖北等省份也有生产。

【性状】

本品呈球形，直径约2mm。表面黑色，少数红棕色，略有光泽，有细密颗粒状突起，一侧有一凹陷的纵沟。质硬。胚乳白色，胚弯曲成环，子叶2。气微，味微涩苦。

【别名】

留行子、大麦牛、奶米、禁宫花、金剪刀草。

【性味】

苦；平。

【归经】

归肝、胃经。

【功效】

活血通络，下乳消肿，利尿通淋。

【临床应用】

1.用于血瘀所致闭经、痛经等症

王不留行走血分通血脉，性行而不住，走而不守，有较好的祛瘀通经功效，临床上常用于治疗血瘀所致闭经、痛经等症，常与川芎、桃仁、红花配伍使用。

2.用于乳汁不通、乳痈肿痛等症

王不留行乃催生下乳要药，又有止痛功效，临床上常用于治疗乳汁不通、乳痈肿痛等症，常与黄芪、通草、穿山甲等药物配伍使用。

3.用于风湿痹痛等症

王不留行有除风去痹功效，临床上也常用于治疗风湿痹痛，临床上常与牛膝、木瓜、青风藤等配伍使用。

【用法与用量】

内服：水煎服，5～10g。外用：耳穴压豆。

【注意事项】

本品有催生功效，孕妇忌服。

【常用配伍】

本品的作用以祛瘀通经下乳为主，如配伍川芎则活血祛瘀，配伍延胡索则活血止痛，配伍牛膝则活血通络，配伍穿山甲则通经下乳。在催乳汤中配伍黄芪则补气下乳，在茜草通脉汤中配伍木瓜则舒筋活络。

【治疗风湿病方剂】

大排风散(《千金翼方》卷二十一)：由芫花二十分、狼毒二十分、栾荆二十分、天雄(去皮)二十分、五加皮二十分、麻花二十分、白芷二十分、紫菀二十分、乌头(去皮)二十分、附子(去皮)二十分、莽草二十分、茵芋二十分、瓜蒌二十分、荆芥二十分、踯躅二十分、荛花二十分、大戟二十分、王不留行二十分、赤车使者二十分、麻黄二十分、石斛十四分、半夏十四分、石南十四分、薯蓣十四分、长生十四分、藜芦七分、狗脊七分、人参七分、牛膝七分、苁蓉七分、蛇床子七分、菟丝子七分、萆薢七分、车前子七分、秦艽七分、薏苡四分、五味子四分、独活四分、藁本四分、柴胡四分、牡丹四分、柏子仁四分组成。功效：祛风除湿、舒筋活络。主治：风湿痹痛。

【著作论述摘录】

《本草备要》："除风去痹。"

《本经》："主金疮，止血逐痛，出刺，除风痹内寒。"

【主要化学成分】

本品主要有效成分为三萜皂苷、环肽、黄酮苷、糖类、脂肪酸、类脂以及一些微量元素等。

【治疗风湿病相关药理作用】

王不留行正丁醇提取物能够抑制内皮细胞增殖，减少血管翳的生成，减缓类风湿性关节炎病理进展。王不留行的有效成分还能够抑制血液中炎症介质如 TNF-α 的生成，发挥较好的抗炎镇痛作用，减轻类风湿性关节炎造成的关节炎性病变以及疼痛。

四 牛 膝

【药用来源】

本品为苋科植物牛膝(怀牛膝)的干燥根。冬季茎叶枯萎时采挖,除去须根及泥沙,捆成小把,晒至于皱后,将顶端切齐,晒干。主产于河南等地。

【性状】

本品呈细长圆柱形,稍弯曲,长15～70cm,直径0.4～1cm。表面灰黄色或淡棕色,有微扭曲的细纵皱纹、排列稀疏的侧根痕和横长皮孔禅的突起。质硬而脆,易折断,受潮后柔软,断面平坦,淡棕色,微呈角质样而油润,中心维管束木部较大,黄白色,其外围散有多数点状维管束,断续排列成2～4轮。气微,味微甜而稍苦涩。

【别名】

怀牛膝、牛髁膝、山苋菜、对节草、红牛膝、百倍、牛茎、脚斯蹬、铁牛膝、怀夕、真夕、怀膝、淮牛膝、牛磕膝、牛克膝、牛盖膝、粘草子根、牛胳膝盖、野牛充膝、接骨丹、牛盖膝头。

【性味】

苦、酸;平。

【归经】

归肝、肾经。

【功效】

补肝肾,强筋骨,逐瘀通经,利尿通淋,引血下行。

【临床应用】

1.用于治疗瘀血阻滞的月经不调、痛经、闭经、产后瘀阻腹痛,以及跌打伤痛等症。

牛膝善于活血祛瘀,通经止痛,常配伍当归、桃仁、红花等,如血府逐瘀汤(《医林改错》)治妇科瘀滞经产诸疾;配伍红花、续断治跌打损伤、腰膝瘀痛等伤科诸疾。

2.用于治疗腰膝酸痛、下肢无力等症。

牛膝既能补肝肾，强筋骨，又能通血脉而利关节，性善下走，用治下半身腰膝关节酸痛，为其专长，常配伍独活、桑寄生等如独活寄生汤治痹痛日久、腰膝酸痛。

3.用于治疗尿血、小便不利、水肿、淋证等症。

本品有利水通淋功效，且能活血祛瘀，行善下行。常配伍冬葵子、瞿麦、滑石等，导膀胱湿热外泄，治热淋、血淋、石淋；配伍地黄、泽泻、车前子如加味肾气丸治水肿、小便不利。

4.用于治疗吐血、衄血、齿痛、口舌生疮，以及头痛眩晕等症。

牛膝功擅苦泄下降，能引血下行，以降上炎之火。常配伍地黄、石膏、知母等，如玉女煎，治胃火上炎之齿龈肿痛、口舌生疮；配伍代赭石、生牡蛎、白芍等，如镇肝熄风汤，治阴虚阳亢、头痛眩晕。

【用法与用量】

内服：水煎服，4.5～9g；浸酒、熬膏或入丸、散服。外用：适量，捣敷；捣汁滴鼻；或研末撒入牙缝。活血通经、利尿通淋、引血（火）下行宜生用，补肝肾、强筋骨宜酒炙用。

【注意事项】

凡中气下陷、脾虚泄泻、下元不固、梦遗失精、月经过多者及孕妇忌服。

【常用配伍】

牛膝活血化瘀，善于下行走窜。配伍威灵仙可祛湿舒筋，活血止痛，可除下部脚疾痹痛；配伍泽兰可增化瘀利水，宣痹止痛之功，用于水肿、小便不利而兼瘀血阻滞之症。牛膝味甘酸，性平，走而能补，又能补肝肾，强筋健骨，兼能祛风除湿。配伍何首乌补而不滞，温而不燥，治虚损腰痛，血虚身痒，久服有培元固本、益寿延年之效；配伍菟丝子则加强补肾祛湿、益精健骨之功，用于肝肾不足，不能濡养筋骨，腰痛足萎，软弱无力。

【治疗风湿病方剂】

1.独活寄生汤（《备急千金要方》）：由独活、桑寄生、盐杜仲、细辛、秦艽、川牛膝、茯苓、肉桂、防风、川芎、人参、甘草、当归、白芍、地黄组成。功效：祛风湿，止痹痛，益肝肾，补气血。主治：痹证日久，肝肾两虚，气血不足证。

2. 百倍丸（《杨氏家藏方》卷四）：由败龟板、虎骨（上二味，各醋浸一宿，蘸醋炙令黄为度）、苁蓉（酒浸一宿）、牛膝（酒浸一宿）、乳香（另研）、没药（另研）、木鳖子（去壳）、骨碎补（去毛）、自然铜（醋淬七次）、破故纸（炒）各等分组成。治腰膝疼痛，筋脉拘急，行步艰难。

3. 萆薢丸（《圣惠》卷十九）：由萆薢（锉）八两、牛膝（去苗）三两、丹参二两、附子（炮裂，去皮脐）二两、白术二两、枳壳（麸炒微黄，去瓤）二两组成。功效：坚骨益筋，养血固发。主治：风湿痹痛，肢体疼痛，不能行步。

4. 防己汤（《圣济总录》卷二十）：由防己二两、白术一两半、桂（去粗皮）一两、茵芋一两、丹参一两、五加皮（锉）一两、牛膝（回浸，切，焙）半两、细辛（去苗叶）半两、甘草（炙）半两组成。主治：风湿痹痛，肌肤不仁，体重，汗出恶风。

【著作论述摘录】

《神农本草经》："主寒湿痿痹，四肢拘挛，膝痛不可屈，逐血气，伤热火烂，堕胎。"

《滇南本草》："止筋骨疼，强筋舒筋，止腰膝酸麻，破瘀堕胎，散结核，攻瘰疬，退痈疽、疥癞、血风、牛皮癣、脓窠。"

《本草经疏》："牛膝，走而能补，性善下行，故入肝肾，主寒湿痿痹。四肢拘挛、膝痛不可屈伸者，肝脾肾虚，则寒湿之邪客之而成痹，及病四肢拘挛，膝痛不可屈伸。此药性走而下行，其能逐寒湿而除痹也必矣。"

【主要化学成分】

本品主要含三萜皂苷和多种多糖。还含蜕皮甾酮、牛膝甾酮、红苋甾酮以及精氨酸、甘氨酸、丝氨酸、天冬氨酸、谷氨酸、苏氨酸、脯氨酸、酪氨酸、色氨酸、缬氨酸、苯丙氨酸、亮氨酸和生物碱类及香豆素类化合物。

【治疗风湿病相关药理作用】

牛膝总皂苷能抑制 IL-1β 和 TNF-α 等促炎因子，同时还具有抑制软骨细胞凋亡，提高其活力，降低活性氧（ROS）水平，抑制软骨基质降解，减轻关节滑膜炎症等作用。这些作用可能与PI3K/AKT、NF-κB、含半胱氨酸的天冬氨酸蛋白水解酶（Caspase-1）等信号通路有关。蜕皮甾酮（一种来自怀牛膝干燥根的甾酮）可通过上调有丝分裂原活化蛋白激酶（Ras-Raf-ERK）信号通路加速辐射诱导的口腔黏膜炎大鼠模型的愈合过程。怀牛膝皂苷（ABS）对IL-1β诱导的软骨细胞炎症和凋亡具有保护作用。川牛膝提取物及其活性部位对急性血瘀模型大鼠具有明显的改善血液流变学和抗炎作用。

五　丹　参

【药用来源】

本品为唇形科植物丹参的干燥根茎。春秋二季为主要采挖季节，采挖后去除茎叶须根，留取根部，洗净泥土晒干备用。主产地为广西、广东、云南、台湾等地，此外贵州、四川等省份也有生产。

【性状】

本品短粗，顶端有时残留茎基。根数条，长圆柱形，略弯曲，有的分枝并具须状细根，长10～20cm，直径0.3～1cm。表面棕红色或暗棕红色，粗糙，具纵皱纹。老根外皮疏松，多显紫棕色，常呈鳞片状剥落。质硬而脆，断面疏松，有裂隙或略平整而致密，皮部棕红色，木部灰黄色或紫褐色，导管束黄白色，呈放射状排列。气微，味微苦涩。栽培品较粗壮，直径0.5～1.5cm。表面红棕色，具纵皱，外皮紧贴不易剥落。质坚实，断面较平整，略呈角质样。

【别名】

山参、逐马、红根、大红袍、蜂糖罐。

【性味】

苦；微寒。

【归经】

归心、肝经。

【功效】

活血祛瘀，通经止痛，清心除烦，凉血消痈。

【临床应用】

1.用于血瘀所致闭经、痛经、产后腹痛、月经不调等症。

丹参有活血祛瘀调经止痛之功，能够破宿血生新血，为调经之神品、女科之要药，临床上常用于治疗血行不畅瘀血阻滞所致的痛经、闭经、产后腹痛等症，常与当归、香附、丹皮配伍使用。

2.用于跌打损伤、症瘕积聚、瘀阻心胸等血瘀作痛之症。

丹参入心肝血分，善化血瘀，为治疗血瘀作痛证的要药，临床上用于治疗跌打损伤、症瘕积聚、瘀阻心胸等血瘀作痛之症，常与砂仁、三棱、乳香、没药等药物配伍使用。

3.用于痈疽肿痛、斑疹等症。

丹参性味苦寒，入血分可以凉血，又有活血祛瘀功效，可用于治疗热入血分热毒瘀阻引发的痈疽肿毒、斑疹等症，临床上常与生地黄、金银花、连翘等药物配伍使用。

4.用于心悸失眠等症。

丹参性味苦寒，入心经，有清心除烦、养心安神功效，临床上可用于治疗心悸失眠等症，常与柏子仁、酸枣仁等配伍使用。

5.用于风湿痹症。

丹参有活血通经功效，能够通利血脉，柔筋活络，临床上也常用于治疗风湿痹症，常与桑枝、独活等药物配伍使用。

【用法与用量】

内服：水煎服，10～15g；或入丸，散服。外用：熬膏涂，或煎水熏洗。

【注意事项】

月经过多而无瘀血者禁服；孕妇慎用；丹参不宜与藜芦同用。

【常用配伍】

本品的作用以活血祛瘀凉血消痈为主，如配伍乳香则活血祛瘀，配伍香附则通经止痛，配伍牛膝则活血通络，配伍金银花则凉血解毒。在丹参饮中配伍檀香则祛瘀止痛,在宁坤至宝丹中配伍当归则调经止痛。

【治疗风湿病方剂】

1.丹参酒(《千金翼方》卷十六):由丹参一两、前胡一两、细辛一两、卷柏一两、天雄(去皮)一两、秦艽一两、茵芋一两、干姜一两、牛膝一两、芫花一两、白术一两、附子(去皮)一两、代赭一两、续断一两、防风一两、桔梗一两、(茼)茹一两、矾石(烧汁尽)一两、半夏(洗)一两、白石脂一两、石南一两、狼毒一两、桂心一两、菟丝子一两、芍药一两、龙胆一两、石韦一两、恒山一两、黄连一两、黄芩一两、玄参远志(去心)一两、紫菀一两、山茱萸一两、干地黄一两、苏一两、甘草(炙)一两、石膏二两、杏仁(去皮尖双仁)二十枚、麻黄(去节)五分、大黄五分、菖蒲一两半、白芷一两、蜈蚣(赤头者,炙)二枚组成。功效:舒筋通络,祛风除湿。主治:恶风,疼痹不仁。

2.活络效灵丹(《医学衷中参西录》):由当归、丹参、乳香、没药各五钱组成。上药全研细末,备用,亦可水泛为丸。功效:活血祛瘀,通络止痛。主治:各种瘀血阻滞之痛症,尤适合跌打损伤。症见:伤处疼痛,伤筋动骨或麻木酸胀,或内伤血瘀,心腹疼痛,肢臂疼痛等。

【著作论述摘录】

《千金翼方》:“去心腹痼疾结气,腰脊强,脚痹,除风邪留热。”

《证类本草》:“养神定志,通利关脉,治冷热劳,骨节疼痛。”

《名医别录》:“养血,去心腹痼疾结气,腰脊强,脚痹;除风邪留热,久服利人。”

《药性论》:“治脚弱,疼痹,主中恶;治腹痛,气作声音鸣吼。”

《日华子本草》:“养神定志,通利关脉。治冷热劳,骨节疼痛,四肢不遂。”

【主要化学成分】

丹参主要有效成分为醌类成分(如丹参酮系列、异丹参酮系列、隐丹参酮等)、有机酸类成分(如丹酚酸、丹参素、原儿茶酸、迷迭香酸等),除此之外,还含有脂肪酸、挥发油、有机酸及氨基酸等。

【治疗风湿病相关药理作用】

丹参能够抑制类风湿性关节炎成纤维样滑膜细胞的增殖，延缓类风湿性关节炎病理进展，还能够降低类风湿性关节炎血清中D-二聚体浓度，改善类风湿性关节炎易栓状态。

六 丝瓜络

【药用来源】

本品为葫芦科植物丝瓜或粤丝瓜的干燥成熟果实的网状纤维束。夏秋季节待其果实成熟内部干枯后采摘，搓去外皮，挖掉果肉，去除种子，晒干后备用。主产地为浙江、江苏等地。

【性状】

本品为丝状维管束交织而成，多呈长菱形或长圆筒形，略弯曲，长30～70cm，直径7～10cm。表面淡黄白色。体轻，质韧，有弹性，不能折断。横切面可见子房3室，呈空洞状。气微，味淡。

【别名】

丝瓜网、丝瓜壳、天罗线、天萝筋、丝瓜筋、千层楼。

【性味】

甘；平。

【归经】

入肺、胃、肝经。

【功效】

通经活络，清热化痰，解毒消肿。

【临床应用】

1.用于风湿痹痛、筋脉拘挛。

丝瓜络入肝经，有祛风活血通络之功效，临床上常用于治疗风湿痹痛、筋脉拘挛等症，常与海风藤、秦艽等药物共同使用。

2.用于肺热咳痰等症。

丝瓜络性味甘平，入肺经，善解热邪，使津液不致凝结为痰，有化痰顺气、清热凉血等功效，临床上常用于肺热咳痰等症，常与瓜蒌、桑白皮等配伍使用。

3.用于胸胁胀痛、跌打损伤等痛症。

丝瓜络入肝经，有活血通络之功效，临床上可用于气血瘀滞所致胸胁胀痛，常配伍白芍等。也可用于治疗跌打损伤所致血瘀疼痛等症，临床上常与橘络等药物共同使用。

4.用于乳汁不通、乳痈等症。

丝瓜络体轻通利，擅通乳络，临床上常用于产后乳络堵塞乳汁不通等症，常配伍王不留行、穿山甲片同用。

5.用于便血、血崩等症。

丝瓜络性凉，炭制后有较好的凉血止血功效，常用于治疗便血、崩漏等血症，常与地榆、槐花配伍使用。

【用法与用量】

内服：水煎服，4.5～9g；或烧存性研末，每次1.5～3g。外用：适量，煅存性研末调敷。

【注意事项】

孕妇和哺乳期妇女慎用，可能影响雌激素水平；脾胃虚寒者慎用，丝瓜络有清热利湿作用，应避免大量食用；有出血倾向者慎用，可能影响血小板功能；肾病患者慎用，可能对肾脏产生影响。

【常用配伍】

本品的作用以活血与通络为主，如配伍红花则活血止痛，配伍香附则理气疏肝，配伍茵陈则清热利湿，配伍羌活则通经尪痹，配伍海风藤则祛风通络。在疏肝活络饮中配伍柴胡则疏肝活络，在利湿通络汤中配伍鸡血藤则活血通络。

【治疗风湿病方剂】

洗手荣筋方(《慈禧光绪医方选议》)：由桂枝尖二钱、赤芍二钱、没药一钱五分、乳香一钱、宣木瓜三钱、秦艽二钱、丝瓜一钱、甲珠二钱、天仙藤三钱组成。功效：通络化瘀，祛风止痛。主治：风湿痹痛偏于上肢者。

【著作论述摘录】

《本草便读》:“通经络,凉血祛风。”

《医林纂要》:“凉血渗血,通经络,托痘毒。”

《本草再新》:“通经络,和血脉,化痰顺气。”

【主要化学成分】

丝瓜络主要有效成分为多糖,如木聚糖、甘露聚糖、半乳聚糖等,同时还含有多种丝瓜皂苷、黄酮、酚类、有机酸等。

【治疗风湿病相关药理作用】

丝瓜水煎剂有着明显的镇痛抗炎作用,能够减少类风湿性关节炎炎性物质的释放,减缓关节肿胀疼痛等症状。

七 红 花

【药用来源】

本品为菊科植物红花的干燥花。夏季花,由黄变红时采摘,阴干或晒干。主产地为河南、四川、浙江等地,此外贵州、四川等省份也有生产。

【性状】

本品为不带子房的管状花,长 1～2cm。表面红黄色或红色。花冠筒细长,先端五裂,裂片呈狭条形,长 5～8mm。雄蕊五,花药聚合成筒状,黄白色;柱头长圆柱形,顶端微分叉。质柔软。气微香,味微苦。

【别名】

红蓝花、红花草、刺红花、草红花。

【性味】

辛;温。

【归经】

归心、肝经。

【功效】

活血祛瘀，通经止痛。

【临床应用】

1. 用于血瘀阻滞所致痛经、闭经、产后腹痛、月经不调等症。

红花辛散温通，能够除产后之恶露，通经脉之滞瘀，是治疗血瘀阻滞的要药，临床上常用于治疗血行不畅瘀血阻滞所致的痛经、闭经、产后腹痛等症，常与桃仁、川芎、芍药配伍使用。

2. 用于跌打损伤、症瘕积聚、胸痹心痛等血瘀作痛之症。

红花入心肝经，有破瘀活血消肿止痛功效，临床上用于治疗跌打损伤、症瘕积聚、胸痹心痛等血瘀作痛诸症，常与三棱、延胡索、丹参等药物配伍使用。

3. 用于风湿痹痛。

红花有活血通经功效，可宣通血脉，柔筋活络，临床上也可用于治疗风湿痹症，常与威灵仙、防己等药物配伍使用。

【用法与用量】

内服：水煎服，3～9g；入散剂或浸酒，鲜者捣汁。外用：研末撒，或水煎外洗。

【注意事项】

月经过多者慎用；孕妇忌用。

【常用配伍】

本品的作用以活血通经祛瘀止痛为主，如配伍桃仁则活血通经，配伍川芎则活血祛瘀，配伍牛膝则活血通络，配伍丹参则祛瘀止痛，在通窍活血汤中配伍川芎则活血通窍，在通瘀煎中配伍当归则祛瘀止痛。

【治疗风湿病方剂】

1. 身痛逐瘀汤（《医林改错》）：由秦艽一钱、川芎二钱、桃仁三钱、红花三钱、甘草二钱、羌活一钱、没药二钱、当归三钱、灵脂（炒）二钱、香附一钱、牛膝三钱、地龙（去土）二钱组成。功效：活血祛瘀，祛风除湿，通痹止痛。主治：痹症有瘀血。

2.通用痛风丸(《丹溪心法》卷四):由天南星(姜制)二两、苍术(泔浸)二两、黄柏(酒炒)二两、川芎一两、白芷半两、神曲(炒)一两、桃仁半两、威灵仙(酒拌)三钱、羌活三钱、防己半两、桂枝三钱、红花(酒洗)一钱半、草龙胆半钱组成。功效:祛风除湿,通痹止痛。痛风有寒、有湿、有热、有痰,有血之不同,此为通治。

【著作论述摘录】

《本草纲目》:“活血,润燥,止痛,散肿,通经。”

《本草易读》:“辛,甘,苦,温,无毒。通经脉之滞瘀。”

【主要化学成分】

红花主要有效成分为黄酮类成分(如羟基红花黄色素、芹菜素等)、生物碱类成分、聚炔及其苷类成分。除此之外,还含有木脂素、甾醇类、多糖等成分。

【治疗风湿病相关药理作用】

红花中的有效成分红花黄色素能够降低血液中炎性介质,发挥较好的抗炎镇痛作用,减轻类风湿关节炎造成的疼痛。红花还能够降低类风湿性关节炎血清中 D-二聚体浓度,改善类风湿性关节炎易栓状态。

八　鸡血藤

【药用来源】

本品为豆科植物密花豆、白花油麻藤、香花岩豆藤或亮叶岩豆藤等的藤茎。全年可采,或 9～10 月采收,截成长约 40cm 的段,晒干。主产于广东、广西、云南、江西、福建等地。

【性状】

本品为椭圆形、长矩圆形或不规则的斜切片,厚 0.3～1cm。栓皮灰棕色,有的可见灰白色斑,栓皮脱落处显红棕色。切面木部红棕色或棕色,导管孔多数;韧皮部有树脂状分泌物呈红棕色至黑棕色,与木部相间排列呈 3～8 个偏心性半圆形环;髓部偏向一侧。质坚硬。气微,味涩。

【别名】

血风、血藤、血风藤、三叶鸡血藤、九层风。

【性味】

苦、甘;温。

【归经】

入肝、肾经。

【功效】

通经活络,补血活血,调经止痛。

【临床应用】

1.用于腰膝酸痛,麻木瘫痪,风湿痹痛。

鸡血藤行血养血,舒筋活络,能治风湿痹痛、肢体瘫痪麻木等症。常配伍祛风湿药或补气、通络之品。

2.用于月经不调,血虚萎黄。

鸡血藤苦而不燥,温而不烈,能补血散瘀,调经止痛。常与当归、香附同用,用治月经不调、痛经等症。与熟地、白芍等同用可治血虚之闭经等。《现代实用中药》称鸡血藤为强壮之补血药,适用于贫血症。

【用法与用量】

内服:水煎服,9～15g,大剂量可用至30g;或浸酒。

【注意事项】

本品阴虚火旺者慎用。

【常用配伍】

本品与四物同用则增强活血补血调经之功效;与桑寄生、蕲蛇、狗脊等药同用则祛风湿、除痹证,强筋骨,活血通络;与黄芪、地龙等配伍则益气舒筋活络。

【治疗风湿病方剂】

鸡血藤汤(《中药临床应用》):由鸡血藤15g、半枫荷15g、当归15g、牛膝9g、枫香寄生15g、海风藤15g、豆豉姜15g组成。水煎服。主治:风湿痹痛。

【著作论述摘录】

《本草纲目拾遗》:“活血,暖腰膝,已风瘫。”

《饮片新参》:“去瘀血,生新血,流利经脉。治暑痧,风血痹症。”

【主要化学成分】

本品主要成分黄酮类、三萜类、苷类、酚类、甾醇类、蒽醌类等。

【治疗风湿病相关药理作用】

鸡血藤多个成分具有抗炎镇痛的作用。鸡血藤水煎液可使热板所致小鼠舔足的痛阈值明显提高;可使醋酸所致小鼠扭体潜伏期明显延长,扭体次数明显减少;可使热水所致小鼠缩尾潜伏期明显延长。证实鸡血藤水煎液具有镇痛作用。

九　虎　杖

【药用来源】

本品为蓼科植物虎杖的干燥根茎和根。春、秋二季采挖,除去须根,洗净,润透,趁鲜切短段或厚片,晒干。产于江苏、浙江、江西、福建、山东、河南、陕西、湖北、云南、四川及贵州等地。

【性状】

本品多为圆柱形短段或不规则厚片,长1～7cm,直径0.5～2.5cm。外皮棕褐色,有纵皱纹及须根痕,切面皮部较薄,木部宽广,棕黄色,射线放射状,皮部与木部较易分离。根茎髓中有隔或呈空洞状。质坚硬。气微,味微苦、涩。

【别名】

苦杖、酸杖、斑杖、酸杆、斑根、酸通、雄黄连、阴阳莲、红贯脚、斑龙紫、活血龙、活血丹。

【性味】

微苦;微寒。

【归经】

入肝、胆、肺经。

【功效】

祛风除湿，利胆退黄，活血通经，祛痰止咳，清热解毒。

【临床应用】

1. 用于风湿痹痛。

虎杖有祛风除湿、活血通经之功效，临床上常用于治疗风湿痹痛，常与鸡血藤等药物共同使用。

2. 用于湿热黄疸、胆结石等症。

虎杖性味苦寒，有清热除湿、利胆退黄等功效，临床上常用于治疗湿热黄疸、胆结石等症，常与茵陈、金钱草配伍使用。

3. 用于闭经、跌打损伤等痛症。

虎杖有活血通经止痛功效，临床上可用于治疗闭经，常与益母草同用。也可用于治疗跌打损伤所致血瘀疼痛等症，临床上常与红花、当归等药物共同使用。

4. 用于肺热喘咳等症。

本品有苦寒泄热、祛痰止咳之效，临床上常用于治疗肺热喘咳等症，常配伍黄芩同用。

【用法与用量】

内服：水服煎，9～15g。外用：适量，制成煎液或油膏涂敷。

【注意事项】

本品活血之功甚著，孕妇服用或可导致堕胎流产。

【常用配伍】

本品的作用以降与通为主，配伍延胡索则活血散瘀，配当归则通达散瘀止痛，配伍茵陈则清热利湿，配伍贝母则化热止咳。在温阳通脉汤中配伍红花则散瘀通痹痛，在益肾蠲痹丸中配伍鸡血藤则祛风通络。

【治疗风湿病方剂】

1. 虎杖散（《太平圣惠方》）：由虎杖、当归各一两半，桂心、赤芍药、川芎、桃仁、天雄、枳实、羌活、防风、秦艽、木香各一两组成。研为散，每服三钱，加生姜，水煎服。用于治白虎风，血脉结滞，骨髓疼痛，发作无时。

2.虎杖饮(《圣济总录》):由虎杖、柴胡、五味子、熟地黄、茯苓、陈皮、麦冬、黄芩、甘草各一两半,人参一两,桂枝、黄芪、芍药、当归各二两组成。主治:男子、妇人冷劳,身体羸瘦,食不化,心腹痞满,呕吐吞酸,面色萎黄,甚则心腹常痛,大肠泻痢,手足逆冷,骨节酸痛。

3.桑枝虎杖汤(《中医方剂临床手册》上海人民出版社1973年):由桑枝30g、虎杖根15g、金雀根30g、臭梧桐30g、红枣10枚组成,水煎服。功效:祛风湿,通经络,止疼痛。主治:风湿或劳损,关节肌肉痹痛,手脚麻木。症见:动作不利,舌淡苔白,脉弦细。

【著作论述摘录】

《药性论》:"治大热烦躁,止渴,利小便,压一切热毒。"

《滇南本草》:"攻诸肿毒,止咽喉疼痛,利小便,走经络。"

《本草拾遗》:"主风在骨节间及血瘀。煮汁作酒服之。"

【主要化学成分】

虎杖主要有效成分为蒽醌类衍生物、芪类化合物、芪三酚及其苷芪三酚苷,如蒽苷A、蒽苷B、虎杖苷、白藜芦醇等,同时还含有大黄酚、大黄素甲醚、大黄酸、异槲皮苷、虎杖素等成分。

【治疗风湿病相关药理作用】

虎杖中的蒽醌类、黄酮类、苯丙素类等成分具有抗炎作用,虎杖苷、白黎芦醇等成分能降低尿酸水平,保护肾功能。虎杖中的白藜芦醇能够降低滑膜细胞中TNF-α的异常表达,抑制成纤维样滑膜细胞的增殖与分化,从而减轻关节局部慢性炎症反应。虎杖蒽醌能够影响炎性因子TNF-α、HIF-1α、MMP-2和MMP-9的表达,从而有效抑制类风湿性关节炎的病理进展。虎杖大黄素能够调控病患体内NO/NOS系统,抑制类风湿性关节炎滑膜细胞的增殖,抑制血管翳增生,减缓类风湿病理进展。

十　金雀根

【药用来源】

本品为豆科植物锦鸡儿的根或根皮。全年可采,挖得后洗净泥沙，除去须根及黑褐色栓皮，鲜用或晒干用。或再剖去木心，将净皮切段后晒干。主产于浙江、江苏、四川等地。

【性状】

本品呈圆柱形，未去栓皮时褐色，有纵皱纹，并有稀疏不规则的凸出横纹。已去栓皮者多为淡黄色，间有横裂痕。根皮为单卷的圆条或条块，长 12～20cm，径 1～2.5cm，厚 3～7mm，卷筒的一侧有剖开的纵裂口，内表面淡棕色。质坚韧，断面白色，微黄，有肉质，并有多数纤维。味苦。根皮以内厚，色微黄、完整无破碎者为佳。

【别名】

白心皮、阳雀花根、板参、土黄芪、野黄芪。

【性味】

辛、苦；平。

【归经】

入肺、脾经。

【功效】

清肺益脾，活血通脉。

【临床应用】

1. 用于虚损劳热，咳嗽。

金雀根辛苦平，清肺止咳，又可补虚，可用于肺虚劳咳。

2. 用于关节痛风，跌打损伤。

金雀根能活血止痛，常与桑枝、木瓜配伍治风湿痹痛；也可治跌打损伤。

【用法与用量】

内服：水煎服，15～30g。

【注意事项】

本品使用不宜过量。

【常用配伍】

本品与杏仁配伍可止咳定喘，与党参配伍可健脾养胃，与苍术配伍可健脾利湿，与阿胶配伍可滋阴润肺，与桑枝配伍可祛风通络。

【治疗风湿病方剂】

桑枝虎杖汤(《中医方剂临床手册》):由桑枝15～30g、虎杖根9～15g、金雀根15～30g、臭梧桐根15～30g、枣10枚组成。功效:祛风湿,通经络,止疼痛。主治:风湿病,四肢麻木,筋骨酸痛。

【著作论述摘录】

《本草纲目拾遗》:"暖筋骨,疗痛风,性能追风活血,兼通血脉,消结毒。"

《植物名实图考》:"补筋骨。"

【主要化学成分】

本品主要成分为生物碱、苷类、皂苷和淀粉等。

【治疗风湿病相关药理作用】

二苯乙烯苷具有抗骨质疏松症作用。乙酸乙酯部位具有抗炎作用,能抑制炎症通路的激活和炎症介质的分泌,减轻软骨受损和血管翳的形成。

十一 泽 兰

【药用来源】

本品为唇形科植物毛叶地瓜儿苗的干燥地上部分。夏秋季为主要采收季节,待其枝叶茂盛时割取全草,洗净晒干备用。主产地为黑龙江、吉林、辽宁等地,除此之外,河北、陕西、贵州、云南等省份也有生产种植。

【性状】

本品茎呈方柱形,少分枝,四面均有浅纵沟,长50～100cm,直径0.2～0.6cm。表面黄绿色或带绿色,节处紫色明显,有白色茸毛;质脆,断面黄白色,髓部中空。叶对生,有短柄;叶片多皱缩,展平后呈披针形或长圆形,长5～10cm;上表面黑绿色,下表面灰绿色,密具腺点,两面均有短毛;先端尖,边缘有锯齿。花簇生叶腋成轮状,花冠多脱落,苞片及花萼宿存,黄褐色。气微,味淡。

【别名】

地瓜儿苗、地笋、虎兰、龙枣、红梗草、奶孩儿。

【性味】

苦、辛；微温。

【归经】

归肝、脾经。

【功效】

活血祛瘀，利水消肿。

【临床应用】

1.用于痛经、闭经、产后腹痛等痛症。

泽兰性味辛散温通，入足厥阴血分，有补肝泄脾调经祛瘀功效，为妇科调经要药，常用于治妇科痛经、闭经、产后腹痛等症，常与当归、丹参、芍药配伍使用。

2.用于跌仆损伤、症瘕积聚等血瘀阻滞引发的诸般痛症及痈疽肿痛。

泽兰有活血化瘀消肿功效，能够破宿血除症瘕，消仆损瘀血，临床上用于治疗跌打损伤、症瘕积聚等血瘀作痛之症，常与红花、川芎等药物配伍，用于痈疽肿痛等症，常与金银花等药物配伍。

3.用于产后小便不利、颜面浮肿等症。

泽兰味苦胜湿，有利水消肿功效，临床上常用于治疗妇女产后小便不利、颜面浮肿等症，常与防己配伍使用。

4.用于风湿痹痛。

泽兰有活血祛瘀行水功效，可除风逐湿，临床上也可用于治疗风湿痹症，常与牛膝、当归尾等药物配伍使用。

【用法与用量】

内服：水煎服，6～12g。

【注意事项】

孕妇慎用。

【常用配伍】

本品的作用以活血祛瘀利水为主，如配伍丹参则活血调经，配伍红花则活血祛瘀，配伍金银花则清热止痛，配伍防己则利水消肿。在泽兰丸中配伍当归则活血调经，在新伤续断汤中配伍延胡索则通络止痛。

【治疗风湿病方剂】

大圣通真丸(《博济》卷四)：由马鸣退二两、人参一两、甘草(炮)二两、防风一两一分、当归(炙)二两、芍药二两、桔梗三两、石膏(研如粉)二两、白芷一两一分、干姜(炮)一两、附子(炮)一两、川芎一两、藁本一两、泽兰三两一分、白芜荑一两、川椒(出汗，取红)三两、柏子仁一两、石茱萸(醋炒)一两一分、蝉蜕(炒)二两、苍术(炒)一两、白薇一两、白术一两、厚朴(入生姜汁涂，炙令香熟)一两一分、木香一两、黄耆一两、牛膝一两组成。功效：通经除湿，通痹止痛。主治：八风，十二痹，寒气，乳风，血瘀，胎不安，子死腹中。兼治伤寒。

【著作论述摘录】

《本草便读》："泽兰，入肝脾而解散，除风逐湿，行经络以分消。"

《医林纂要》："补肝泻脾，和气血，利筋脉。"

【主要化学成分】

本品主要有效成分为酚酸类化合物(原儿茶醛、原儿茶酸、咖啡酸)、糖类化合物(如泽兰糖、葡萄糖、水苏糖)、黄酮苷化合物、皂苷、酚类，除此之外，还含有鞣质、挥发油等成分。

【治疗风湿病相关药理作用】

泽兰有抗凝血、降脂、护肝、抗氧化、改善免疫力、镇静、镇痛等治疗风湿病相关药理作用，配伍土茯苓、萆薢、苍术、楮实子、熟附片等，治疗风湿性关节炎(痛风)、水肿、肾系疾病(慢性肾炎、肾病综合征、慢性肾功能衰竭等)、泌尿系疾病。泽兰可有效提升小鼠免疫系统活性，究其内因源于泽兰中具有多糖，且多为半乳糖，可有效提升小鼠机体免疫力。泽兰能消除指、腕关节肿胀，对于泽兰药理的研究也明确了其改善血液流变，抗血小板聚集现象，抗炎镇痛等作用。

十二　茜　草

【药用来源】

本品为茜草科多年生蔓生植物茜草的根。以春秋两季为主要采收季节，采收时采挖后去除茎苗及细须根，洗净泥土，晒干后即可。主产地为陕西、河北、河南、山东，此外其他省份也有生产。

【性状】

本品呈结节状，丛生粗细不等的根。根呈圆柱形，略弯曲，长10～25cm，直径0.2～1cm；表面红棕色或暗棕色，具细纵皱纹及少数细根痕；皮部脱落处呈黄红色。质脆，易折断，断面平坦皮部狭，紫红色，木部宽广，浅黄红色，导管孔多数。气微，味微苦，久嚼刺舌。

【别名】

血见愁、五爪龙、蒨草、地血、牛蔓、茹藘、染绯草、八仙草、金线草。

【性味】

苦；寒。

【归经】

入肝经。

【功效】

凉血止血，祛瘀通经。

【临床应用】

1.用于血热妄行所致的各种出血症。

茜草性味苦寒，有凉血止血之功效，临床上常用于治疗血热妄行血不归经所致的出血症，如吐血、衄血、便血、尿血、崩漏等，常与侧柏叶、艾叶、生地、生榆、大蓟、小蓟配伍使用。

2.用于瘀血阻滞所致的闭经痛经、跌打损伤等症。

茜草生用行血活血、消瘀通经效果显著。临床上可用于血瘀所致闭经痛经，常与乌贼骨、当归、香附配伍；可用于治疗血瘀所致跌打伤痛，常与桃仁、红花配伍。

3.用于痹症。

茜草乃行血凉血之要药,加之药性寒凉,入血能够通瘀活络,临床上常用于治疗痹症。用于风湿痹痛,常配伍忍冬藤、络石藤;用于风寒湿痹,常配伍川乌、独活。

【用法与用量】

内服:水煎服,6～10g。

【注意事项】

本品性味苦寒,活血之力较强,脾胃虚寒及无瘀滞者忌服。血虚、血少者不宜用。

【常用配伍】

本品既能活血祛瘀,又能凉血止血。如配伍黄芩则凉血止血,配伍黄芪则补气摄血、收涩固脱,配伍丹参则活血通经,配伍红藤则化瘀止痛,配伍忍冬藤则清热祛瘀通络,配伍海风藤则祛风除湿。在固冲汤中配伍黄芪则益气健脾、固冲摄血痛,在利湿化瘀饮中配伍当归则活血祛瘀、清热化湿。

【治疗风湿病方剂】

茜草通脉汤(《翁恭方》):由茜草 12g、丹参 12g、地鳖 6g、王不留行 12g 克、木瓜 9g、薏米仁 20g、青风藤 9g、川牛膝 9g、茯苓 12g、黄柏 6g 组成。功效:通络利湿,活血化瘀。主治:湿壅经络,瘀毒内阻,血脉不利。

【著作论述摘录】

《名医别录》:"主痹及热中,伤跌折。"

《本草经疏》:"主寒湿风痹,黄疸,补中。"

【主要化学成分】

本品主要成分为多种羟基蒽醌衍生物,如茜草素、异茜草素、羟基茜草素、伪羟基茜草素、茜草酸、茜草苷、大黄素甲醚等。此外还含有萘醌衍生物以及β-谷甾醇、胡萝卜苷和环己肽类化合物。

【治疗风湿病相关药理作用】

茜草中的有效成分茜草总蒽醌能够显著降低外周血以及关节滑膜液中 IL-1、IL-6、TNF-α 的含量,从而抑制血管内皮细胞黏附分子的表达，减少血管翳的形成，有效改善类风湿关节炎关节肿胀疼痛的症状。

十三　香　附

【药用来源】

本品为莎草科植物莎草的干燥根茎。秋季采挖，燎去毛须，置沸水中略煮或蒸透后晒干，或燎后直接晒干。主产于山东、浙江、湖南、河南等地。其他地区亦有生产。其中山东产者称东香附，浙江产者称南香附，品质较好。

【性状】

本品多呈纺锤形，有的略弯曲，长2～3.5cm，直径0.5～1cm。表面棕褐色或黑褐色，有纵皱纹，并有6～10个略隆起的环节，节上有未除净的棕色毛须及须根断痕；去净毛须者较光滑，环节不明显。质硬，经蒸煮者断面黄棕色或红棕色，角质样；生晒者断面色白而显粉性，内皮层环纹明显，中柱色较深，点状维管束散在。气香，味微苦。

【别名】

莎草、香附子、雷公头、三棱草、香头草、回头青、雀头香。

【性味】

辛、微苦、微甘；平。

【归经】

入肝、脾、三焦经。

【功效】

行气解郁，理气宽中，调经止痛。

【临床应用】

1.用于肝气郁结之胸胁及胃腹胀痛。

本品主入肝经气分，芳香辛行，散肝气之郁结，苦味疏泄以平肝气之横逆。治肝气郁结之胁肋胀痛，多配柴胡、川芎、枳壳等。治寒凝气滞、肝气犯胃之胃脘疼痛，可配高良姜(名良附丸)。若治寒疝腹痛，多与小茴香、乌药、吴茱萸等同用。治气、血、痰、火、湿、食六郁所致的胸膈痞满、脘腹胀痛、呕吐吞酸、饮食不化等，可配川芎、苍术、栀子等。

2. 用于肝气郁结之月经不调、小腹胀痛，乳房胀痛。

本品辛行苦泄，善于疏理肝气，调经止痛。治月经不调、痛经，可单用，或与柴胡、川芎、当归同用；若治乳房胀痛，多与柴胡、青皮、瓜蒌皮等同用。

3. 用于气滞腹痛。

本品味辛能行而长于止痛，能入脾经，而有宽中、消食下气等作用。治疗脘腹胀痛、胸膈噎塞、嗳气吞酸、纳呆，配伍砂仁、甘草；治寒凝气滞之行经腹痛可配艾叶。

【用法与用量】

内服：水煎服，6～9g；或入丸、散。外用：研末撒、调敷或作饼热熨。

【注意事项】

凡气虚无滞、阴虚血热者忌服。

【常用配伍】

本品味辛而行，有行气解郁、调经止痛作用。常配伍柴胡、青皮疏肝理气，治胸胁痛、小腹胀痛；配砂仁宽中理气，消食和胃；配高良姜治胃寒痛；配艾叶治寒凝气滞之行经腹痛。

【治疗风湿病方剂】

1. 治偏正头痛（《澹寮方》）：由川芎二两、香附子（炒）四两组成。上为末。以茶调服，得腊茶清尤好。

2.《外科发挥》：香附为末，酒和，量疮大小，做饼覆患处，以热熨斗熨之。治瘰疬流注肿块，或风寒袭于经络，结肿或痛，未成者内消，已成者自溃。若风寒湿毒，宜用姜汁做饼。

【著作论述摘录】

《本草纲目》："散时气寒疫，利三焦，解六郁，消饮食积聚，痰饮痞满，跗肿，腹胀，脚气，止心腹、肢体、头、目、齿、耳诸痛，痈疽疮疡，吐血，下血，尿血，妇人崩漏带下，月候不调，胎前产后百病。"

【主要化学成分】

本品主要成分含葡萄糖、果糖、淀粉、挥发油。挥发油中含：β-蒎烯、莰烯、1,8-桉叶素、柠檬烯、对-聚伞花素、香附子烯、芹子三烯、β-芹子烯、α-香附酮、β-香附酮、绿叶萜烯酮、α(β)-莎草醇、香附醇、异香附醇、环氧莎草薁、香附醇酮、莎草薁酮、考布松及异考布松。根部含有抑制某些真菌发育的物质。

【治疗风湿病相关药理作用】

香附滴油丸中α-香附酮具有抗炎镇痛的作用，能够显著减轻小鼠足跖及耳郭肿胀，降低小鼠腹腔毛细血管通透性，提高疼痛痛阈。香附的不同炮制品对二甲苯诱导引起小鼠耳肿胀急性非特异性炎症具有明显的抑制作用，可应用于风湿免疫类疾病。

十四 桃 仁

【药用来源】

本品为蔷薇科植物桃的干燥成熟种子。夏季为主要采收季节，果实成熟时摘取，除去果肉和核壳，取出种子，晒干。主产地为山东、河南、陕西等地。

【性状】

本品呈扁长卵形，长1.2～1.8cm，宽0.8～1.2cm，厚0.2～0.4cm。表面黄棕色至红棕色，密布颗粒状突起。一端尖，中部膨大，另端钝圆稍扁斜，边缘较薄。尖端一侧有短线形种脐，圆端有颜色略深不甚明显的合点，自合点处散出多数纵向维管束。种皮薄，子叶二，类白色，富油性。气微，味微苦。

【别名】

山桃仁、毛桃仁、扁桃仁。

【性味】

苦、甘；平。

【归经】

归心、肝、大肠经。

【功效】

活血祛瘀，润肠通便，平喘止咳。

【临床应用】

1. 用于血瘀阻滞所致痛经、闭经、产后腹痛等症。

桃仁性味苦平微甘，入手足厥阴血分，能够泄血滞，生新血，为血瘀血闭的常用药物，临床上常用于治疗血行不畅瘀血阻滞所致的痛经、闭经等症，常与红花、川芎、芍药配伍使用。

2. 用于跌打损伤、症瘕积聚、肺痈肠痈等血瘀作痛之症。

桃仁入心肝经，有破血行瘀除症消瘕功效，临床上用于治疗跌打损伤、症瘕积聚、肺痈肠痈等血瘀作痛之症，常与大黄、芍药、丹皮等药物配伍使用。

3. 用于肠燥便秘。

桃仁滑利，善润燥结，有润肠通便之功效，临床上常用于治疗肠燥便秘等症，常与柏子仁、火麻仁等配伍使用。

4. 用于咳嗽气喘。

桃仁有利水除痰止咳平喘功效，临床上也可用于治疗咳嗽气喘等症，常与杏仁配伍使用。

5. 用于风湿痹痛。

桃仁有活血祛瘀功效，可疏通气血，柔筋活络，临床上也可用于治疗风湿痹症，常与威灵仙、当归尾等药物配伍使用。

【用法与用量】

内服：水煎服，4.5～9g。

【注意事项】

月经过多者慎用，孕妇慎用。

【常用配伍】

本品的作用以活血祛瘀润肠为主，如配伍红花则活血祛瘀，配伍川芎则祛瘀止痛，配伍柏子仁则润肠通便，配伍杏仁则止咳平喘。在旋覆花汤中配伍当归尾则活血祛瘀，在膈下逐瘀汤中配伍枳实则活血止痛。

【治疗风湿病方剂】

1.身痛逐瘀汤(《医林改错》):由秦艽一钱、川芎二钱、桃仁三钱、红花三钱、甘草二钱、羌活一钱、没药二钱、当归三钱、灵脂(炒)二钱、香附一钱、牛膝三钱、地龙(去土)二钱组成。功效:活血祛瘀,祛风除湿,通痹止痛。主治:痹症有瘀血。

2.通用痛风丸(《丹溪心法》卷四):由天南星(姜制)二两、苍术(泔浸)二两、黄柏(酒炒)二两、川芎一两、白芷半两、神曲(炒)一两、桃仁半两、威灵仙(酒拌)三钱、羌活三钱、防己半两、桂枝三钱、红花(酒洗)一钱半、草龙胆半钱组成。功效:祛风除湿,通痹止痛。痛风有寒、有湿、有热、有痰,有血之不同,此为通治。

3.桃红饮(《类证治裁》卷五):由桃仁、红花、当归尾、川芎、威灵仙各三钱组成。功效:活血祛瘀,祛风利痹。主治:各种痹证,尤其是败血入络,四肢麻木疼痛。

【著作论述摘录】

《药品化义》:"桃仁,走肝经,主破蓄血,逐月水,及遍身疼痛,周身木痹。"

【主要化学成分】

桃仁主要有效成分为脂肪油,其中主要为油酸甘油酯和少量亚油酸甘油酯,除此之外,还含有苦杏仁苷、苦杏仁酶、氨基酸、蛋白质、挥发油等成分。

【治疗风湿病相关药理作用】

桃仁中的乙醇提取物能够抑制血液中炎性物质的产生,起到较好的抗炎作用,减缓类风湿性关节炎的炎性病变。桃仁水煎剂及提取物还能减轻足跖肿胀,起到较好的镇痛作用,有效改善类风湿关节炎的关节肿胀疼痛症状。

十五 夏天无

【药用来源】

本品为罂粟科植物伏生紫堇的干燥块茎。春季或初夏出苗后采挖，除去茎、叶及须根，洗净，干燥。产于湖南、福建、台湾、浙江、江苏、安徽、江西等地。

【性状】

本品呈类球形、长圆形或不规则块状，长0.5～3cm，直径0.5～2.5cm。表面灰黄色、暗绿色或黑褐色，有瘤状突起和不明显的细皱纹，顶端钝圆，可见茎痕，四周有淡黄色点状叶痕及须根痕。质硬，断面黄白色或黄色，颗粒状或角质样，有的略带粉性。气微，味苦。

【别名】

伏地延胡索、无柄紫堇、一粒金丹、洞里神仙、野延胡、飞来牡丹、落水珠。

【性味】

苦、微辛；温。

【归经】

入肝经。

【功效】

活血止痛，舒筋活络，祛风除湿。

【临床应用】

1.用于中风偏瘫，跌扑损伤。

夏天无能行气活血，入肝经，可平抑肝阳，可与钩藤、桑寄生等同用，治肝阳上亢之中风、头痛等症状。用于跌扑损伤，瘀肿疼痛，可与乳香、没药同用。

2.用于风湿痹痛。

夏天无能祛风除湿，舒筋活络，故可治风湿痹痛，关节不利，常与威灵仙、独活、羌活等同用，尤宜于气滞血瘀之关节肿痛。

【用法与用量】

内服：水煎服，6～12g。或研末，1～3g。亦可制成丸剂。

【注意事项】

本品孕妇忌用。

【常用配伍】

本品配独活能除痹止痛，配熟地能平肝阳、滋肾阴，配丹参能活血化瘀、舒筋通络。

【治疗风湿病方剂】

治风湿性关节炎(江西《中草药学》):夏天无粉每次服三钱,日二次。

【著作论述摘录】

《浙江民间常用草药》:“行血,活血,止血,止痛,镇痉。”

【主要化学成分】

本品主要成分为延胡索乙素、原阿片碱、空褐鳞碱、藤荷包牡丹定碱等多种生物碱。

【治疗风湿病相关药理作用】

夏天无所含生物碱具有镇痛、镇静作用,能改善关节周围的血管通透性,抑制炎性介质的释放。

十六　益母草

【药用来源】

本品为唇形科植物益母草的新鲜或干燥地上部分。鲜品春季幼苗期至初夏花前期采割;干品夏季茎叶茂盛、花未开或初开时采割,晒干,或切段晒干。我国大部分地区均产。

【性状】

1. 鲜益母草:幼苗期无茎,基生叶圆心形,边缘5～9浅裂,每裂片有2～3钝齿。花前期茎呈方柱形,上部多分枝,四面凹下成纵沟,长30～60cm,直径0.2～0.5cm;表面青绿色;质鲜嫩,断面中部有髓。叶交互对生,有柄;叶片青绿色,质鲜嫩,揉之有汁;下部茎生叶掌状3裂,上部叶羽状深裂或浅裂成3片,裂片全缘或具少数锯齿。气微,味微苦。

2. 干益母草:茎表面灰绿色或黄绿色;体轻,质韧,断面中部有髓。叶片灰绿色,多皱缩、破碎,易脱落。轮伞花序腋生,小花淡紫色,花萼筒状,花冠二唇形。切段者长约2cm。

【别名】

益母蒿、益母艾、红花艾、坤草、茺蔚、三角胡麻、四楞子棵、益母、益明、大札、臭秽、贞蔚、苦低草、郁臭草、土质汗、野天麻、火枚、负担、辣母藤、郁臭苗、猪麻、扒骨风、枯草、苦草、田芝麻棵、小暑草、陀螺艾、地落艾、红花益母草、月母草、旋风草、油耙菜、野油麻、四棱草、铁麻干、红梗玉米膏、地母草。

【性味】

苦、辛;微寒。

【归经】

归肝、心包、膀胱经。

【功效】

活血调经,利尿消肿,消热解毒。

【临床应用】

1.用于血滞闭经、痛经、经行不畅、产后瘀滞腹痛、恶露不尽等。

本品苦泄辛散,主入血分,善于活血调经,祛瘀通经,为妇科经产要药,故有益母之名。可单用熬膏,亦可配当归、川芎、乳香等,加强活血调经之功。

2.用于水肿,小便不利。

本品既能利尿消肿,又能活血化瘀,对水瘀互阻的水肿尤为适宜。可单用,亦可与白茅根、泽兰等同用。

3.用于跌打损伤、疮痈肿毒、皮肤痒疹等。

本品有清热解毒消肿之功,又能活血化瘀止痛,可单药外用,亦可与黄柏、苦参等配伍治疮痈肿毒,与当归、川芎等配伍治跌扑肿痛。

【用法与用量】

内服:水煎服,9～30g,鲜品可用12～40g;熬膏或入丸、散服。外用:煎水洗或捣敷。

【注意事项】

孕妇禁用。阴虚血少者忌服。

【常用配伍】

本品主入血分，行瘀血而新血不伤，养新血而瘀血不滞。与主入气分的香附相配，有加强活血化瘀之功，治疗血瘀气滞，月经不调，经前腹胀痛，产后瘀阻腹痛及跌打损伤等症；与性善下行的川牛膝相配，有活血祛瘀、急下死胎之功，治疗子死胞门，交骨不开；与具活血行气止痛之功的元胡相配，治疗气滞血瘀之痛经；与祛瘀止血的蒲黄相配，治疗产后瘀血、恶露不尽或恶露不下。

【治疗风湿病方剂】

金不换神仙膏（《古今医鉴》卷十六）：由川芎五钱、白芷五钱、生地黄五钱、熟地黄五钱、当归五钱、白术五钱、苍术五钱、陈皮五钱、香附五钱、枳壳五钱、乌药五钱、半夏五钱、青皮五钱、细辛五钱、知母五钱、贝母五钱、杏仁五钱、桑白皮五钱、黄连五钱、黄芩五钱、黄柏五钱、栀子五钱、大黄五钱、柴胡五钱、薄荷五钱、赤芍五钱、木通五钱、桃仁五钱、玄参五钱、猪苓五钱、泽泻五钱、桔梗五钱、前胡五钱、升麻五钱、麻黄五钱、牛膝五钱、杜仲五钱、山药五钱、远志五钱、续断五钱、良姜五钱、何首乌五钱、甘草五钱、连翘五钱、藁本五钱、茵陈五钱、地榆五钱、防风五钱、荆芥五钱、羌活五钱、独活五钱、金银花五钱、白蒺藜五钱、苦参五钱、僵蚕五钱、天麻五钱、南星五钱、川乌五钱、草乌五钱、威灵仙五钱、白鲜皮五钱、五加皮五钱、青风藤五钱、益母草五钱、两头尖五钱、五倍子五钱、大风子五钱、巴豆五钱、穿山甲五钱、芫花五钱、蜈蚣二十条、苍耳头七个、桃枝三十、柳枝三十、榆枝三十、槐枝三十、桑枝三十、楝枝三十、楮枝三十、枫枝三十组成。功效：生肌定痛，调血祛风湿。主治：劳伤筋骨疼痛，痰喘咳嗽，左瘫右痪，手足麻木，赤白痢疾，疝气，疟疾，偏正头风，心气疼痛，寒湿脚气，男子遗精白浊，女子赤白带下，一切无名肿毒，跌打损伤。

【著作论述摘录】

《本草求真》："益母草，消水行血，去瘀生新，调经解毒，为胎前胎后要剂。"

《本草汇言》："益母草，行血养血，行血而不伤新血，养血而不滞风血，诚为血家之圣药也。……眼目科以之治血脉瞳人及头风眼病，以功能行血而去风也。”

《本草便读》：“入肝行血，辛苦微寒，消水逐风，敷围散肿，花能外散兼行表，子则行中带补阴。”

【主要化学成分】

益母草全草含益母草碱、水苏碱、前西班牙夏罗草酮、西班牙夏罗草酮、鼬瓣花二萜、前益母草二萜及益母草二萜。细叶益母草含益母草碱、水苏碱、益母草定、益母草宁等多种生物碱，苯甲酸、多量氯化钾、月桂酸、亚麻酸、油酸、甾醇、维生素A、芸香苷等黄酮类；又含精氨酸、4-胍基-1-丁醇、4-胍基-丁酸、水苏糖。

【治疗风湿病相关药理作用】

益母草碱能有效控制CIA小鼠关节炎症，抑制滑膜炎症的发生及骨关节骨质的破坏。有研究发现转录共激活因子(TAZ)参与了炎症反应的发生，促进炎性细胞因子的表达，促进CD4＋T细胞向Th17细胞分化，益母草碱能够抑制TAZ的表达，从而逆转TAZ的影响。益母草碱还通过P38介导的NF-κB信号通路和JNK MAPK信号通路调控RA中成纤维细胞样滑膜细胞(FLS))相关炎性细胞因子及MMPs的表达和FLS在体外迁移、侵袭的功能。益母草的活性成分山柰酚及槲皮素在类风湿关节炎的治疗中也具有重要地位。山柰酚通过抑制成纤维细胞生长因子受体3-核糖体S6激酶2信号轴的传导和阻断MAPK途径的活化抑制RA成纤维细胞样滑膜细胞的增殖和迁移以及活化的T细胞介导的炎性细胞因子如IL-17、IL-21和TNF-α的释放，从而预防类风湿性关节炎的发展；槲皮素对关节炎炎症反应有强效抑制作用，减少Th17分化，显著降低在RA发展中起关键作用的NLRP3、Caspase-1和IL-1β的蛋白表达，显著降低RA的代表性特征，如软骨内关节损伤、炎性细胞浸润和血管形成，通过上调lncRNAMALAT1促进RA中成纤维细胞样滑膜细胞的凋亡。

第七章　活血止痛类

凡以通行血脉、活络止痛为主要作用，用于治疗风湿痹病的药物，都属于活血止痛类。本类药多为辛散温通之品，具有疏通血脉、活血散瘀、调经止痛、散疼消肿等功效，主要治疗脉络痹阻引起的疼痛。此类中药味多辛苦，主归肝心经，入血分。善于走散通行，而有通利血脉、散瘀止痛的作用。

本类药容易伤胃，长期应用可导致脾胃虚弱或虚寒。有些药物本身有偏性，可导致毒性反应，甚至部分病人会出现肝肾损害，都需要引起注意。

常用药物主要包括三七、三棱、土鳖虫、川芎、天仙藤、五灵脂、延胡索、自然铜、血竭、刘寄奴、苏木、没药、郁金、乳香、降香、姜黄、莪术、蒲黄等。

一　三　七

【药用来源】

本品为五加科人参树植物三七的块根。秋季为主要采挖季节，入秋后在其开花前采挖，采挖其根部后洗净，剪除细根晒干备用。主产地为广西、云南等地，此外江西、湖北等省份也有生产。

【性状】

本品呈类圆锥形或圆柱形，长 1～6cm，直径 1～4cm。表面灰褐色或灰黄色，有断续的纵皱纹及支根痕。顶端有茎痕，周围有瘤状突起。体重，质坚实，断面灰绿色、黄绿色或灰白色，木部微呈放射状排列。气微，味苦回甜。筋条呈圆柱形，长 2～6cm，上端直径约 0.8cm，下端直径约 0.3cm。剪口呈不规则的皱缩块状及条状，表面有数个明显的茎痕及环纹，断面中心灰白色，边缘灰色。

【别名】

田七、参三七、汉三七、滇七、山漆、金不换。

【性味】

甘、微苦；温。

【归经】

归肝、胃经。

【功效】

散瘀止血，消肿定痛。

【临床应用】

1.用于便血、吐血、衄血、尿血、崩漏、外伤出血等出血疾病。

三七有良好的止血作用，被称为止血之神药，临床上常用于治疗便血、吐血、衄血、尿血、崩漏、外伤出血等出血疾病，常与阿胶、生地、血余炭等配伍使用。

2.用于血瘀所致产后腹痛、跌打伤痛等症。

三七性温，有通脉行瘀、消肿止痛之功效，尤其长于止痛，临床上常用于治疗血瘀所致产后腹痛、跌打伤痛等症，常与延胡索、赤芍等配伍使用。

3.用于风湿痹痛等症。

三七有活血化瘀止痛之功，可用于痹症日久所致气血不通、经脉不畅，临床上常与羌活、桑枝等配伍使用。

【用法与用量】

内服：水煎服，3～9g；研末，1～3g。外用：磨汁涂、研末撒或调敷。

【注意事项】

三七活血化瘀之力较强，孕妇慎服。三七善化瘀血，能损新血，无瘀者勿用。

【常用配伍】

本品的作用以活血化瘀止痛为主，如配伍红花则活血散瘀，配伍延胡索则活血止痛，配伍血余炭则定痛止血，配伍牛膝则活血通络，配伍川芎则活血定痛，配伍当归则调经理血。

【治疗风湿病方剂】

赵府神应比天膏(《惠直堂方》卷四)：由当归二两、红花二两、生地黄二两、川芎二两、芍药二两、苏木二两、羌活一两、独活一两、蓬术(蓬莪术)(煨)一两、防风一两、荆芥一两、野菊花一两、骨碎补(去皮毛)一两、猪牙皂一两、苦参一两、牛膝一两、三棱(煨)一两、白蔹一两、山甲(炙)一两、续断一两、蝉蜕一两、全蝎(汤泡三次)一两、山豆根一两、地龙(去泥)一两、甘松一两、三奈一两、槐枝一两、柳枝一两、桃枝一两、榆枝一两、夏枯草一两、露蜂房一两、白果三个(去壳)、天南星一两五钱、半夏一两五钱、男血余(皂角水洗)三两、胎发二十丸、白花蛇(去头尾)一条、桑白皮二两、连翘二两、金银花二两、川贝母二两、山茨菇二两、木别仁二两、甘草二两、大黄二两、桃仁二两、杏仁二两、川黄连(去须)二两、何首乌二两、五味子二两、黄芪二两、合欢花二两、象皮二两、昆布(洗去盐味)二两、凤凰退二两、川附子一个、黄芩四两、射干(洗)四两、黄柏四两、乌药四两、玄参四两、五加皮四两、天麻四两、人参四两、大力子(牛蒡子)四两、肉桂四两、豨莶草四两(以上为粗药)、雄黄二两、银朱六钱、朱砂二两、花蕊石(为粗末，用硫黄末二两搅匀，入阳城罐内封固，炼一日取出)二两、石膏(煅)二两、赤石脂二两、自然铜二两(二味各入倾银罐内煅红，醋淬七次，埋土中一宿，去火气)、云母石一两、乳香(同龙骨研)三两、龙骨(照自然铜制)二两、阿魏(同自然铜研)一两、没药(炙，同赤石脂研)三两、血竭(同石膏研)二两五钱、儿茶(同云母石研)二两、安息香五钱、珍珠(同安息香研)五钱、丹珠(即人血，或用山羊血代)一两、牛黄(同雄黄研)三两、麝香(同银朱六钱研)四钱、冰片(同朱砂研)二钱、蝻蛇胆(同雄黄研)五钱、沉香一两五钱、檀香一两五钱、丁香五钱、木香一两五钱、降香五钱(以上不用火)、三七一两、苏合香二两五钱(以上为细末)、黄蜡三两、白蜡三两、苏合油四两、淘鹅油四两组成。功效：活血化瘀、舒筋活络。主治：身体疼痛、半身不遂、风湿及噎膈、气蛊。

【著作论述摘录】

《本草从新》:“散瘀定痛”。

《本草纲目》:“止血,散血,定痛。”

《本草纲目拾遗》:“人参补气第一,三七补血第一,味同而功亦等,故称人参三七,为中药之最珍贵者。”

《玉楸药解》:“和营止血,通脉行瘀,行瘀血而敛新血。”

【主要化学成分】

三七块根主要含三七皂苷A、三七皂苷B,二者水解后分别生成皂苷元A、皂苷元B及一分子葡萄糖。三七块根除含有皂苷外,尚含有生物碱和黄酮苷。

【治疗风湿病相关药理作用】

三七中的人参二醇苷能够抑制炎症引起的毛细血管通透性增加以及关节肿胀,提高痛觉阈值,有着较好的消炎镇痛作用,能够有效减缓类风湿性关节炎引发的关节肿胀与疼痛。三七总皂苷能够抑制炎症因子表达,改善类风湿性关节炎内环境平衡,增强抗炎镇痛作用。三七块根对动物实验性“关节炎”有预防和治疗作用。

二 三 棱

【药用来源】

本品为黑三棱科植物黑三棱的干燥块茎。冬季至次年春采挖,洗净,削去外皮,晒干。主产于江苏、河南、山东、江西等地。

【性状】

本品呈圆锥形,略扁,长2～6cm,直径2～4cm。表面黄白色或灰黄色,有刀削痕,须根痕小点状,略呈横向环状排列。体重,质坚实。气微,味淡,嚼之微有麻辣感。

【别名】

草根、京三棱、红蒲根、光三棱、草三棱、鸡爪棱、黑三棱、石三棱、泡三棱。

【性味】

辛、苦;平。

【归经】

归肝、脾经。

【功效】

破血行气,消积止痛。

【临床应用】

用治症瘕积聚,气血凝滞,心腹疼痛,胁下胀疼,闭经,产后瘀血腹痛,跌打损伤,疮肿坚硬。

本品与莪术相同,两者常配伍使用,但三棱偏于破血,莪术偏于破气,两者同用能加强破血行气作用,治症瘕积聚、月经不调(闭经、痛经)。

【用法与用量】

内服:水煎服,5～10g;或入丸、散服。

【注意事项】

气虚体弱、血枯闭经者及孕妇忌服。不宜与芒硝、玄明粉同用。

【常用配伍】

本品善入血分,破瘀血通经脉,可与莪术、牛膝、延胡索等同用治症瘕积聚、闭经腹痛,与莪术、丹参、败酱草等同用治肠痈腹痛;本品又能走气分,行气消积止痛,常配伍莪术、青皮、山楂等治食积脘腹胀痛,配伍莪术、瓜蒌等治血瘀气结之胸痹。

【治疗风湿病方剂】

1. 茴香散(《医方类聚》卷十引《简要济众方》):由舶上茴香(炒)一两、金毛狗脊(刮去皮毛)一两、黑牵牛(微炒)二两组成。主治:膀胱气肿硬,上下不定,腰膝气滞疼痛,行履艰难。

2. 宝珍膏(《中医伤科学讲义》):由生地、茅术、枳壳、五加皮、莪术、桃仁、山柰、当归、川乌、陈皮、乌药、三棱、大黄、首乌、草乌、柴胡、防风、刘寄奴、牙皂、肉桂、羌活、威灵仙、赤芍、南星、香附、荆芥、白芷、海风藤、藁本、续断、良姜、独活、麻黄、甘松、连翘各 9 克,川芎15克，血余60克，黄丹9克，肉桂、麝香、木香、附子各6克，冰片、樟脑、小茴香、乳香、没药、阿魏、细辛各9克组成。主治：风湿性关节痛及跌打损伤。

【著作论述摘录】

《日华子本草》："味甘，淡，凉。治妇人血脉不调，心腹痛，落腰消恶血，补劳，通月经，治气胀，消扑损瘀血，产后腹痛血运，并宿血不下。"

【主要化学成分】

本品含挥发油，其中主要成分为苯乙醇、对苯二酚、十六酸，还有去氢木香内酯、3，4-二氢-8-羟基-3-甲基-1H2-苯并吡喃-4-酮、1-羟基-2-乙酰基-4-甲基苯、β榄香烯、2-呋喃醇、2-乙酰基吡咯等共21个成分。又含多种有机酸：琥珀酸，三棱酸，9-11-十八碳二烯酸，9-12-十八碳二烯酸，10-十九烯酸，11-二十烯酸，苯甲酸，3-苯-2-丙烯酸，壬二酸，癸二酸，以及含有C8-C10、C12、C14-C20的脂肪酸。还含刺芒柄花素、豆甾醇、β-谷甾醇、胡萝卜苷。

【治疗风湿病相关药理作用】

本品镇痛作用显著，以挥发油的乙酸乙酯萃取物镇痛效果最佳，三棱总黄酮次之。三棱可以通过抑制炎症因子的释放、减少炎症介质，缓解炎症反应，其机制可能与其阻断TLR2和TLR4信号传导中的早期胞内事件而选择性地拮抗TLR2和TLR4有关。

三　土鳖虫

【药用来源】

本品为鳖蠊科昆虫地鳖或冀地鳖的雌虫干燥体。捕捉后，置沸水中烫死，晒干或烘干。全国各地均有分布。

【性状】

本品呈扁平卵形，长1.3～3cm，宽1.2～2.4cm。前端较窄，后端较宽，背部紫褐色，具光泽，无翅。前胸背板较发达，盖住头部；腹背板9节，呈覆瓦状排列。腹面红棕色，头部较小，有丝状触角

1对,常脱落。胸部有足3对,具细毛和刺。腹部有横环节。质松脆,易碎。气腥臭,味微咸。

【别名】

地鳖虫、土元、地乌龟、蟅虫。

【性味】

咸;寒,有小毒。

【归经】

入肝经。

【功效】

活血散瘀,通经止痛。

【临床应用】

用于筋骨折伤,瘀血闭经,症瘕痞块。

土鳖虫咸寒软坚,能入血分,具有活血化瘀、通经止痛的功效。可与桃仁、大黄同用治瘀血下腹痛;或与乳香、没药等同用治跌打损伤。

【用法与用量】

内服:水煎服,3～9g。

【注意事项】

孕妇禁服。

【常用配伍】

本品与续断配伍使用可补肝肾,续筋骨;与大黄配伍使用可破血逐瘀,通经止痛。

【治疗风湿病方剂】

1.大黄蟅虫丸(《金匮要略》):由大黄(蒸)十分、黄芩二两、甘草三两、桃仁一升、杏仁一升、芍药四两、干地黄十两、干漆一两、虻虫一升、水蛭百枚、蛴螬一升、蟅虫半升组成。上十二味,末之,炼蜜和丸,小豆大。酒饮服五丸,日三服。主治:五劳虚极羸瘦,腹满,不能饮食,食伤,忧伤,饮伤,房室伤,饥伤,劳伤,经络荣卫气伤,内有干血,肌肤甲错,两目黯黑。

2.下瘀血汤(《金匮要略》):由大黄三两、桃仁二十枚、䗪虫(熬,去足)二十枚组成。上三味,末之,炼蜜和为四丸。以酒一升,煎一丸,取八合,顿服之,新血下如豚肝。主治:产妇腹痛,腹中有干血着脐下,亦主经水不利。

【著作论述摘录】

《本草再新》:“消水肿,败毒。”

《分类草药性》:“治跌打损伤,风湿筋骨痛。”

【主要化学成分】

本品主要成分为挥发油和氨基酸等。

【治疗风湿病相关药理作用】

地鳖肽能抑制IL-6、TNF-α的表达,具有抗炎作用。土鳖虫提取物能提高小鼠痛阈,有镇痛作用。

四川芎

【药用来源】

本品为伞形科藁本属多年生植物川芎的根茎。五月下旬采挖后,除叶,晒干,去须切片备用。主产地为四川,此外江苏、浙江、云南、湖北、贵州、甘肃、广西等地也有栽培。

【性状】

本品为不规则结节状拳形团块,直径2～7cm。表面黄褐色,粗糙皱缩,有多数平行隆起的轮节,顶端有凹陷的类圆形茎痕,下侧及轮节上有多数小瘤状根痕。质坚实,不易折断,断面黄白色或灰黄色,散有黄棕色的油室,形成层呈波状环纹。气浓香,味苦、辛。稍有麻舌感,微回甜。

【别名】

芎䓖、贯芎、抚芎、台芎、西芎、芎穷、胡芎、酒芎、山鞠芎、杜芎。

【性味】

辛;温。

【归经】

入肝、胆、心包经。

【功效】

活血行气,祛风止痛。

【临床应用】

1.用于风湿痹痛。

川芎性温升散,祛风止痛功效甚佳,有旁通络脉作用。临床上常用于治疗风湿痹阻、肢节疼痛等症,常配伍羌活、当归、姜黄等等同用。

2.用于头痛。

本品秉性升散,上行头目,为治头痛之要药。临床上常用于治疗头痛等症。如外感风寒头痛,常配伍白芷、细辛、羌活等同用;风热头痛,常配伍升麻、藁本、黄芩等同用;风湿头痛,常配伍羌活、藁本、防风等同用;血瘀头痛,常配伍赤芍、红花、麝香等同用。

3.用于血瘀气滞、月经不调、跌打损伤等痛症。

川芎辛香行散,温通血脉,既能活血祛瘀,又能行气通滞,前人称之为"血中之气药",有通气达血之功效。临床上常用于治疗气滞血瘀诸般痛症。如治肝血瘀阻,胸胁刺痛,常配伍桃仁、红花等同用;治跌仆损伤,瘀肿疼痛,常配伍乳香、没药、三七等同用。本品也为妇科活血调经之要药,临床上也常用于妇科痛症。如治血瘀寒凝经行腹痛、闭经,常配伍当归、吴茱萸、桂心等同用;治气血瘀滞月经不调、痛经,常配伍赤芍、当归、延胡索等同用;治产后血瘀腹痛、恶露不行,常配伍益母草、桃仁等同用。

【用法与用量】

内服:水煎服,3～10g;研末服,1.5～3g。

【注意事项】

本品辛温升散,阴虚火旺、舌红口干者不宜使用,月经过多及有其他出血性疾病者也不宜应用。

【常用配伍】

本品的作用以行气与活血为主,如配伍羌活则祛风通络,配伍红花则通达气血,配伍白芷则祛风止痛,配伍桃仁则行气祛瘀。在川芎茶调散中配伍防风则疏风止痛,配伍赤芍则活血和营。

【治疗风湿病方剂】

1.蠲痹汤(《医学心悟》):由羌活一钱、独活一钱、桂心五分、秦艽一钱、当归三钱、川芎七分、甘草(炙)五分、海风藤二钱、桑枝三钱、乳香(透明者)八分、木香八分组成。功效:祛风除湿,蠲痹止痛。主治:风寒湿三气合而成痹。

2.身痛逐瘀汤(《医林改错》):由秦艽一钱、川芎二钱、桃仁三钱、红花三钱、甘草二钱、羌活一钱、没药二钱、当归三钱、灵脂(炒)二钱、香附一钱、牛膝三钱、地龙(去土)二钱组成。功效:活血祛瘀,祛风除湿,通痹止痛。主治:痹症有瘀血。

3.茯苓川芎汤(《黄帝素问宣明论方》):由赤苓一钱半,桑皮、防风各一钱,官桂五分,川芎一钱二分,芍药、麻黄各一钱组成。功效:祛风除湿,通络行痹。主治:着痹不去,四肢麻,拘挛浮肿。

4.续断丸(《奇效良方》):由当归(炒)、川续断萆各一两,川芎七钱五分,天麻、防风、附子各一两,乳香、没药各五钱为末组成。功效:祛风除湿,活血通络。主治:风湿流注,四肢浮肿,肌肉麻痹。

5.通痹散(《奇效良方》):由独活、川芎、天麻、当归、白术各等分组成。功效:祛风散寒,健脾化湿,活血通痹。主治:风寒湿邪侵袭下焦,两足至膝寒冷如冰不能自举。

【著作论述摘录】

《神农本草经》:"主中风入脑。头痛,寒痹,筋挛缓急。"

《医学衷中参西录》:"其温窜之力,又能通气活血,治周身拘挛。"

【主要化学成分】

本品主要成分为多种生物碱及生物内酯,如川芎嗪、黑麦草碱、藁本内酯、新蛇床内酯等,另含酚类、有机酚酸等等。

【治疗风湿病相关药理作用】

川芎嗪能够影响滑膜细胞中 TNF-α 的异常表达,调控关节滑膜细胞的增殖与凋亡,能够抑制炎症局部区域相关炎症介质如 IL-8、IL-12、IL-33 的产生,从而改善关节局部慢性炎症,川芎嗪能够抑制破骨细胞的分化与骨吸收，减轻骨破坏，还可以抑制血管内皮细胞的有丝分裂，降低滑膜血管密度，减缓血管翳的形成，从而有效抑制类风湿性关节炎的病理进展。

五　天仙藤

【药用来源】

本品为马兜铃科植物马兜铃的茎叶。秋季霜降前落叶时为主要采收季节，采收时割挖地上部分茎叶，去除杂质，晒干捆扎后备用。主产地为浙江、江苏、湖北等地，此外，陕西、江西、河南等省份也有生产。

【性状】

本品呈细长圆柱形，略扭曲，直径 1～3mm；表面黄绿色或淡黄褐色，有纵棱及节，节间不等长；质脆，易折断，断面有数个大小不等的维管束。叶互生，多皱缩、破碎，完整叶片展平后呈三角状狭卵形或三角状宽卵形，基部心形，暗绿色或淡黄褐色，基生叶脉明显，叶柄细长。气清香，味淡。

【别名】

马兜铃藤、青木香藤、香藤、三百两根。

【性味】

苦；温。

【归经】

归肝、脾、肾经。

【功效】

活血止痛，理气祛湿。

【临床应用】

1. 用于胃痛、疝气痛、产后腹痛等气血瘀滞痛症。

天仙藤性温通，入肝经，有活血止痛功效，为流气活血、治诸痛症之药。临床上常用于治疗胃痛、疝气痛、产后腹痛等气血瘀滞痛症，常与木香、香附、乌药等药物配伍使用。

2.用于妊娠水肿等症。

天仙藤味苦渗湿，有祛湿功效，临床上常用于治疗妊娠水肿，常与香附、乌药共同使用。

3.用于风湿痹症。

天仙藤活血祛湿，通顺经络，临床上常用于治疗风湿痹痛，常与威灵仙、独活等配伍使用。

【用法与用量】

内服：水煎服，4.5～9g。

【注意事项】

本品含有马兜铃酸等肾毒性药物，故肾功能不全者禁用。体虚者慎用。

【常用配伍】

本品的作用以活血通络祛湿为主，如配伍木香则活血理气，配伍香附则活血祛湿，配伍威灵仙则祛湿通络。在香附散中配伍香附则祛湿消肿，在五皮五藤饮中配伍海风藤则祛湿通络。

【治疗风湿病方剂】

洗手荣筋方（《慈禧光绪医方选议》）：由桂枝尖二钱、赤芍二钱、没药一钱五分、乳香一钱、宣木瓜三钱、秦艽二钱、丝瓜一钱、甲珠二钱、天仙藤三钱组成。功效：通络化瘀，祛风止痛。主治：风湿痹痛偏于上肢者。

【著作论述摘录】

《本草再新》："天仙藤入肝、脾、肾三经。凉血活血，去风利湿，走经络，兼治腰腿肿疼。"

《饮片新参》："天仙藤苦清香。主散风湿，通络，治肢节痹痛。"

【主要化学成分】

天仙藤主要有效成分有马兜铃酸、木兰花碱和β-谷甾醇等。

【治疗风湿病相关药理作用】

本品中的马兜铃酸对实验性小鼠皮肤毛细血管通透性的增高有明显的抑制作用。

六　五灵脂

【药用来源】

本品为鼯鼠科动物橙足鼯鼠或其他近缘生物如飞鼠科生物小飞鼠的干燥粪便。全年均可采收，但以春秋两季为主，采收时从其居住的洞穴处掏取即可，掏取后捡去其中混杂的砂土、泥渣等杂质后晒干醋炒后即可入药使用。主产地为河北、山西、甘肃等地，此外吉林、新疆、北京等地也有生产。

【性状】

1. 灵脂块，又名糖灵脂。呈不规则的块状，大小不一。表面黑棕色、红棕色或灰棕色，凹凸不平，有油润性光泽，黏附的颗粒呈长椭圆形，表面常裂碎，显纤维性。质硬，断面黄棕色或棕褐色，不平坦，有的可见颗粒，间或有黄棕色树脂状物质。气腥臭。

2. 灵脂米，又名散灵脂，为长椭圆形颗粒，长 5～15mm，直径 3～6mm。表面黑棕色、红棕色或灰棕色，较平滑或微粗糙，常可见淡黄色的纤维残痕，有的略具光泽。体轻，质松，易折断，断面黄绿色或黄褐色，不平坦，纤维性。气微。

【别名】

灵脂、糖灵脂、灵脂块、灵脂米。

【性味】

甘；温。

【归经】

入肝、脾经。

【功效】

活血止痛，化瘀止血，消积解毒。

【临床应用】

1. 用于瘀血阻滞所致的胸腹作痛、产后瘀血腹痛、闭经痛经。

五灵脂入肝经，肝主血，因此本药有散血活血通利血脉而止诸般痛症之效，乃治疗血瘀疼痛之要药。临床上可用于治疗血瘀阻滞所致胸腹疼痛，常配伍蒲黄；可用于治疗痛经、闭经、产后血瘀腹痛，常配伍当归、益母草；可用于治疗脘腹作痛，常配伍延胡索、香附；可用于治疗心胸疼痛，常配伍丹参、川芎。

2.用于内有瘀滞的出血症。

五灵脂炒用，既能化瘀，又可止血，临床上可用于妇女崩漏出血、血不归经，常配伍三七、蒲黄同用。

3.用于血瘀痹阻。

五灵脂活血化瘀，临床上常用于治疗气血瘀滞久痹缠绵，常配伍羌活、川芎、乳香同用。

【用法与用量】

内服：水煎服，5～10g；或入丸、散服。外用：研末调敷。

【注意事项】

本品活血化瘀之力较强，孕妇忌服。血虚无瘀者忌用。本品不宜与人参共用。

【常用配伍】

本品的作用以活血与止痛为主，如配伍没药则活血止痛，配伍川芎则活血祛瘀，配伍丹参则化瘀止痛，配伍三七则化瘀止血。在失笑散中配伍蒲黄则活血化瘀止痛，在身痛逐瘀汤中配伍秦艽则活血祛瘀、通经活络。

【治疗风湿病方剂】

1.身痛逐瘀汤(《医林改错》)：由秦艽一钱、川芎二钱、桃仁三钱、红花三钱、甘草二钱、羌活一钱、没药二钱、当归三钱、灵脂(炒)二钱、香附一钱、牛膝三钱、地龙(去土)二钱组成。功效：活血祛瘀，祛风除湿，通痹止痛。主治：痹症有瘀血。

2.川乌丸(《朱氏集验方》卷三)：由川乌、当归、杜仲、骨碎补、五灵脂各等分组成。功效：活血祛风，舒筋通络。主治：风痹，荣卫不行，四肢疼痛。

3.乳香没药丸(《奇效良方》)：由乳香(另研)、没药(另研)、骨碎补(去毛)、五灵脂(去土)、缩砂仁、白附子、甜瓜子、牛膝(酒浸一宿)、当归(去芦)、干木瓜、地龙(去土)、木鳖子各一两,白牵牛(微炒)三两组成。功效:活血止痛,舒筋祛风。主治:远年近日风湿脚气攻注脚膝,或肿或疼,筋挛不能屈伸,脚不能踏地,以及一切疼痛往来不已。

4.乳香宣经圆(《太平惠民和剂局方》):由川楝子(炒)、牵牛子(炒)、乌药(去木)、茴香(淘去沙土,炒)、陈皮(去白,微炙)、防风各二两,乳香(研)、草乌(乌豆一合同煮,竹刀切透黑,去皮,尖,焙)、五灵脂(酒浸,淘去沙石,晒干,研)各半两,威灵仙(去芦,洗)二两组成。功效:活血祛风,通络止痛。主治:体虚为风、湿、寒、暑进袭,四气相搏,半身不遂,手足顽麻,骨节烦疼。

【著作论述摘录】

《本草纲目》:"五灵脂,足厥阴肝经药也;气味俱厚,阴中之阴,故入血分。肝主血,故能治血病,散血和血而止诸病。"

【主要化学成分】

本品主要成分为多种尿素、尿酸、尿嘧啶等含氮物质,还含有加可酸、乌苏酸、斯里酸-3-氧-反-对-香豆酸酯等三萜类成分。

【治疗风湿病相关药理作用】

五灵脂中乙酸乙酯提取物能够显著抑制炎症介质前列腺素的合成与释放,减轻炎症所带来的疼痛。同时其提取物还可以降低全血、血浆黏度,减轻关节肿胀。可以通过诸般综合作用有效缓解类风湿性关节炎造成的关节肿胀疼痛等症状。

七　延胡索

【药用来源】

本品为罂粟科多年生草本植物延胡索的块茎。当年5～6月为主要采收期,采收时待植物茎叶枯萎后挖取,挖取后搓掉浮皮,洗净烫煮至内部无白心时拿出晾干即可应用。主产地为浙江,此外河北、山东、江苏等省份也有栽培。

【性状】

本品呈不规则的扁球形，直径 0.5～1.5cm。表面黄色或黄褐色，有不规则网状皱纹。顶端有略凹陷的茎痕，底部常有疙瘩状凸起。质硬而脆，断面黄色，角质样，有蜡样光泽。气微，味苦。

【别名】

延胡、玄胡索、元胡。

【性味】

辛、苦；温。

【归经】

入肝、脾经。

【功效】

活血，行气，止痛。

【临床应用】

1. 用于气滞血瘀引发的心胸、脘腹、肢体疼痛同，痛经，疝气诸般痛症。

本品辛散苦泄温通，既入气分，又入血分，既能行血中之气，又可行气中之血，对于气滞血瘀引发的诸般痛症有着良好的止痛效果。临床上可用于治疗气滞血瘀引发的胁肋脘腹疼痛，常配伍川楝子、当归、芍药；可用于治疗胸痹心痛，常配伍丹参、薤白可用于治疗跌打损伤气血瘀滞作痛，常配伍川芎、乳香、没药。

2. 用于风湿痹痛。

延胡索辛散温通，临床上也常用于治疗风湿痹痛，常与秦艽、桂枝配伍使用。

【用法与用量】

内服：水煎服，3～10g；研末服用，每次 1.5～3g；或入丸、散服。

【注意事项】

血热气虚者及孕妇忌服。

【常用配伍】

本品的作用以活血行气止痛为主，如配伍川芎则活血止痛，配伍川楝子则疏肝行气，配伍乌药则活血顺气，配伍当归则补血止痛。在少腹逐瘀汤散中配伍没药则利气散瘀，在橘核丸中配伍桃仁则活血行气、软坚止痛。

【治疗风湿病方剂】

1. 大效虎骨散(《妇人大全良方》)：由虎骨(酥炙)、败龟(醋炙)、当归、桂心、龙(去土)、牛膝、漏芦、威灵仙、延胡索、自然铜(制)组成。功效：活血除湿，祛风通络。主治：血风走疰疼痛，丈夫筋骨疼，以及打伤折疼痛甚者。

2. 坐骨丸(《章次公医案》)：由党参、当归、延胡索、木瓜、甘草各 60g，续断 90g，全蝎、落得打、甘松各 30g，蜈蚣 20 条，蜂房 2 只组成。功效：益气活血，舒筋止痛。主治：气血两虚，寒湿痹阻。

【著作论述摘录】

《本草纲目》："活血，利气，止痛，通小便。"

《本草备要》："入手足太阴(肺、脾)、厥阴(心包、肝)经。能行血中气滞，气中血滞，通小便，除风痹。"

《日华子本草》："除风，治气，暖腰膝，破症癖、扑损瘀血，落胎，及暴腰痛。"

【主要化学成分】

本品主要成分为多种生物碱如延胡索甲素、乙素、丑素、癸素，另含刺激性挥发油及羟链霉素(Reticulin)、豆甾醇、油酸、亚油酸、亚麻酸等。

【治疗风湿病相关药理作用】

延胡索中的生物碱如延胡索甲素、延胡索乙素均有着良好的镇痛、镇静、催眠、抗焦虑的作用，其中延胡索乙素效果更加明显。研究表明，延胡索乙素能够阻断中枢多巴胺受体，加强脑干下行痛觉调制系统的抗痛功能，抑制中枢及外周疼痛，同时延胡索水煎液也能够有效减轻急慢性炎症引发的疼痛。通过各种综合作用机制，可以有效缓解类风湿关节炎引起的疼痛不适等症状。

八　自然铜

【药用来源】

本品为天然硫化铁黄铁矿矿石。全年均可生产，矿区捡取后洗净去除杂质后备用。全国各地均有分布。

【性状】

本品多为立方体晶形，集合体呈致密块状。表面亮淡黄色，有金属光泽；有的黄棕色或棕褐色，无金属光泽。具条纹，条痕绿黑色或棕红色。体重，质坚硬或稍脆，易砸碎。断面黄白色，有金属光泽；或断面棕褐色，可见银白色亮星。

【别名】

石髓铅、方块铜。

【性味】

辛；平。

【归经】

归肝经。

【功效】

散瘀止痛，续筋接骨。

【临床应用】

1. 用于跌打损伤、骨折筋断、血瘀疼痛等伤科疾病。

自然铜性味辛平，入肝经，擅续筋接骨、活血散瘀，为伤科专用之品，伤科折伤要药，可散瘀止痛、续筋接骨。临床上常用于治疗跌打损伤、骨折筋断、血瘀作痛等伤科痛症，常与续断、当归、骨碎补配伍使用。

2. 用于风湿痹痛等症。

自然铜有活血通经祛湿之功效，临床上也可用于治疗风湿痹痛，常与乳香、没药等药物共同使用。

【用法与用量】

内服：水煎服，3～9g，宜先煎；或入丸、散服，每次0.1～0.3g。

外用:研末调敷。

【注意事项】

本品味辛,活血祛瘀功效甚著,阴虚火旺、血虚无瘀者慎服。孕妇慎服。

【常用配伍】

本品的作用以活血祛瘀止痛为主,如配伍续断则续筋接骨,配伍当归则活血祛瘀,配伍川芎则活血止痛,配伍木瓜则舒筋活络。在大活血丸中配伍乳香则活血止痛,在新伤续断汤中配伍骨碎补则续筋接骨。

【治疗风湿病方剂】

木瓜虎骨丸(《圣济总录》卷八十一):由木瓜(宣州者,去皮瓤,焙)一枚,麒麟竭(研)、没药(研)各一两,乳香(研)半两(以上三味同研令匀,入在木瓜中,却以圆盖子盖定,用黑豆一斗,水淘过,安木瓜在内,都用豆盖,令蒸烂取出,沙盆内研成膏),虎胫骨(涂酒炙)一两,木香、自然铜(醋淬七遍)、枫香脂、败龟(醋炙,去裙襕)、骨碎补(去毛)、甜瓜子、桂(去粗皮)、当归(切,焙)各一两,地龙(去土)二两,安息香(重汤内酒熬,去滓)一两组成。功效:祛风除湿,通经活络。主治:风毒脚气,疼痛无力,筋脉拘急,行步艰难。

【著作论述摘录】

《玉楸药解》:"破血消瘿,疗风湿瘫痪之属。收湿之力,与无名异同。"

《本草经疏》:"自然铜乃入血行血,续筋接骨之药也。凡折伤则血瘀而作痛,辛能散瘀滞之血,破积聚之气,则痛止而伤自和也。"

《日华子本草》:"排脓,消瘀血,续筋骨,治产后血邪,安心,止惊悸。以酒磨服。"

《开宝本草》:"疗折伤,散血止痛,破积聚。"

【主要化学成分】

自然铜主要成分为二硫化铁,此外还含有铜、镍、砷、锑、硅、钡、铅等杂质。

【治疗风湿病相关药理作用】

自然铜醋粹后有良好的镇痛作用，能有效缓解类风湿性关节炎带来的关节疼痛症状。

九血竭

【药用来源】

本品为棕榈科植物麒麟竭的果实及树干中渗出的树脂。秋季采收。采集果实，置蒸笼内蒸煮，使树脂渗出；或将树干砍破或钻以若干小孔，使树脂自然渗出，凝固而成。打碎研末用。主产于印度尼西亚、马来西亚、伊朗等国，我国的广东、台湾等地也有种植。

【性状】

本品略呈类圆四方形或方砖形，表面暗红粉，有光泽，附有因摩擦而成的红粉。质硬而脆，破碎面红色，研粉为砖红色。气微，味淡。在水中不溶，在热水中软化。

【别名】

麒麟竭、海蜡、麒麟血、木血竭。

【性味】

甘、咸；平。

【归经】

入心、肝经。

【功效】

活血定痛，化瘀止血，敛疮生肌。

【临床应用】

1. 用于跌打损伤，瘀滞心腹疼痛。

本品入血分而散瘀止痛，为伤科及其他瘀滞痛证要药。治跌打损伤，筋骨疼痛，常配乳香、没药、儿茶等；治产后瘀滞腹痛、痛经、闭经及其他瘀血心腹刺痛，配伍当归、莪术、三棱等。

2.用于外伤出血。

本品既能散瘀，又能止血，止血不留瘀，适用于瘀血阻滞、血不归经之出血病证，如外伤出血、血痔肠风等。既可单用研末外敷患处，亦可配伍儿茶、乳香、没药等。

3.用于疮疡不敛。

本品外用，有敛疮生肌之功，可用治疮疡久溃不敛之证，可单用本品研末外敷，亦可配伍乳香、没药等。

【用法与用量】

内服：多入丸、散服，研末服，每次1～2g。外用：研末撒或入膏药内敷贴。

【注意事项】

无瘀血者不宜用，孕妇及月经期患者忌用。

【常用配伍】

本品的作用为活血定痛，化瘀止血，敛疮生肌。常配伍乳香、没药、儿茶，治跌打损伤，筋骨疼痛；配伍当归、莪术、三棱，治产后瘀滞腹痛、痛经、闭经及其他瘀血心腹刺痛；配伍乳香、没药，治疮疡久溃不敛。

【治疗风湿病方剂】

七厘散(《中华药典》)：由血竭500g、乳香(制)75g、没药(制)75g、红花75g、儿茶120g、冰片6g、麝香6g、朱砂60g组成。功效：化瘀消肿、止血止痛。主治：跌扑损伤，血瘀疼痛，外伤出血。

【著作论述摘录】

《唐本草》："主五脏邪气，带下，止痛，破积血，金创生肉。"

《海药本草》："主打伤折损，一切疼痛，补虚及血气搅刺，内伤血聚，并宜酒服。"

《本草纲目》："散滞血诸痛，妇人血气，小儿瘈疭。"

【主要化学成分】

本品含血竭素、血竭红素、去甲基血竭素、去甲基血竭红素及黄烷醇、查耳酮、树脂酸等成分。

【治疗风湿病相关药理作用】

血竭具有活血、止血、抗炎、镇痛、抗肿瘤等作用。复方血竭止痛擦剂外用能使大鼠皮肤人工创伤性水肿和瘀斑明显减轻,瘀斑面积明显缩小;能减少醋酸致小鼠扭体反应次数,延长热板法小鼠疼痛反应的潜伏期;明显抑制角叉菜胶致大鼠足肿和棉球肉芽肿。血竭对化学致炎剂引起的炎症反应有抑制作用,从而起到镇痛作用。复方血竭可纠正异常的免疫功能,从而有利于炎症的消除及组织的修复。

十　刘寄奴

【药用来源】

本品为菊科植物奇蒿的带花全草。秋季盛开时采收,采收时将其连根拔起洗净晒干后即可使用。主产地为江苏、江西、浙江等地,此外广东、广西、福建、云南等地也有种植。

【性状】

本品枝茎长 60～90cm,通常已弯折,直径 2～4mm,表面棕黄色至棕褐色,常被白色毛茸,茎质坚而硬,折断面呈纤维状,黄白色,中央白色而疏松。叶互生,通常干枯皱缩或脱落,表面暗绿色,背面灰绿色,密被白毛,质脆易破碎或脱落,枝梢带花穗,枯黄色。气芳香,味淡。以叶绿、花穗黄而多、无霉斑及杂质者为佳。

【别名】

六月雪、九里光、金寄奴、九牛草、苦连婆。

【性味】

辛、微苦;温。

【归经】

入心、肝、脾经。

【功效】

散瘀止痛,破血通经,消食化积。

【临床应用】

1.用于跌打伤痛、血瘀肿痛、出血证。

刘寄奴性温味苦辛,苦能降下,辛温行散,为金疮要药,临床上用于治疗跌打损伤血瘀气滞所致的诸般疼痛,常与骨碎补、延胡索配伍使用。刘寄奴生用止血效果较好,临床上常用于外伤出血、便血等出血证。

2.用于血瘀闭经、产后腹痛等症。

刘寄奴性善行走。专入血分,有通经止痛功效,临床上可用于治疗妇女血瘀闭阻所致闭经、痛经以及产后瘀滞腹痛等症。临床上常与红花、川芎、当归等药共用。

3.用于积食腹痛、痢疾。

刘寄奴入脾经,有醒脾开胃化积止痢功效,临床上用于治疗食积腹痛、赤白泻痢等症,临床上常与山楂、麦芽、鸡内金共同使用。

【用法与用量】

内服:水煎服,5～10g;消积单味可用至15～30g;或入散剂。外用:适量捣敷或研末撒用。

【注意事项】

本品专功破血,有堕胎耗气功效,孕妇慎用,气血虚弱、脾虚作泄者忌服。

【常用配伍】

本品以散瘀止痛、破血通经功效为主,如配伍红花则活血祛瘀,配伍当归则调经止痛,配伍延胡索则祛瘀止痛,配伍白术则祛湿止痢。在败酱汤中配伍川芎则活血化瘀,在流伤饮中配伍骨碎补则祛瘀生新。

【治疗风湿病方剂】

寄奴汤(《辨证录》卷二):由白术一两、茯苓三钱、肉桂一钱、柴胡一钱、刘寄奴两钱组成。主治:小便艰涩,道涩如淋,而下身生疼,时而升上有如疝气。

【著作论述摘录】

《本草汇》:“刘寄奴,入手少阴、足太阴经。通经佐破血之方,散郁辅辛香之剂。”

《本草经疏》:“刘寄奴草,其味苦,其气温,揉之有香气,故应兼辛。”

【主要化学成分】

本品主要含挥发油类成分,如桂皮酸、桂皮酸酯、奇蒿内酯;还含有黄酮类成分,如奇蒿黄酮、异泽蓝黄素;以及香豆素类成分,如莨菪葶等。

【治疗风湿病相关药理作用】

刘寄奴具有抗血栓形成、抗凝血等作用。还具有解除平滑肌痉挛、加速血液循环和促进凝血等作用。

十一 苏 木

【药用来源】

本品为豆科云实属植物苏木的干燥心材。秋季为主要采伐季节,采伐后去除树皮及边材,留取心材晒干备用。主产地为广西、广东、云南、台湾等地,此外贵州、四川等省份也有生产。

【性状】

本品呈长圆柱形或对剖半圆柱形,长10～100cm,直径3～12cm。表面黄红色至棕红色,具刀削痕,常见纵向裂缝。横断面略具光泽,年轮明显,有的可见暗棕色、质松、带亮星的髓部。质坚硬。气微,味微涩。

【别名】

苏枋、苏方、苏方木、棕木。

【性味】

甘、咸;平。

【归经】

归心、肝、脾经。

【功效】

活血祛瘀,消肿止痛。

【临床应用】

1.用于血瘀血滞所致闭经、痛经、产后腹痛等症。

苏木入三阴血分，为诸血家要药，善行瘀血，临床上常用于治疗血瘀血滞所致的痛经、闭经、产后腹痛等症，常与当归、益母草、香附配伍使用。

2.用于跌打损伤血瘀作痛等症。

苏木有破血消瘀消肿止痛之功，临床上用于治疗跌打损伤后血瘀作痛等症，常与乳香、没药、蒲黄等药物配伍使用。

3.用于风湿痹痛等症。

苏木善宣表里之风邪，又能行血通经，可以除风去痹，临床上也常用于治疗风湿痹痛，常与牛膝、威灵仙、络石藤等配伍使用。

【用法与用量】

内服：水煎服，3～9g；研末或熬膏。外用：研末撒。

【注意事项】

月经过多者慎服，血虚无瘀者不宜服用，孕妇忌服。

【常用配伍】

本品的作用以破血祛瘀通经疗伤为主，如配伍红花则活血祛瘀，配伍香附则活血痛经，配伍牛膝则活血通络，配伍蒲黄则消肿止痛。在八厘散中配伍血竭则祛瘀止痛，在宁坤丸中配伍香附则调经止痛。

【治疗风湿病方剂】

摄风酒（《奇效良方》）：由寻风藤一两、五加皮一两半、虎胫骨二钱半、乌药五钱、石楠叶二钱半、青木香二钱半、苍术五钱、骨碎补七钱半、三角尖（石上生者）一两、威灵仙二钱半、川续断二钱半、当归二钱半、滴乳香二钱半、川羌活二钱半、北细辛二钱半、青藤根一两、川牛膝四钱、防风五钱、甘草节五钱、苏木五钱、南木香二钱半、石薜荔（石上生者佳）一两、生姜一两半、川乌头（一只，分作四份，只生用一份）组成。功效：祛风除湿、舒筋活络。主治：白虎历节风，诸般风湿流注四肢，大风鹤膝，一切风疾。

【著作论述摘录】

《本草撮要》:“功专行血去瘀,宣表里之风。”

《本草从新》;“行血去瘀,宣表里之风。”

【主要化学成分】

苏木主要有效成分为原苏木素(如原苏木素A、原苏木素B、异原苏木素)、苏木素(如巴西苏木素、3,-O一甲基巴西苏木素、氧化苏木素)、高异黄酮、苏木查耳酮等化合物,除此之外,还含有二苯类、甾醇、挥发油、有机酸及氨基酸等。

【治疗风湿病相关药理作用】

苏木中的有效成分苏木醇能够抑制炎症分子TNF-O、IL-6、IL-1的产生,发挥较好的抗炎镇痛作用,能够有效减轻类风湿关节炎带来的炎性疼痛。苏木的有效成分巴西苏木素能够抑制RA成纤维样滑膜细胞的增殖,延缓类风湿关节炎的病理进展。

十二　没　药

【药用来源】

本品为橄榄科没药属卡氏没药树及其他同属植物树干皮部渗出的油胶树脂。当年11月至次年2月为主要采收期,这一时期树干会渗出黄白色油胶状树脂,数天后冷却凝固成红棕色硬块时即可采集。主产地为索马里、埃塞俄比亚及阿拉伯半岛南部,此外印度也有种植。

【性状】

本品初渗出的为黄白色液体,在空气中逐渐变为红棕色硬块。干燥的胶树脂呈不规则颗粒状或粘结成团块,大小不一,一般直径约2.5cm,有的可达10cm,红棕色或黄棕色,表面粗糙,覆有粉尘。质坚脆,破碎面呈不规则颗粒状,带棕色油样光泽,并伴有白色小点或线纹,薄片半透明。与水共研则成黄色乳状液。气微弱而芳香,味苦微辛。以块大、棕红色、香气浓而杂质少者为佳。

【别名】

明没药、末药。

【性味】

辛，苦；平。

【归经】

入心、肝、脾经。

【功效】

活血散瘀止痛，外用消肿生肌。

【临床应用】

1. 用于跌打损伤及痈疽肿痛。

没药性走窜，有活血散瘀、行气止痛功效。临床上常用于治疗跌打伤痛，常配伍乳香、红花等同用，也可用于治疗痈疮肿毒发作及久不收口，常配伍乳香、金银花。

2. 用于胃脘疼痛及气血瘀滞诸痛。

没药擅长散血化瘀。临床上可用于治疗气血瘀滞导致的痛闭经，常配伍香附；用于治疗血瘀气滞导致的较重胃脘疼痛，常配伍延胡索、香附。

3. 用于血瘀痹阻。

没药性专活血散瘀，临床上常用于治疗气血瘀滞久痹缠绵，常配伍羌活、川芎、乳香同用。

【用法与用量】

内服：水煎服，3～5g；或入丸、散服。外用：适量，研末调敷。

【注意事项】

本品破血之力较强，孕妇忌服。本品水煎服用时味道较为浓烈，胃弱者长期服用易呕吐，因此胃弱者应慎用。

【常用配伍】

本品的作用以活血与止痛为主，如配伍没药则活血止痛，配伍红花则散血祛瘀，配伍延胡索则活血行气。在小活络丹中配伍川乌则活血祛湿、舒筋通络，在身痛逐瘀汤中配伍川芎则活血祛瘀、通经止痛。

【治疗风湿病方剂】

1.小活络丹(《太平惠民和剂局方》)：由羌活一钱、独活一钱、桂心五分、秦艽一钱、当归三钱、川芎七分、甘草(炙)五分、海风藤二钱、桑枝三钱、乳香(透明者)八分、木香八分组成。功效：祛风除湿，化痰通络，活血止痛。主治：风寒湿痹。

2.续断丸(《奇效良方》)：由当归(炒)、川续断萆各一两，川芎七钱五分，天麻、防风、附子各一两，乳香、没药各五钱为末组成。功效：祛风除湿，活血通络。主治：风湿流注，四肢浮肿，肌肉麻痹。

3.身痛逐瘀汤(《医林改错》)：由秦艽一钱、川芎二钱、桃仁三钱、红花三钱、甘草二钱、羌活一钱、没药二钱、当归三钱、灵脂(炒)二钱、香附一钱、牛膝三钱、地龙(去土)二钱组成。功效：活血祛瘀，祛风除湿，通痹止痛。主治：痹症有瘀血者。

4.大活血丸(《准绳·疡医》卷六)：由青桑炭一斤，栗间、骨碎补、南星(制)、白芍药、牛膝、川乌(炮)、黑豆(酒煮)各一两六钱，自然铜、木鳖子各八钱，细辛一两，降真香节、枫香各三钱，乳香、没药、血竭各六钱组成。功效：活血定痛，接骨续筋。主治：打扑伤损，折骨碎筋，瘀血肿痛，瘫痪顽痹，四肢酸疼，一切痛风。

【著作论述摘录】

《本草纲目》:“散血消肿，定痛生肌。”

《本草述》:“久服舒筋膜，通血脉，固齿牙，长须发。”

《本草撮要》:“味苦，入足厥阴经，功专破血止痛.得乳香治跌扑损伤肿痛.得虎胫骨治历节风痛。”

《雷公炮制药性解》:“味苦辛，性平无毒，入十二经。主破症结宿血，止痛，疗金疮、杖疮、痔疮，诸恶肿毒，跌打损伤，目中翳晕，历节诸风，骨节疼痛，制同乳香。”

【主要化学成分】

本品主要成分为多种树脂如游离α,β-没药酸、没药次酸、曼速宾酸等，另含挥发油及呋喃倍半萜类化合物如异丙基苯甲醛、丁香酚、柠檬烯、桂皮醛等等。

【治疗风湿病相关药理作用】

没药中的曼速宾酸能够减少炎症局部区域相关炎症介质如炎性白细胞介素的形成，对急慢性炎症都有较好的抑制作用，可以有效减轻类风湿关节局部慢性炎症反应。没药中的呋喃倍半萜类化合物尤其是呋喃桉叶烷-1,3-二烯、莪术烯和呋喃二烯具有较强的镇痛作用，可以有效缓解类风湿关节炎引起的疼痛。

十三　郁　金

【药用来源】

本品为姜科植物温郁金、姜黄、广西莪术、蓬莪术的干燥块根。前两者分别习称“温郁金”和“黄丝郁金”，其余按性状不同习称“桂郁金”或“绿丝郁金”。冬季茎叶枯萎后采挖，除去泥沙和细根，蒸或煮至透心，干燥。主产于四川、浙江、广西、云南等地。

【性状】

1. 温郁金：呈长圆形或卵圆形，稍扁，有的微弯曲，两端渐尖。长3.5～7cm，直径1.2～2.5cm。表面灰褐色或灰棕色，具不规则的纵皱纹，纵纹隆起处色较浅。质坚实，断面灰棕色，角质样；内皮层环明显。气微香，味微苦。

2. 黄丝郁金：呈纺锤形，有的一端细长，长2.5～4.5cm，直径1～1.5cm。表面棕灰色或灰黄色，具细皱纹，断面橙黄色，外周棕黄色至棕红色。气芳香，味辛辣。

3. 桂郁金：呈长圆锥形或长圆形，长2～6.5cm，直径1～1.8cm。表面具疏浅纵纹或较粗糙网状皱纹。气微，味微辛苦。

4. 绿丝郁金：呈长椭圆形，较粗壮，长1.5～3.5cm，直径1～1.2cm。气微，味淡。

【别名】

玉金、白丝郁金、马蒁、五帝足、黄郁。

【性味】

辛、苦;寒。

【归经】

入肝、心、肺经。

【功效】

活血止痛,行气解郁,清心凉血,利胆退黄。

【临床应用】

1. 用于气滞血瘀之胸、胁、腹痛。

本品味辛,能行能散,既能活血,又能行气,故治气血瘀滞之痛证。常与木香配伍,气郁倍木香,血瘀倍郁金,如颠倒木金散(《医宗金鉴》);若治肝郁气滞之胸胁刺痛,可配伍柴胡、白芍、香附等;若治心血瘀阻之胸痹心痛,可配伍瓜蒌、薤白、丹参等;若治肝郁有热、气滞血瘀之痛经、乳房作胀,常配伍柴胡、栀子、当归、川芎等,如宣郁通经汤(《傅青主女科》);若治症瘕痞块,可配伍鳖甲、莪术、丹参、青皮等。

2. 用于热病神昏,癫痫痰闭。

郁金辛散苦泄,能解郁开窍,且性寒入心经,能清心热,故用于痰浊蒙蔽心窍、热陷心包之神昏,可配伍石菖蒲、栀子,如菖蒲郁金汤(《温病全书》),治癫痫痰闭之证,可配伍白矾以化痰开窍,如白金丸(《摄生众妙方》)。

3. 用于吐血、衄血、倒经、尿血、血淋。

郁金性寒清热,味苦能降泄,入肝经血分而能凉血降气止血。用于气火上逆之吐血、衄血、倒经,可配伍生地、丹皮、栀子等以清热凉血,解郁降火,如生地黄汤(《医学心悟》);用于热结下焦,伤及血络之尿血、血淋,可与生地、小蓟等药同用,如郁金散(《普济方》)。

4. 用于肝胆湿热黄疸、胆石症。

郁金性寒入肝胆经,能清利肝胆湿热。用治湿热黄疸,可配伍茵陈蒿、栀子;配伍金钱草可治胆石症。

【用法与用量】

内服:水煎服,3～10g;磨汁或入丸、散服。

【注意事项】

阴虚失血及无气滞血瘀者忌服,孕妇慎服。不宜与丁香、母丁香同用。

【常用配伍】

本品味辛,能散能行,既能活血,又能行气解郁而止痛,常配伍木香,偏气郁者倍木香,偏血郁者倍郁金。治妇女经行腹痛、乳胀,配伍柴胡、山栀。治胸胁损伤,胸闷疼痛,配伍丹参、玄胡、杏仁。治胁下瘀积,配伍鳖甲、莪术。

【治疗风湿病方剂】

金仙膏(《急救经验良方》):由生姜一斤、葱白一斤、韭白一斤、蒜白一斤、白凤仙花(茎、子、叶、根、全株)半斤、槐枝半斤、柳枝半斤、桑枝半斤、桃枝半斤、侧柏枝半斤、萝卜子二两、白芥子二两、山楂子二两、郁金一两、葶苈一两、肉桂二两、丁香二两等组成。功效:祛风寒,化湿热,行气血痰食,利肺平肝。主治:咳嗽哮喘,恶心嘈杂,嗳气吞酸,呕吐噎膈,痞块积聚,肿胀,黄疸,疟疾,水泻,痢疾,淋症,疝气,脚气,心腹胁肋诸痛,周身走注气痛,乳块,腹痈肿毒初起,跌打损伤。

【著作论述摘录】

《本草备要》载:“行气,解郁,泄血,破瘀。”

《唐本草》:“主血积,下气,生肌,止血,破恶血,血淋,尿血,金疮。”

【主要化学成分】

郁金块根含挥发油6.1%,其中莰烯0.8%,樟脑2.5%,倍半萜烯65.5%;还含姜黄素0.3%、脱甲氧基姜黄素、双脱甲氧基姜黄素、姜黄酮和芳基姜黄酮;另含淀粉30%~40%,脂肪油3%,橡胶,黄色染料,葛缕酮及水芹烯。其有效成分是对-甲苯基-甲基羟甲基姜黄素。

【治疗风湿病相关药理作用】

郁金具有良好的抑菌、抗炎作用,可以改善痛风患者的炎症反应。威灵仙配伍郁金可起到祛风湿、活血化瘀的作用,二者共同起到抗炎、抗免疫等作用,利于症状的改善。有研究发现去甲氧基姜黄素可抑制 NLRP3、caspase-1 和 IL-1β 的表达,显著促进过氧化物酶体增殖物激活受体 γ(PPARγ)的表达,抑制自噬和 NF-κB 的表达,从而发挥抗炎的作用。

十四 乳 香

【药用来源】

本品为橄榄科乳香树属卡氏乳香树树干渗出的油胶树脂。春季为主要采收期,采收时将树干自下往上切开一狭沟,树脂滴入沟中,数天后硬化即可采取。主产地为埃塞俄比亚、索马里,此外希腊、土耳其、埃及等地也有种植。

【性状】

本品呈长卵形滴乳状、类圆形颗粒或粘合成大小不等的不规则块状。大者长达 2cm(乳香珠)或 5cm(原乳香)。表面黄白色,半透明,被有黄白色粉末,久存则颜色加深。质脆,遇热软化。破碎面有玻璃样或蜡样光。具特异香气,味微苦。

【别名】

天泽香、多伽罗香、薰陆香、浴香、乳头香、摩勒香。

【性味】

辛、苦;温。

【归经】

入心、肝、脾经。

【功效】

活血定痛,消肿生肌。

【临床应用】

1. 用于跌打伤痛及痈肿疮疡发作及溃破不收口。

乳香辛香温通,其性走窜,有活血散瘀、行气通滞、去腐生肌之功效，为伤科要药。临床上常用于治疗跌打损伤，常配伍没药、红花等同用，也可用于治疗痈肿疮疡发作及溃烂不收口者，常配伍没药、金银花。

2.用于痛闭经、胃脘疼痛及气血瘀滞诸痛。

乳香辛散通泄，有散血化脓、宣气通血、透经达络、活血定痛功效。临床上可用于治疗痛闭经，常配伍益母草、当归、川芎；用于治疗胃脘疼痛，常配伍延胡索、香附；用于治疗气血瘀滞诸般痛症，常配伍川芎、红花。

3.用于风寒湿痹。

乳香香窜入心，可以宣通血络，使筋脉自伸，有舒筋活络、活血止风之效。临床上常用于治疗风寒湿痹，常配伍羌活、川芎、没药同用。

【用法与用量】

内服：水煎服，3～10g；外用：适量，研末外敷。

【注意事项】

本品活血走窜，孕妇忌服。本品味苦，且煎服时汤液较混浊，胃弱者久服易呕，因此胃弱者应慎用。

【常用配伍】

本品的作用以活血与止痛为主，如配伍没药则活血行气，配伍血竭则行血散瘀，配伍香附则活血止痛，配伍红花则祛瘀定痛，配伍羌活则活血舒筋。在仙方活命饮中配伍金银花则消毒止痛。

【治疗风湿病方剂】

1.蠲痹汤（《医学心悟》）：由羌活一钱、独活一钱、桂心五分、秦艽一钱、当归三钱、川芎七分、甘草（炙）五分、海风藤二钱、桑枝三钱、乳香（透明者）八分、木香八分组成。功效：祛风除湿，蠲痹止痛。主治：风寒湿三气合而成痹。

2.乳香宽筋丸（《奇效良方》）：由乳香（别研）、没药（别研）、川乌（炮，去皮尖）、草乌（炮，去皮尖）、地龙（去土）、白牵牛（炒，锅内煮数沸）各半两，白僵蚕（炒）一钱，五灵脂（酒研，去砂石）七钱，何首乌（砂器煮，去黑水）一两组成。功效：活血祛风，舒筋通络。主治:左瘫右痪,口眼歪斜,走注风气,腰脚麻痹,一切风疾。

3. 风湿汤(《医方类聚》):由附子(炮,去皮)、白术、甘草、当归(焙)、防风、桂枝、薏仁各一两,乳香、没药、茯苓各半两组成。功效:活血除湿,祛风通络。主治:风寒湿痹,脚气筋挛,着床不能行步。

4. 续断丸(《奇效良方》):由当归(炒)、川续断草各一两,川芎七钱五分,天麻、防风、附子各一两,乳香、没药各五钱为末组成。功效:祛风除湿,活血通络。主治:风湿流注,四肢浮肿,肌肉麻痹。

5. 仙灵脾丸(《太平圣惠方》):由仙灵脾三分,防风(去叉)半两,羌活(去芦头)、白附子(炮)、犀角屑、羚羊角屑、乳香(细研)、虎胫骨(酥炙黄)、附子(炮裂,去皮脐)、当归(切,焙)、牛膝(去苗,酒浸,切,焙)、鹿茸(酥炙,去毛)、石斛(去根,细锉)、海桐皮(细锉)各三分,干蝎(微炒)半两,木香半两,天麻一两,天南星(炮)半两,白僵蚕(微炒)半两组成。功效:祛风化湿,活血通痹。主治:风湿痹,肢节疼痛,身体手足不遂。

【著作论述摘录】

《本草汇言》:"乳香,活血祛风,舒筋止痛之药也。"

《医学衷中参西录》:"其通气活血之力,又善治风寒湿痹,周身麻木,四肢不遂。"

【主要化学成分】

本品主要成分为多种树脂,如游离α,β-乳香脂酸、非游离乳香脂酸、乙酰游离乳香脂酸等;另含树胶、挥发油如乙酸辛脂、α-蒎烯、榄香烯、1-辛醇等。

【治疗风湿病相关药理作用】

乳香树脂提取物(3-乙酰基-11-羰基-β-乳香酸)能够激活丝裂原激活蛋白激酶(MAPKs)中p42MAPK、p38MAPK,抑制p38蛋白激酶活性,借此显著降低血清中超敏C-反应蛋白浓度,抑制关节炎性反应,调控关节滑膜病变,有效缓解类风湿关节炎引起的关节疼痛及僵硬等症状。

十五　降　香

【药用来源】

本品为豆科植物降香檀树干和根的干燥心材。全年均可采收，除去边材，阴干。多生于中海拔地区的低山丘陵区。主要产于海南。

【性状】

本品呈类圆柱形或不规则块状。表面紫红色或红褐色，切面有致密的纹理。质硬，有油性。气微香，味微苦。

【别名】

降真香、紫降香、花梨木。

【性味】

辛；温。

【归经】

入肝、脾经。

【功效】

活血散瘀，止血定痛，降气，辟秽。

【临床应用】

1.用于出血症。

降香辛散温通，能化瘀行血止血。适用于瘀滞性出血症。用治刀伤出血，单用本品研末外敷；治金刃或跌扑伤损，血流不止，以本品与五倍子共研末，捣敷患处；若治内伤吐血、衄血，属血瘀或气火上逆所致者，常与丹皮、郁金等同用降气化瘀止血。

2.用于胸胁疼痛、跌损瘀痛。

降香味辛，能散能行，能化瘀理气止痛，可用治血瘀气滞之胸胁心腹疼痛及跌损瘀肿疼痛。治上部瘀血停滞胸膈者，常配五灵脂、川芎、郁金等；治跌打损伤，瘀肿疼痛，常配伍乳香、没药等。

3.用于呕吐腹痛。

降香辛温芳香，其性主降，故能降气辟秽，和中止呕，可用于秽浊内阻脾胃之呕吐腹痛，常与藿香、木香等同用。

【用法与用量】

内服：水煎服，9～15g；研末吞服，1～2g；或入丸、散服。外用：适量，研末敷。

【注意事项】

血热妄行、色紫浓厚、脉实便秘者禁用。痈疽溃后，诸疮脓多，及阴虚火盛，俱不宜用。

【常用配伍】

降香具有活血散瘀、止血定痛、降气、辟秽的作用。常配伍丹皮、郁金降气化瘀止血，配五灵脂、川芎化瘀理气止血，配藿香降气辟秽、和中止呕。

【治疗风湿病方剂】

大紫金皮散(《奇效良方》)：由紫金皮、降真香、补骨脂、无名异(烧红，酒淬七次)、川续断、琥珀(另研)、牛膝(酒浸一宿)、桃仁(去皮尖)、当归(洗，焙)、蒲黄各一两，大黄(湿纸裹煨)、朴硝(另研)各一两半组成。上为细末。每服二钱，食前浓煎苏木当归酒调服。主治：打扑伤折，内损肺肝。

【著作论述摘录】

《本草纲目》："疗折伤金疮，止血定痛，消肿生肌。"

《神农本草经逢原》："降真香色赤，入血分而下降，故内服能行血破滞，外涂可止血定痛。"

【主要化学成分】

本品主要化学成分有挥发油类、倍半萜类、黄酮类、桂皮酰酚类及其他成分。

【治疗风湿病相关药理作用】

实验研究显示降香中的新黄酮阔叶黄檀酚可明显提高大鼠心肌细胞(H9C2)细胞活力，通过激活核因子 E2(NF-E2)相关因子 2(Nrf-2)/血红素加氧酶 1(HO-1)通路对抗 H9C2 细胞缺氧复氧导致的损伤。降香中的异甘草素可通过细胞外信号调节激酶 1/2 途径诱导 RAW264.7 中 HO-1 的表达；具有浓度和时间依赖性显著抑制 LPS 诱导的 NO、IL-1β、TNF-α 释放和 iNOS 表达，发挥抗炎作用。多项研究表明降香挥发油成分和黄酮类成分具有抗炎、抗氧化作用。

还有研究发现，从降香心材中分离得到的 2,4,5-三甲氧基黄檀醇可通过激活骨形态发生蛋白（BMP）、Wnt/β-链蛋白（β-catenin）和 Runt 相关转录因子 2（Runx2）信号促进成骨细胞分化，对骨质疏松等骨病有诱导成骨和促进骨矿化的作用，未来可能成为治疗骨质疏松症等骨丢失相关疾病的潜在药。

十六 姜 黄

【药用来源】

本品为姜科植物姜黄或郁金的干燥根茎。冬季茎叶枯萎时采挖，洗净，煮或蒸至透心，晒干，除去须根。浙江地区将郁金根茎在鲜时切片晒干，名“片姜黄”。产于福建、广东、广西、云南、四川、湖北、陕西、江西、台湾等地。

【性状】

本品呈不规则卵圆形、圆柱形或纺锤形，常弯曲，有的具短叉状分枝，长 2～5cm，直径 1～3cm。表面深黄色，粗糙，有皱缩纹理和明显环节，并有圆形分枝痕及须根痕。质坚实，不易折断，断面棕黄色至金黄色，角质样，有蜡样光泽，内皮层环纹明显，维管束呈点状散在。气香特异，味苦、辛。

【别名】

黄姜、毛姜黄、宝鼎香、黄丝郁金。

【性味】

辛、苦；温。

【归经】

入脾、肝经。

【功效】

破血行气，通经止痛。

【临床应用】

1. 用于胸胁刺痛，闭经，症瘕，跌扑肿痛。

姜黄长于止痛，能行能泄，能散能通，可治血瘀之胸痛，寒凝之胁痛，气滞之经痛，以及跌打损伤、瘀肿疼痛等症。

2. 用于风湿肩臂疼痛。

姜黄辛散、苦燥、温通，能祛风寒湿邪，通络止痛，长于行肢痹。

【用法与用量】

内服：水煎服，3～10g；或入丸、散服。外用：适量，研末调敷。

【注意事项】

本品血虚而无气滞血瘀者忌服，否则易伤血分。孕妇忌用。

【常用配伍】

姜黄配伍肉桂，温阳活血、散寒止痛；配伍桂枝，温通血脉、散寒止痛；配伍郁金，活血行气、散瘀止痛；配伍乌药，行气活血止痛。

【治疗风湿病方剂】

1. 姜黄散(《赤水玄珠》)：由姜黄、甘草、羌活各一两，白术二两组成。每服一两，水煎。腰以下痛，加海桐皮、当归、芍药组成。治臂背痛，非风非痰。

2. 三痹汤(《妇人良方》)：由续断、茯苓、秦艽、杜仲、当归、地黄、防风、白芍、川芎、肉桂、黄芪、细辛、牛膝、姜黄、人参、甘草组成。功效：祛风除湿，通络止痛，补益肝肾。主治：肝肾两虚、外感风寒湿邪、屈伸不畅、四肢麻木、筋脉急性挛缩所致腰膝关节疼痛等。

【著作论述摘录】

《本草纲目》："治风痹臂痛。"

《医林纂要》："治四肢之风寒湿痹。"

《本草述》："治气证痞证，胀满喘噎，胃脘痛，腹胁肩背及臂痛，痹，疝。"

【主要化学成分】

本品主要成分为挥发油。挥发油中含姜黄酮、姜油烯、水芹烯、1,8-桉叶素、香桧烯、龙脑、去氢姜黄酮等。还含姜黄素及阿拉伯糖、果糖、葡萄糖,脂肪油、淀粉、草酸盐等。

【治疗风湿病相关药理作用】

姜黄素有抗炎、镇痛作用,可选择性抑制脂氧合酶、磷脂酶 A2 和 COX-2 的活性,降低 IL-6、超敏 C 反应蛋白水平而发挥抗炎作用。

十七 莪 术

【药用来源】

本品为姜科植物蓬莪术、广西莪术或温郁金的干燥根茎。后者习称“温莪术”。冬季茎叶枯萎后采挖,洗净,蒸或煮至透心,晒干或低温干燥后除去须根及杂质。主产于四川、广西、浙江等地。

【性状】

1. 蓬莪术:呈卵圆形、长卵形、圆锥形或长纺锤形,顶端多钝尖,基部钝圆,长 2～8cm,直径 1.5～4cm。表面灰黄色至灰棕色,上部环节凸起,有圆形微凹的须根痕或有残留的须根,有的两侧各有 1 列下陷的芽痕和类圆形的侧生根茎痕,有的可见刀削痕。体重,质坚实,断面灰褐色至蓝褐色,蜡样,常附有灰棕色粉末,皮层与中柱易分离,内皮层环纹棕褐色。气微香,味微苦而辛。

2. 广西莪术:环节稍凸起,断面黄棕色至棕色,常附有淡黄色粉末,内皮层环纹黄白色。

3. 温莪术:断面黄棕色至棕褐色,常附有淡黄色至黄棕色粉末。气香或微香。

【别名】

温莪术、蓬莪术、山姜黄、芋儿七、臭屎姜、蓝心姜、黑心姜、姜七、蓬莪茂、蓬药、广茂、蓬术、青姜、广术、文术。

【性味】

辛、苦;温。

【归经】

归肝、脾经。

【功效】

行气破血，消积止痛。

【临床应用】

1.用于妇女瘀血闭经、症瘕痞块、血瘀腹痛、胸痹心痛以及跌打损伤作痛等病症。

莪术辛行苦泄温通，既能入血分，又能入气分，既能破血逐瘀，又能行气止痛，活血化瘀能力比较强，是破血消症的要药。常配伍三棱、当归、香附等，如莪术散，可治疗闭经腹痛，腹中痞块；在治疗胁下痞块的患者时，常配伍三棱、柴胡、鳖甲等；配伍丹参、川芎等药物治疗胸痹心痛；配伍川楝子、硼砂等，如正元散，可治疗跌打损伤，瘀肿疼痛。

2.用于饮食积滞之胃腹胀痛。

莪术辛散苦泄，既能行气止痛，又能消食化积，常配伍焦麦芽、焦槟榔、青皮等。脾虚可加党参、白术、黄芪等药物，如理冲汤。

【用法与用量】

内服：水煎服，6～9g；或入丸、散服。外用：适量，水煎服洗；或研末调敷。行气止痛多生用，破血祛瘀宜醋炒。

【注意事项】

气血两虚、脾胃薄弱无积滞者慎服。月经过多者及孕妇禁服。

【常用配伍】

莪术行气消积止痛，与木香相须为用可治食积胀满、腹痛等症。莪术破血行气，配伍理气解郁、调经止痛的香附用于经行腹痛、腹胀及闭经、症瘕等症；配伍附子能起温经散寒、行气止痛之妙，治疗心中冷痛之证；配伍延胡索可气血并调，治疗气滞血瘀攻冲走注，心腹、全身窜通者；配伍三棱可达气血双施、活血化瘀、行气止痛之效，化积消症力彰，用于治疗血滞闭经腹痛。

【治疗风湿病方剂】

1.宝珍膏(《中医伤科学讲义》)：由生地、茅术、枳壳、五加皮、莪术、桃仁、山柰、当归、川乌、陈皮、乌药、三棱、大黄、首乌、草乌、柴胡、防风、刘寄奴、牙皂、肉桂、羌活、威灵仙、赤芍、南星、香附、荆芥、白芷、海风藤、藁本、续断、良姜、独活、麻黄、甘松、连翘各9g,川芎15g,血余60g,黄丹9g,肉桂、麝香、木香、附子各6g,冰片、樟脑、小茴香、乳香、没药、阿魏、细辛各9g组成。主治:风湿性关节痛及跌打损伤。

2.活血逐瘀汤(《赵炳南临床经验集》):由丹参五钱至一两、乌药二至四钱、白僵蚕二至四钱、三棱三至五钱、莪术三至五钱、白芥子三至五钱、厚朴二至四钱、橘红三至五钱、土贝母三至五钱、沉香五分至一钱组成。功效:活血逐瘀,软坚内消。主治:腹部包块(症瘕)、乳房纤维瘤(乳气疽)、体表小肿物或寒性脓肿、关节肿胀(鹤膝风)等。

【著作论述摘录】

《药品化义》:"蓬术味辛性烈,专攻气中之血,主破积消坚,去积聚癖块,闭经血瘀,扑报疼痛。与三棱功用颇同,亦勿过服。"

《饮片新参》:"祛瘀,通经止痛,消症癖。"

《药性歌括四百味》:"莪术温苦,善破痃癖。止痛消瘀,通经最宜。"

《本草利害》:"治气中之血,破血行气,消瘀止痛。"

【主要化学成分】

本品根茎含挥发油,油中含的成分有莪术呋喃酮、表莪术呋喃酮、莪术呋喃烃、莪术双酮、莪术醇、樟脑、龙脑等。

【治疗风湿病相关药理作用】

莪术具有抗肿瘤、改善心脑血管系统、抗组织纤维化、抗炎镇痛、抗菌抗病毒、降血糖、抗氧化、抗痛经、抗乳腺增生、抗银屑病等治疗风湿病相关药理作用。莪术能通过降低血清IL-6水平及颌下腺组织CXCL12表达抑制干燥综合征NOD/Ltj小鼠颌下腺炎症,改善唾液腺分泌功能。莪术可以通过抑制Toll样受体介导的NF-κB信号通路起到抗纤维化的作用,从而改善硬皮病。

十八　蒲　黄

【药用来源】

本品为香蒲科香蒲属植物狭叶香蒲、宽叶香蒲、无苞香蒲、长白香蒲、东方香蒲等香蒲属其他植物的干燥花粉。5～7月花期为主要采收期，待雄性花粉成熟，天气晴朗时将蒲棒上部的雄性花穗摘下，晒干碾碎，筛去杂质留下细粉即可使用。主产地为山东、浙江、安徽、湖北等地，此外其他省份也有种植。

【性状】

本品为黄色粉末。体轻，放水中则漂浮水面。手捻有滑腻感，易附着手指上。气微，味淡。

【别名】

蒲厘花粉、蒲花、蒲棒花粉、蒲草黄、水蜡烛。

【性味】

甘；平。

【归经】

入肝、心包经。

【功效】

收涩止血，行血祛瘀，通淋。

【临床应用】

1.用于咯血、尿血、便血、衄血、吐血、崩漏、外伤所致各种出血证。

蒲黄炒用色黑性涩，功专止血，止衄血妄行，止崩漏，对于咯血、吐尿血、便血、创伤出血也均有较好效果。临床上常与生地黄、仙鹤草、侧柏叶共同配伍使用。

2.用于瘀血阻滞所致的脘腹作痛、心胸刺痛、产后瘀血腹痛、闭经痛经等症。

蒲黄入肝、心包经，生用有破血消肿、活血祛瘀之效。临床上治疗血瘀阻滞所致脘腹作痛，常配伍蒲黄同用；治疗瘀血阻滞所致心胸刺痛，常配伍丹参同用；治疗痛闭经、产后血瘀腹痛，常配伍当归、益母草同用。

3. 用于血瘀痹阻。

蒲黄活血化瘀，临床上可用于治疗气滞血瘀久痹缠绵之症，常配伍羌活、川芎、乳香同用。

【用法与用量】

内服：水煎服，5～10g（先煎）；或入丸，散服。外用：研末撒或调敷。

【注意事项】

本品生用有较强的收缩子宫作用，可能会导致流产，孕妇忌服。本品活血化瘀之力较强，血虚无瘀者忌用。一切劳伤发热、阴虚内热、无瘀血者禁用。

【常用配伍】

本品生用作用以活血化瘀为主，如配伍五灵脂则活血化瘀，配伍延胡索则散血祛瘀，配伍丹参则化瘀止痛。炒炭用则收涩止血，如配伍侧柏叶则凉血止血，配伍仙鹤草则补虚止血。在失笑散中配伍蒲黄则活血化瘀，在生地黄散中配伍生地黄则凉血止血。

【治疗风湿病方剂】

透骨膏（《奇效良方》）：由生干地黄半斤、马鞭草半斤、吴茱萸三两、白面三两、骨碎补四两、败龟甲（酒炙）四两、鳖甲（酒炙）三个、蒲黄二两组成。功效：活血祛湿，舒筋止痛。主治：一切风湿走注疼痛。

【著作论述摘录】

《神农本草经》："主心腹膀胱寒热。利小便，止血，消瘀血。久服轻身益气力。"

《本草汇言》："蒲黄，血分行止之药也，主诸家失血。"

《药品化义》："蒲黄，专入脾经。若诸失血久者，炒用之以助补脾之药，摄血归源，使不妄行。"

【主要化学成分】

本品主要成分为多种黄酮，甾类如皮素、槲皮素、异鼠李素、柰素岬、β-谷甾醇、棡酸酯，还含有加十五烷、三十一烷-6-醇、苏氨酸、门冬氨酸、丝氨酸等烃、氨基酸、有机酸类成分。

【治疗风湿病相关药理作用】

蒲黄提取物有着显著的镇痛作用，可以有效缓解类风湿性关节炎所造成的关节肿胀疼痛等症状。

第八章　凉血祛斑类

凡以清营凉血、透疹祛斑为主要功效，用于治疗风湿痹病的药物，都属于凉血祛斑类。本类药物性味多苦寒或咸寒，偏入血分以凉血，多归心、肝经。主要适用于营分、血分等实热证。亦可用于红斑、丘疹、瘙痒等皮肤病证。

本类药物多性寒，易伤脾胃，故脾胃虚寒者慎服。

常用药物有大青叶、水牛角、地肤子、赤芍、牡丹皮、苦参、肿节风、凌霄花、羚羊角、紫草、蒺藜等。

一　大青叶

【药用来源】

本品为双子叶植物纲白花菜目十字花科植物菘蓝的干燥叶。夏、秋二季分2～3次采收，除去杂质，晒干。主产于江苏、河北、安徽、河南等地。

【性状】

本品多皱缩卷曲，有的破碎。完整叶片展平后呈长椭圆形至长圆状倒披针形，长5～20cm，宽2～6cm；上表面暗灰绿色，有的可见色较深稍突起的小点；先端钝，全缘或微波状，基部狭窄下延至叶柄呈翼状；叶柄长4～10cm，淡棕黄色。质脆。气微，味微酸、苦、涩。

【别名】

大青、蓝叶、蓝菜。

【性味】

苦；寒。

【归经】

入心、胃经。

【功效】

清热解毒,凉血消斑。

【临床应用】

1.用于热入营血,温毒发斑。

大青叶苦寒,善解心、胃两经实火热毒,又入血分而能凉血消斑,气血两清。用治温热病心胃毒盛,热入营血,气血两燔,高热神昏,发斑发疹,常配伍水牛角、玄参、栀子。用治风热表证或温病初起,发热头痛,口渴咽痛,常配伍葛根、连翘。

2.用于喉痹口疮、痄腮丹毒。

大青叶苦寒,既能清心胃实火,又善解瘟疫时毒,有解毒利咽、凉血消肿之效。用治心胃火盛,咽喉肿痛,口舌生疮者,常配伍生地黄、大黄、升麻。用治瘟毒上攻,发热头痛,痄腮,喉痹者,常配伍金银花、大黄、拳参。用治血热毒盛,丹毒红肿者,常配伍蒲公英、紫花地丁、重楼。

【用法与用量】

内服:水煎服,9～15g,鲜品30～60g。外用:适量,捣敷或煎水洗。

【注意事项】

脾胃虚寒、泄泻者,无实热者忌用。

【常用配伍】

本品苦寒,以清热解毒为先,又能凉血消斑,泻心胃实火。配伍水牛角,则共奏泻火解毒、凉血止血之效,用于热入血分,迫血妄行,斑疹吐衄。配伍金银花,则可增强清热解毒消痈之力,用于热毒为患的痈疮、丹毒、痄腮等症。配伍牛蒡子,则增强其清热解毒、利咽消肿之功,用于风热上攻或温病初起、发热头痛、咽喉红肿及喉痹。配伍栀子,则清心解毒、泻火除烦功效更为显著,用于温病高热、心烦躁扰、口渴咽痛等。

【治疗风湿病方剂】

三紫汤(《秦发中方》):由紫草10g、紫参15g、紫花地丁30g、车前子10g、茯苓皮15g、甘草10g、细木通6g、元胡9g、大青叶15g组成。功效:清热凉血,解毒利湿,活血止痛。主治:湿热痹痛。

【著作论述摘录】

《名医别录》:"疗时气头痛,大热,口疮。"

《本草纲目》:"主热毒痢,黄疸,喉痹,丹毒。"

《本草正》:"治瘟疫热毒发斑、风热斑疹、痈疡肿痛,除烦渴,止鼻衄、吐血……凡以热兼毒者,皆宜蓝叶捣汁用之。"

【主要化学成分】

本品含靛蓝、靛玉红、菘蓝苷B、2,4(1H,3H)喹唑二酮、5-羟基-吲哚酮、扶桑甾醇。

【治疗风湿病相关药理作用】

大青叶醇沉物灌胃对干酵母所致的大鼠发热及内毒素所致的家兔发热均有明显的降温作用。大青叶所含总有机酸能明显降低干酵母引起的大鼠体温升高大青叶醇沉物对二甲苯所致的小鼠耳肿胀及蛋清所致的大鼠足肿胀有明显的抑制作用。大青叶总有机酸提取物对二甲苯致小鼠耳郭肿胀均具有抑制作用,能显著减少醋酸所致小鼠腹腔伊文思蓝的渗出量。大青叶的水提液、醇提取液、正丁醇萃取液对金黄色葡萄球菌、肠炎杆菌和大肠杆菌分别有不同程度的抑制作用,其中对金黄色葡萄球菌的抑制作用最为明显。对白色葡萄球菌、甲型链球菌、乙型链球菌均有明显抑制作用,对革兰氏阳性菌、李斯特氏菌、沙门氏菌、炭疽杆菌均有较强的抑制效应,从而起到消炎镇痛作用。大青叶提取物中的黄酮类物质还具有利尿、镇痛和降压作用。

二　水牛角

【药用来源】

本品为牛科动物水牛的角。取角后,水煮,除去角塞,干燥。

主产于华南、华东地区。

【性状】

本品呈稍扁平而弯曲的锥形，长短不一。表面棕黑色或灰黑色，一侧有数条横向的沟槽，另一侧有密集的横向凹陷条纹。上部渐尖，有纵纹，基部略呈三角形，中空。角质，坚硬。气微腥，味淡。

【别名】

沙牛角。

【性味】

苦；寒。

【归经】

入心、肝经。

【功效】

清热凉血，解毒，定惊。

【临床应用】

1. 用于温病高热，神昏谵语，惊风，癫狂。

本品苦寒入心肝血分，能清热凉血、泻火解毒定惊。治温热病热入血分，高热神昏谵语，惊风抽搐，可配石膏、玄参、羚羊角等；治热病神昏，或中风偏瘫，神志不清，可配牛黄、珍珠母、黄芩等；治血热癫狂，可配石膏、玄参、连翘等。

2. 用于血热妄行斑疹、吐衄。

本品清热凉血，治血热妄行斑疹、吐衄，可配生地黄、牡丹皮、赤芍等。

3. 用于痈肿疮疡，咽喉肿痛。

本品清热解毒，治痈肿疮疡，咽喉肿痛，可配黄连、黄芩、连翘等。

【用法与用量】

内服：水煎服，15～30g，宜先煎；水牛角浓缩粉冲服，每次1.5～3g。外用：适量，研末掺或调敷。

【注意事项】

脾胃虚寒者忌用。

【常用配伍】

本品的作用为清热凉血，解毒，定惊。配伍石膏、玄参、羚羊角等，治温热病热入血分，高热神昏谵语，惊风抽搐；配伍牛黄、珍珠母、黄芩等，治热病神昏，或中风偏瘫，神志不清；配伍石膏、玄参、连翘等，治血热癫狂；配伍生地黄、牡丹皮、赤芍等，治血热妄行斑疹、吐衄；配伍黄连、黄芩、连翘等，治痈肿疮疡，咽喉肿痛。

【治疗风湿病方剂】

牛角散（《外科正宗》）：由牛角尖、水龙骨、松香、轻粉组成。主治：牛程（足蹇），皮肉顽硬，渐生肿痛，肿高突起，支脚难行，久则破裂，脓水相流。

【著作论述摘录】

《名医别录》："疗时气寒热头痛。"

《陆川本草》："凉血解毒，止衄。治热病昏迷，麻痘斑疹，吐血，衄血，血热，溺赤。"

《四川中药志》："治风热头痛，喉头红肿，小儿惊风及吐血。"

【主要化学成分】

本品含胆甾醇、肽类及多种氨基酸、多种微量元素。

【治疗风湿病相关药理作用】

水牛角有增加血小板计数、缩短凝血时间、降低毛细血管通透性、抗炎等作用，其煎剂有镇惊、解热作用。

三　地肤子

【药用来源】

本品为藜科植物地肤的干燥成熟果实。秋季果实成熟时采收植株，晒干，打下果实，除去杂质。全国大部分地区有产。

【性状】

本品呈扁球状五角星形，直径 1～3mm。外被宿存花被，表面灰绿色或浅棕色，周围具膜质小翅 5 枚，背面中心有微突起的点状果梗痕及放射状脉纹5～10条；剥离花被，可见膜质果皮，半透明。种子扁卵形，约1mm，黑色。气微，味微苦。

【别名】

扫帚苗、白地草、地葵、地麦、落帚子、竹帚子、千头子、铁扫把子。

【性味】

辛、苦；寒。

【归经】

入肾、膀胱经。

【功效】

利尿通淋，清热利湿，祛风止痒。

【临床应用】

1.用于淋证。

本品苦寒降泄，能清利湿热而通淋，故用于膀胱湿热，小便不利，淋沥涩痛之证，常与木通、瞿麦、冬葵子等同用。

2.用于阴痒带下，风疹，湿疹。

本品能清除皮肤中之湿热与风邪而止痒。治疗风疹、湿疹，常与白鲜皮、蝉蜕、黄柏同用；若下焦湿热，外阴湿痒者，可与苦参、龙胆草等水煎服外洗患处；治湿热带下，可配黄柏、苍术等。

【用法与用量】

内服：水煎服，9～15g；或入丸、散服。外用：适量，水煎熏洗。

【注意事项】

恶螵蛸。

【常用配伍】

本品的作用为利尿通淋，清热利湿，止痒。可配伍木通、瞿麦治膀胱湿热，小便不利；配伍白鲜皮、蝉蜕治风疹、湿疹；配黄柏、苍术治湿热带下。

【治疗风湿病方剂】

苦参藓皮汤（史定文方）：由苦参、黄柏、薏苡仁、白藓皮、生地、赤芍、牛蒡子、地肤子、浮萍、滑石、甘草组成。功效：清热活血，祛风除湿。主治:风湿之邪,留滞皮肤,久则化热。

【著作论述摘录】

《本草求原》:“地肤子,清利膀胱邪热,补膀胱阴血,热去则小便利,中焦之阴气自受益,而耳目聪明矣。故有阴火而小便不禁,尿数或淋疝,客热丹毒并治,为末酒服治白带,同白蔹为丸治白浊。”

《名医别录》:“去皮肤中热气,散恶疮,疝瘕,强阴,使人润泽。”

《日华子本草》:“治客热丹肿。”

《神农本草经》:“主膀胱热,利小便。补中,益精气。”

《药性论》:“与阳起石同服,主丈夫阴痿不起,补气益力;治阴卵癀疾,去热风,可作汤沐浴。”

《滇南本草》:“利膀胱小便积热,洗皮肤之风,疗妇人诸经客热,清利胎热,湿热带下。”

《本草原始》:“去皮肤中积热,除皮肤外湿痒。”

《本草备要》:“益精强阴,除虚热,利小便而通淋。”

【主要化学成分】

本品主要成分为三萜皂苷、脂肪油、维生素 A 类物质。

【治疗风湿病相关药理作用】

地肤子中所含三萜皂苷成分为主要活性成分,具有抗炎、抗过敏和抗瘙痒等作用。地肤子所含皂苷为止痒、抗炎及抑制Ⅰ型变态反应的有效成分,其中地肤子皂苷 Ic 和苷元齐墩果酸为主要抗炎活性成分。地肤子甲醇提取物抗炎作用机制可能与抑制 LPS 诱导的 TNF-α、PGE2、NO 等炎性递质的释放有关。地肤子水提物可降低小鼠单核巨噬系统的吞噬功能,地肤子 70%醇提物可抑制炎症和Ⅰ、Ⅲ、Ⅳ型变反应,并对 compound48/80 诱导的小鼠搔抓反应有显著的抑制作用。地肤子总皂苷具有抵抗 4-氨基吡啶(4-AP)所致过敏性皮肤瘙痒作用和抵抗组胺所致小鼠足肿,说明地肤子总皂苷为其抑制速发型变态反应的有效成分,其作用机制可能与稳定肥大细胞膜、减少组胺的释放及对抗过敏介质的致炎作用有关。

四 赤 芍

【药用来源】

本品为毛茛科植物芍药或川赤芍的干燥根。春、秋二季采挖，除去根茎、须根及泥沙，晒干。主产于内蒙古、河北、辽宁、黑龙江、吉林、陕西、山西、甘肃、青海、湖北、四川、贵州、云南等地。

【性状】

本品呈圆柱形，稍弯曲，长5～40cm，直径0.5～3cm。表面棕褐色，粗糙，有纵沟和皱纹，并有须根痕和横长的皮孔样突起，有的外皮易脱落。质硬脆，易折断，断面粉白色或粉红色，皮部窄，木部放射状纹理明显，有的有裂隙。气微香，味微苦、酸涩。

【别名】

木芍药、草芍药、红芍药、赤芍药、毛果赤芍。

【性味】

苦；微寒。

【归经】

入肝经。

【功效】

清热凉血，散瘀止痛。

【临床应用】

1.用于温毒发斑、血热吐衄、血崩、血淋。

赤芍味苦，气性禀寒，入肝经，善走血分，能清泻肝火，泄血分郁热而奏凉血、止血之功。用治温热病热入血分或气血两燔之发斑，常配伍水牛角、牡丹皮、生地黄。用治火热炽盛、迫血妄行而致吐血、衄血者，常配伍生地黄、牡丹皮。用治冲任虚损、血热经行量多，常配伍香附。用治热伤血络所致尿痛、尿血者，常与槟榔共末。

2.用于目赤肿痛、痈肿疮疡。

赤芍苦寒，入肝经而清肝火，兼有清热凉血、散瘀消肿之效。

用治肝经风热，目赤肿痛、羞明多眵，或目生翳障，常配伍荆芥、薄荷、黄芩等。为增加清热明目功效，常配伍菊花、夏枯草。用治热毒壅盛，痈肿疮疡，常配伍金银花、天花粉、乳香。

3. 用于肝郁胁痛、闭经痛经、症瘕积聚、肠痈腹痛。

赤芍苦寒，入肝经血分，有活血散瘀止痛、下气行血、破坚散结之功。治肝郁血滞之胁痛，常配伍柴胡、牡丹皮。用治血滞闭经、痛经，常配伍当归、川芎、延胡索。用治血虚而兼有瘀滞之胁痛、月经不调、闭经、痛经，常搭白芍，一散一敛，一泻一补，共奏清热凉血、养血活血、柔肝止痛之功。用治瘀血阻滞，成积成症者，常配伍当归、丹参、桃仁、红花。用治瘀热互结于肠道的肠痈腹痛，常搭配大黄。

4. 用于跌打损伤、偏瘫。

赤芍长于散瘀止痛，活血通络，凡瘀血所致的诸痛证，均可使用。用治跌打损伤的瘀滞肿痛，常配伍没药、乳香。瘀血阻滞所致手足不遂、关节不利者，用之行气祛瘀、通脉活络，多与当归、黄芪、川芎、红花配伍。

5. 用于血痢。

赤芍苦微寒，清热凉血、散瘀解毒。用治血分热毒，赤痢腹痛，赤多白少，里急后重，血痢不止者，常配伍黄柏。若下血偏重，常配伍地榆。

【用法与用量】

内服：水煎服，6～12g；或入丸、散服。

【注意事项】

一切血虚病如血寒闭经、血虚无瘀之证，泄泻，产后恶露已行，少腹痛已止及痈疽已溃者慎服。反藜芦。

【常用配伍】

本品清热凉血，散瘀止痛，善泄血中瘀热而凉血散瘀。配伍白芍，则一敛一散，一补一泻，使活血而不伤血，养血而不留瘀，共奏清热凉血、养血活血、柔肝止痛之效，用于血虚兼有瘀滞之月经不调，闭经、痛经，以及肝郁血滞之胸胁疼痛、腹痛。配伍川芎，则既增活血化瘀之功，又借气行血行之力，增行血破滞之效，用于各种瘀血证，如瘀血闭经、痛经、月经不调、跌打损伤及风湿痹痛、痈肿疮毒。

【治疗风湿病方剂】

1. 补阳还五汤(《医林改错》)：由黄芪(生)四两、当归尾二钱、赤芍一钱半、地龙一钱、川芎一钱、桃仁一钱、红花一钱组成。功效：补气，活血，通络。主治：中风之气虚血瘀证。症见：半身不遂，口眼歪斜，语言謇涩，口角流涎，小便频数或遗尿失禁。

2. 赤芍药散(《太平圣惠方》)：由赤芍药二两、附子(炮裂，去皮脐)一两、桂心三两、芎䓖一两、当归二两、汉防己一两、萆薢(锉)一两、桃仁(汤浸，去皮尖双仁，麸炒微黄)半两、海桐皮二两组成。功效：通络止痛。主治：历节风，骨节疼痛，四肢微重，行立无力。

3. 桂枝芍药知母汤(《金匮要略》)：由桂枝四两、芍药三两、甘草二两、麻黄二两、生姜五两、白术五两、知母四两、防风四两、附子(炮)二枚组成。功效：祛风除湿，通阳散寒，佐以清热。主治：诸肢节疼痛，身体尪羸。

【著作论述摘录】

《神农本草经》："主邪气腹痛，除血痹，破坚积，寒热疝瘕，止痛，利小便。"

《本草经疏》："赤芍药，主破散，主通利，专入肝家血分，故主邪气腹痛。"

《本草求真》："赤芍专入肝。与白芍主治略同，但白则有敛阴益营之力，赤则止有散邪行血之意；白则能于土中泻木，赤则能于血中活滞。故凡腹痛坚积，血瘕疝痹，闭经目赤，因于积热而成者，用此则能凉血逐瘀，与白芍主补无泻，大相远耳。"

《本草分经》："泻肝火，散恶血，利小肠。白补而敛，赤散而泻；白益脾能于土中泻木，赤散邪能行血中之滞。"

【主要化学成分】

本品含单萜苷类成分：芍药苷、氧化芍药苷、苯甲酰芍药苷、白芍苷、芍药苷元酮、芍药新苷等；还含丹皮酚及其他醇类和酚类。

【治疗风湿病相关药理作用】

赤芍可以通过降低炎症因子的水平，减轻炎症反应，从而达到镇痛效果。脂多糖诱导细胞炎症模型，并给予不同浓度的赤芍有效成分，发现所有浓度的芍药苷均可降低炎症因子(IL-1β、IL-6、IL-23、MMP-9)水平。体外筛选模型，发现能抑制 COX-2 活性，低浓度时有激活 COX-1 的作用，认为其抗炎作用与抑制 COX-2 活性有关。通过实验指出赤芍具有抗炎的作用，并能够有效刺激 RAW264.7 细胞和单核细胞中的破骨细胞分化，这也说明赤芍的抗炎及免疫抑制作用。新木脂素苷类化合物化学成分的体外抗炎活性研究指出，此化合物对 LPS 诱导的 RAW264.7 细胞 NO 的释放具有较强的抑制活性作用。一定剂量的赤芍水提物可降低金黄色葡萄球菌引起的细胞损伤。

五　牡丹皮

【药用来源】

本品为双子叶植物纲毛茛目毛茛科植物牡丹的干燥根皮。秋季采挖根部，除去细根和泥沙，剥取根皮，晒干或刮去粗皮，除去木心，晒干。产于安徽、四川、湖南、湖北、陕西等地。

【性状】

本品呈筒状或半筒状，有纵剖开的裂缝，略向内卷曲或张开，长 5～20cm，直径 0.5～1.2cm，厚 0.1～0.4cm。外表面灰褐色或黄褐色，有多数横长皮孔及细根痕，栓皮脱落处粉红色。内表面淡灰黄色或浅棕色，有明显的细纵纹，常见发亮的结晶。质硬而脆，易折断，断面较平坦，淡粉红色，粉性。气芳香，味微苦而涩。

【别名】

牡丹根皮、丹皮、丹根。

【性味】

苦、辛；微寒。

【归经】

入心、肝、肾经。

【功效】

清热凉血,活血化瘀。

【临床应用】

1.用于温毒发斑、血热吐衄。

牡丹皮苦寒,入心肝血分,善清营分、血分实热,清热凉血止血。用治温病热入营血,迫血妄行所致发斑、吐血、衄血,常配伍水牛角、生地黄、赤芍。用治温毒发斑,常配伍栀子、大黄、黄芩。用治血热吐衄,常配伍大黄、大蓟、茜草。用治阴虚血热吐衄,常配伍生地黄、栀子。

2.用于温病伤阴,阴虚发热,夜热早凉,无汗骨蒸。

牡丹皮苦辛寒,入血分而善于清透阴分伏热,为治无汗骨蒸之要药,用治温病后期,邪伏阴分证,常配伍鳖甲、知母、生地黄等。

3.血滞闭经、痛经、跌打伤痛。

牡丹皮辛行苦泄,有活血祛瘀之功。用治血滞闭经、痛经,可配桃仁、川芎、桂枝。用治跌打伤痛,常配伍红花、乳香、没药。

4.用于痈肿疮毒。

牡丹皮苦寒,善于散瘀消痈、清热凉血。用治火毒炽盛,痈肿疮毒,常配伍大黄、白芷、甘草。用治瘀热互结之肠痈初起,常配伍大黄、桃仁、芒硝。

【用法与用量】

内服:水煎服,6～12g。清热凉血宜生用,活血祛瘀宜酒炙用。

【注意事项】

血虚有寒者、孕妇及月经过多人群慎用;自汗多、痘疹初起及胃气虚寒且相火衰人群禁用。

【常用配伍】

本品清热凉血、活血散瘀,凉血不留瘀,活血不动血,且善清阴分伏火。配伍赤芍则凉血活血之力增强,用于温热病热入营血之吐血、衄血、发斑，妇女血热、血瘀、血虚之闭经、月经不调。配伍丹参则凉血活血，祛瘀生新，清透邪热之力增强，用于瘀血与虚热相兼之证，血热瘀滞之月经不调、闭经、痛经、产后少腹疼痛等症。

【治疗风湿病方剂】

1. 牡丹皮散(《证治准绳·外科卷六》)：由牡丹皮、当归、骨碎补、红花(酒浸)、续断、乳香、没药、桃仁、川芎、赤芍药、生地黄组成。功效：化瘀止痛。主治：跌扑闪挫伤损，瘀血疼痛。

2. 腕折瘀血方(《千金方》)：虻虫二十枚、牡丹一两。上二味，治下筛，酒服方寸匕，血化为水。

【著作论述摘录】

《神农本草经》："主寒热，中风，瘛疭，痉，惊痫、邪气，除症坚，瘀血留舍肠胃，安五脏，疗痈疮。"

《药性论》："能治冷气，散诸痛，治女子经脉不通，血沥腰疼。"

《本草纲目》："和血生血凉血，治血中伏火，除烦热。"

《本草经疏》："其味苦而微辛，其气寒而无毒。辛以散结聚，苦寒除血热，入血分、凉血热之要药也。"

《景岳全书》："性味和缓，原无补性，但其微凉而辛，能和血凉血生血，除烦热，善行血滞，滞去而郁热自解，故亦退热。用此者，用其行血滞而不峻。"

【主要化学成分】

本品含酚类成分：丹皮酚；单萜苷类成分：芍药苷、氧化芍药苷、苯甲酰芍药苷、牡丹酚苷、牡丹酚原苷、牡丹酚新苷、苯甲酰基氧化芍药苷等；还含没食子酸。

【治疗风湿病相关药理作用】

丹皮中重要的止痛成分丹皮酚能够拮抗 IL-1β 刺激的兔软骨细胞细胞基质降解，降低炎症因子以及基质分解酶的表达，缓解骨关节炎的进展程度，减轻软骨损伤。丹皮酚具有抗炎镇痛作用。丹皮酚对人类风湿关节炎滑膜成纤维细胞株 MH7A 细胞体外增殖有显著抑制作用。丹皮酚可以明显减轻大鼠足肿胀和破骨细胞的形成，且关节组织中 TNF-α、IL-1β 与 IL-6 的表达降低，IκBα 蛋白水平增加。丹皮酚会通过抑制 p38MAPK 通路缓解骨髓炎性反应和骨化从而起到治疗强直性脊柱炎的作用。丹皮酚通过选择性激活大麻素受体 2 部分抑制了钙内流和子宫收缩,减轻小鼠痛经症状,具有治疗痛经的潜力。腹腔注射丹皮酚可以通过下调骨癌痛大鼠模型神经元 TRPV1 的表达进而抑制神经元的兴奋性,从而治疗骨癌痛。

六 苦 参

【药用来源】

本品为豆科植物苦参的干燥根。春、秋二季采挖,除去根头及小支根,洗净,干燥,或趁鲜切片,干燥。全国各地均产。

【性状】

本品呈长圆柱形,下部常有分枝,长 10～30cm,直径 1～2cm。表面灰棕色或棕黄色,具纵皱纹及横长皮孔,外皮薄,多破裂反卷,易剥落,剥落处显黄色,光滑。质硬,不易折断,断面纤维性;切片厚 3～6mm;切面黄白色,具放射状纹理及裂隙,有的可见同心性环纹。气微,味极苦。

【别名】

野槐、好汉枝、苦骨、地骨、地槐、山槐子。

【性味】

苦;寒。

【归经】

入心、肝、胃、大肠、膀胱经。

【功效】

清热燥湿,杀虫,利尿。

【临床应用】

1. 用于湿热泻痢,便血,黄疸。

本品苦寒,入胃、大肠经。功能清热燥湿而治胃肠湿热所致泄泻、痢疾，可单用，或配木香用。治湿热便血、痔漏出血，可配生地黄；治湿热蕴蒸之黄疸，可配龙胆、牛胆汁等。

2. 用于湿热带下，阴肿阴痒，湿疹湿疮，皮肤瘙痒。

本品既能清热燥湿，又能杀虫止痒，为治湿热所致带下证及某些皮肤病的常用药。若治湿热带下，阴肿阴痒，可配蛇床子；治湿疹、湿疮，可配黄柏、蛇床子，煎水外洗；治风疹瘙痒，可配防风、蝉蜕、荆芥。

3. 用于湿热小便不利。

本品既能清热，又能利尿，可用治湿热蕴结之小便不利、灼热涩痛，常配石韦、车前子、栀子等。

【用法与用量】

内服：水煎服，4.5～9g。外用：适量，水煎服外洗患处。

【注意事项】

脾胃虚寒者忌用。反藜芦。

【常用配伍】

本品的作用为清热燥湿，杀虫，利尿。配伍木香可治胃肠湿热所致泄泻、痢疾；配伍生地黄可治湿热便血；配伍龙胆、牛胆汁可治湿热蕴蒸黄疸；配伍黄柏、蛇床子可治湿疹、湿疮；配伍防风、荆芥、蝉蜕可治风疹瘙痒；配伍石韦、栀子、车前子可治湿热蕴结之小便不利、灼热涩痛。

【治疗风湿病方剂】

苦参丸(《圣济总录》卷九十三)：由苦参、黄连、知母、瓜楼根、牡蛎粉、麦门冬组成。主治：骨蒸消渴、消中，热中渴利，心热，风虚热，传尸劳。

【著作论述摘录】

《神农本草经》："主心腹结气，症瘕积聚，黄疸，溺有余沥，逐水，除痈肿，补中，明目止泪。"

《滇南本草》："凉血，解热毒、疥癞、脓窠疮毒。疗皮肤瘙痒、血风癣疮、顽皮白屑、肠风下血、便血。消风，消肿毒、痰毒。"

《药性论》："治热毒风、皮肌烦燥生疮、赤癞眉脱，主除大热嗜睡,治腹中冷痛、中恶腹痛,除体闷,治心腹积聚。”

【主要化学成分】

本品主要成分为苦参碱、氧化苦参碱、异苦参碱、槐国碱、异槐国碱、槐胺碱、氧化槐国碱等生物碱,还含苦醇 C、苦醇 G、异苦参酮、苦参醇、新苦参醇等黄酮类化合物。

【治疗风湿病相关药理作用】

苦参有利尿、抗炎、抗过敏、镇静、平喘、祛痰、升高白细胞、抗肿瘤、抗心律失常等作用。苦参碱对体外培养的类风湿关节炎患者外周血淋巴细胞生长的抑制作用及细胞周期的作用与甲氨蝶呤相当。推测苦参碱可能具有治疗类风湿关节炎的潜在价值。在适当条件下应用苦参碱可抑制滑膜细胞增殖、促进凋亡,从而阻止其对关节的破坏,控制类风湿关节炎进展。

七 肿节风

【药用来源】

本品为双子叶植物纲金粟兰目金粟兰科植物草珊瑚的干燥全株。夏、秋二季采挖,除去杂质,晒干。主产于江西、浙江、广西等地。

【性状】

本品长 50～120cm,根茎较粗大,密生细根。茎圆柱形,多分枝,直径 0.3～1.3cm;表面暗绿色至暗褐色,有明显细纵纹,散有纵向皮孔,节膨大;质脆,易折断,断面有髓或中空。叶对生,叶片卵状披针形至卵状椭圆形,长 5～15cm,宽 3～6cm;表面绿色、绿褐色至棕褐色或棕红色,光滑;边缘有粗锯齿,齿尖腺体黑褐色,叶柄长约 1cm;近革质。穗状花序顶生,常分枝。气微香,味微辛。

【别名】

接骨金粟兰、九节茶、九节风、接骨莲、九爪龙、接骨草、铜脚灵仙、九节兰、节骨茶、竹茶。

【性味】

苦、辛;平。

【归经】

入心、肝经。

【功效】

清热凉血,活血消斑,祛风通络。

【临床应用】

1.用于发斑发疹。

肿节风味苦性平,具有清热凉血、活血消斑之效,可用治血热所致的斑疹,常配伍玄参等清热解毒药。

2.用于风湿痹痛,跌打损伤。

肿节风苦能燥湿,辛能发散,行气活血,祛风除湿,活血通络,常配伍忍冬藤、络石藤等除湿止痛药。

【用法与用量】

内服:水煎服,9~30g;或浸酒。外用:适量,捣敷;研磨调敷;或煎水熏洗。

【注意事项】

阴虚火旺及孕妇禁服。宜先煎或久煎。

【常用配伍】

本品长于活血散瘀,兼能祛风除湿。配伍玄参则清热解毒,利咽消肿之力增强,可治风热外犯,肺胃热盛所致喉痹、乳蛾、牙宣及火毒外犯所致疮疡肿痛。配伍络石藤尤宜于风湿热痹、筋脉拘挛、腰膝酸痛者。

【治疗风湿病方剂】

《福建药物志》:肿节风、钩藤根、野鸦椿各30g,同猪脚1只炖服。治疗风湿关节痛。

【著作论述摘录】

《分类草药性》:“治一切跌打损伤,风湿麻木,筋骨疼痛。”

《福建药物志》:“活血散瘀,清热解毒,消肿止痛。根治跌打损伤、风湿关节痛、疟疾、痢疾、腰腿痛、骨折、产后腰痛、月经不调。”

【主要化学成分】

本品含香豆素类成分：异秦皮啶、东莨菪内酯等；黄酮类成分：落新妇苷等；有机酸类：迷迭香酸等；还含挥发油、酯类、酚类等。

【治疗风湿病相关药理作用】

本品中的乙酸乙酯、多糖均可显著抑制RAW264.7模型细胞NO的表达，并可显著抑制RAW264.7细胞的增殖，该多糖还可显著抑制模型细胞的巨噬细胞吞噬活性，是起抗炎作用的主要活性部位。肿节风片对巴豆油诱发的小鼠耳郭肿胀、角叉菜胶诱发大鼠足肿胀等急性炎症有一定程度的抑制作用，对小鼠棉球肉芽肿也有显著的抑制作用，还能明显减少醋酸引起的扭体次数。肿节风注射液临床治疗类风湿关节炎患者可见血中C反应蛋白明显下降。肿节风提取物可通过稳定内皮细胞代谢活性，调节由于尿酸盐引起的血管内皮细胞分泌功能的紊乱，抑制炎症因子IL-1的过度释放，阻断炎症的级联反应，达到抗炎止痛效果。

八 凌霄花

【药用来源】

本品为菊亚纲玄参目紫葳科植物凌霄或美洲凌霄的花。夏秋二季盛开时采收，采收时将其摘取洗净晒干后即可使用。主产于山东、河北、河南、福建等地，此外广东、广西、陕西等地也有种植。

【性状】

本品多皱缩卷曲，黄褐色至棕褐色，完整花朵长4～5cm。萼筒钟状，长2～2.5cm，裂片5，裂至中部，萼筒基部至萼齿尖有5条纵棱。花冠先端5裂，裂片半圆形，下部联合呈漏斗状，表面可见细脉纹，内表面较明显。雄蕊4，着生在花冠上，2长2短，花药个字形，花柱1，柱头扁平。气清香，味微苦、酸。

【别名】

紫葳、五爪龙、红花倒水莲、倒挂金钟、上树龙、藤萝花、堕胎花。

【性味】

甘、酸；寒。

【归经】

入肝、心包经。

【功效】

凉血祛风，祛瘀通经。

【临床应用】

1.用于血热身痒。

凌霄花性寒，行血分，有凉血祛风功效，可去血中伏火，临床上可用于血热生风所致的风疹身痒，常与雄黄、白矾、黄连等共用。

2.用于血滞闭经、痛经及风湿痹痛等症。

凌霄花乃入肝行血之峻药，有祛瘀散结之功效，临床上可用于治疗妇女血瘀闭阻所致闭经、痛经以及症瘕结块等症。临床上常与红花、赤芍、当归、鳖甲等药共用。凌霄花有通经祛风之效，也常用于治疗风湿痹痛等症，临床上常与桑寄生等药物配伍使用。

【用法与用量】

内服：水煎服，3～9g；或入散剂。外用：适量，研末调涂；或水煎服熏洗。

【注意事项】

本品长于破血消瘀，有堕胎功效，孕妇及气虚者慎用。

【常用配伍】

本品以凉血祛风、祛瘀通经功效为主，如配伍红花则化瘀通经，配伍鳖甲则散结祛瘀，配伍当归则散瘀止痛，配伍桑寄生则祛风痛经。在凌霄花散中配伍赤芍则活血化瘀，在凌霄花丸中配伍姜黄则活血止痛。

【治疗风湿病方剂】

乳香搜风丸（《疡医大全》卷二十八）：由升麻、牛蒡子、胡麻、白鲜皮、连翘、豨莶草、苦参、桑寄生、当归、怀生地黄、秦艽、枸杞子、槟榔、何首乌各四两，鳖甲（重一两佳）一个，凌霄花、川芎、大风肉

(去油,同川乌煮)、防己各一两,虎胫骨(酥炙)、陈皮、牛膝、甘菊花、紫草、海风藤、木瓜各二两,杜仲、白芷各一两二钱,甘草一两五钱,薏苡仁六两,芝麻二合,乳香(用河水添换煮四五次为度,又用川乌十两捣碎,煎汁一钵,入乳香煮至汁干为度,再用防风、石菖蒲、荆芥、苍术各四两,煎汁一钵,入乳香煮至汁尽为度,又用石菖蒲四斤,捣汁一钵,入乳香煮干为末,每制乳香一斤,配药一斗)三斤组成。功效:活血祛风通脉。主治:血痹症。

【著作论述摘录】

《神农本草经》:"主妇人产乳余疾,崩中,症瘕,血闭,寒热羸瘦。"

《天宝本草》:"行血通经:治跌打损伤,痰火脚气。"

《神农本草经逢原》:"凌霄花,症瘕血闭,血气刺痛,疠风恶疮多用之,皆取其散恶血之功也。"

【主要化学成分】

本品主要成分为黄酮类如芹菜素,同时还含有多种环烯醚萜类成分如紫葳苷、凌霄苷,此外含有一些生物碱。

【治疗风湿病相关药理作用】

凌霄花提取物能够有效抑制花生四烯酸的形成,能够降低毛细血管通透性,提高疼痛阈值,减轻局部炎症,改善关节肿胀情况,有效缓解类风湿性关节炎引发的炎症症状。

九　羚羊角

【药用来源】

本品为哺乳纲偶蹄目牛科动物赛加羚羊的角。全年均可捕捉,以秋季猎取最佳,猎取后锯取其角,晒干。主产于新疆、青海、甘肃等地。

【性状】

本品呈长圆锥形,略呈弓形弯曲,长15～33cm,类白色或黄白色,基部稍呈青灰色。嫩枝透视有"血丝"或紫黑色斑纹,光滑如玉,无裂纹,老枝则有细纵裂纹。除尖端部分外,有10～16个隆起环脊，中部以上多呈半环，间距约 2cm，用手握之，四指正好嵌入凹处。角的基部横截面圆形，直径 3～4cm，内有坚硬质重的角柱，习称“骨塞”。骨塞长约占全角的 1/2 或 1/3，表面有突起的纵棱，与其外面角鞘内的凹沟紧密嵌合，从横断面观，其结合部呈锯齿状。除去骨塞后，角的下半段成空洞。全角呈半透明，对光透视，上半段中央有 1 条隐约可辨的细孔道直通角尖，习称“通天眼”。质坚硬。气微，味淡。

【别名】

高鼻羚羊角、泠角。

【性味】

咸；寒。

【归经】

入肝、心经。

【功效】

平息肝风，清肝明目，散血解毒。

【临床应用】

1. 用于肝风内动之惊痫抽搐。

羚羊角主入肝经，咸寒质重，善清泄肝热、平肝息风、镇惊解痉，为治惊痫抽搐之要药，尤宜于热极生风所致者。用治温热病热邪炽盛之高热、神昏、惊厥抽搐者，常配伍钩藤、白芍、菊花、桑叶、生地黄。用治妇女子痫，可配伍防风、独活、茯神、酸枣仁。用治癫痫、惊悸等，可配伍钩藤、天竺黄、郁金、朱砂。

2. 用于肝阳上亢之头晕目眩。

羚羊角味咸质重主降，有平肝潜阳之功。治肝阳上亢所致头晕目眩、烦躁失眠、头痛如劈等症，常配伍石决明、龟甲、生地黄、菊花等。

3. 用于肝火上炎之目赤头痛。

羚羊角善清泻肝火而明目，用治肝火上炎之头痛、目赤肿痛、羞明流泪等症，常配伍决明子、黄芩、龙胆、车前子。

4. 用于温热病壮热神昏、热毒发斑。

羚羊角入心、肝两经，寒以胜热，能气血两清，清热凉血散血，泻火解毒，用治温热病壮热神昏，谵语躁狂，甚或抽搐、热毒斑疹等症，常配伍石膏、寒水石、麝香。用治温热病壮热、谵语、发斑，常以羚羊角、犀角加入白虎汤中。

本品尚有解热、镇痛之效，可用于风湿热痹、肺热咳喘、百日咳等。

【用法与用量】

内服：水煎服，1～3g，宜另煎2小时以上。磨汁或研粉服，每次0.3～0.6g。

【注意事项】

脾虚慢惊者、孕妇、婴幼儿忌用，凡心、肝二经虚而无热者不宜。

【常用配伍】

本品性味咸寒，咸以入血，寒以清热，功能平肝息风，清肝明目，散血解毒。配伍生地，则增强清热解毒凉血、凉肝息风定惊之效，用于温热病壮热神昏，谵语躁狂，甚或痉厥抽搐，以及热毒斑疹，痈肿疮毒。配伍钩藤，则平肝息风、清热定惊之效增强，用于热病壮热神昏、手足抽搐及小儿急惊风证等。配伍辛甘大寒之生石膏则清气血，实热而解毒，用于温热病壮热发斑、神昏谵语等。配伍龙胆则清肝泻火力强，用于肝火炽盛所致的眩晕头痛，目赤翳障。

【治疗风湿病方剂】

1.羚羊角汤（《普济本事方》）：由羚羊角（镑）、肉桂（不见火）、附子（炮，去皮脐）、独活（黄色如鬼眼者，去芦，洗，焙）各一两三钱半，白芍药、防风（去叉股，炙）、川芎各一两组成。功效：养筋通络。主治：筋痹，肢节束痛。

2.羚羊角汤（《圣济总录》卷八十五）：由羚羊角、羌活、牛膝（酒浸，切，焙）各一两，升麻、酸枣仁、芍药各一两半，防风（去叉）二两，栀子仁五枚，虎胫骨（酒炙）二两组成。功效：通阳行痹，祛风除湿。主治：风湿着于腰脚，骨节冷痛，摇转不能。

3.羚羊镇痉汤（《温病刍言》）：由羚羊角粉（冲）半钱，生石决明、生石膏各十钱，龙胆草、僵蚕各三钱，全蝎一钱，钩藤三钱组成。

功效：平肝熄风，镇静止痉。主治：高热不退，热极风动而致颈项强直，四肢痉挛抽搐。

4.羚角钩藤饮(《通俗伤寒论》)：由羚角片(先煎)一钱半，霜桑叶两钱，京川贝(去心)、淡竹茹各三钱，鲜生地五钱，双钩藤(后入)、滁菊花、茯神木、生白芍各三钱，生甘草一钱组成。功效：凉肝熄风，增液舒筋。主治：高热烦躁，手足抽搐，舌绛而干，脉弦数。

【著作论述摘录】

《神农本草经》："主明目，益气起阴，去恶血注下，安心气。"

《本草纲目》："肝主风，在合为筋，其发病也，小儿惊痫，妇人子痫，大人中风搐搦，及筋脉挛急，历节掣痛，而羚羊角能舒之。"

《名医别录》："疗伤寒，时气寒热，热在肌肤，温风注毒伏在骨间；除邪气，惊梦，狂越，僻谬，及食噎不通。久服强筋骨、轻身，起阴益气，利丈夫。"

《药性论》："能治一切热毒风攻注，中恶毒风卒死昏乱不识人。散产后血冲心烦闷，烧末酒服之。主小儿惊痫，治山瘴，能散恶血，烧灰治噎塞不通。"

《食疗本草》："主中风筋挛，附骨疼痛。生摩和水涂肿上及恶疮，良。又卒热闷，屑作末，研和少蜜服。亦治热毒痢疾及血痢。"又："伤寒热毒下血，末服之即瘥。又疗疝气。"

《本草拾遗》："主溪毒及惊悸烦闷、卧不安、心胸间恶气毒、瘰疬。"

【主要化学成分】

本品含角质蛋白，其水解后可得18种氨基酸及多肽物质，尚含多种磷脂、磷酸钙、胆固醇、维生素A等及多种微量元素。

【治疗风湿病相关药理作用】

羚羊角具有解热作用。羚羊角水煎液20g/kg或细粉水煎液6g/kg灌胃，能降低伤寒、副伤寒甲乙菌苗致热家兔的体温。羚羊角水提液降低发热家兔的体温，作用维持4～5小时。羚羊角口服液对2,4-二硝基苯酚致热大鼠的体温有降低作用，作用维持4小时以上。用羚羊角超细粉(400目)和羚羊角粗粉(100～150目)混悬液给小鼠灌胃可减少醋酸扭体次数;在灌胃后120分钟时可提高热板法痛阈值。羚羊角细粉水煎液腹腔注射、灌胃均能减少小鼠醋酸扭体次数。用羚羊角水提液给小鼠灌胃能减少醋酸扭体次数,可提高热板法痛阈值。给小鼠腹腔注射羚羊角醇提液,对其因醋酸引起的扭体反应也有抑制作用。复方羚羊角胶囊有缓解偏头痛、减轻疼痛的作用。

十 紫 草

【药用来源】

本品为紫草科植物新疆紫草或内蒙紫草的干燥根。春、秋二季采挖,除去泥沙,干燥。主产于辽宁、湖南、河北、新疆、内蒙古等地。

【性状】

1.新疆紫草(软紫草):呈不规则的长圆柱形,多扭曲,长7～20cm,直径1～2.5cm。表面紫红色或紫褐色,皮部疏松,呈条形片状,常10余层重叠,易剥落。顶端有的可见有分歧的茎残基。体轻,质松软,易折断,断面不整齐,木部较小,黄白色或黄色。气特异,味微苦、涩。

2.内蒙紫草:呈圆锥形或圆柱形,扭曲,长6～20cm,直径0.5～4cm。根头部略粗大,顶端有残茎1或多个,被短硬毛。表面紫红色或暗紫色,皮部略薄,常数层相叠,易剥离。质硬而脆,易折断,断面较整齐,皮部紫红色,木部较小,黄白色。气特异,味涩。

【别名】

硬紫草、软紫草、紫丹、紫芴。

【性味】

甘、咸;寒。

【归经】

入心、肝经。

【功效】

清热凉血,活血,解毒透疹。

【临床应用】

1.用于温病血热毒盛,斑疹紫黑,麻疹不透。

本品咸寒,入肝经血分,有凉血活血、解毒透疹之功。治温病发斑,血热毒盛,斑疹紫黑者,常配赤芍、蝉蜕、甘草等;治麻疹不透,疹色紫暗,可配牛蒡子、山豆根、连翘等;治麻疹气虚,疹出不畅,可配黄芪、升麻、荆芥等。

2.用于疮疡,湿疹,水火烫伤。

本品甘寒能清热解毒,咸寒能清热凉血,并能活血消肿。治痈肿疮疡,可配金银花、连翘、蒲公英等;治疮疡久溃不敛,可配当归、白芷、血竭等;治湿疹,可配黄连、黄柏、漏芦等;治水火烫伤,可配黄柏、丹皮、大黄等,麻油熬膏外搽。

【用法与用量】

内服:水煎服,5～10g。外用:适量,熬膏或用植物油浸泡涂搽。

【注意事项】

胃肠虚弱、大便滑泄者慎服。

【常用配伍】

本品的作用为清热凉血,活血,解毒透疹。配伍赤芍、蝉蜕、甘草等,可治温病发斑,血热毒盛,斑疹紫黑;配伍牛蒡子、山豆根、连翘等,可治麻疹不透,疹色紫暗;配伍黄芪、升麻、荆芥等,可治麻疹气虚,疹出不畅;配伍金银花、连翘、蒲公英等,可治痈肿疮疡;配伍当归、白芷、血竭等,可治疮疡久溃不敛;配伍黄连、黄柏、漏芦等,可治湿疹;配伍黄柏、丹皮、大黄等,可治水火烫伤。

【治疗风湿病方剂】

1.紫草消毒饮(《张氏医通》):由紫草、连翘、鼠黏子、荆芥、甘草、山豆根组成。功效:清热解毒,宣肺利咽。主治:痘疹,血热咽痛者。

2.紫草膏(《中国药典》):由紫草、当归、防风、地黄、白芷、乳香、没药组成。功效:化腐生肌。主治:疮疡,痈疽已溃。

【著作论述摘录】

《神农本草经》:“主心腹邪气,五疸,补中益气,利九窍,通水道。”

《本草纲目》:“治斑疹、痘毒,活血凉血,利大肠。”

《名医别录》:“疗腹肿胀满痛。”

《医林纂要》:“补心,舒肝,散瘀,活血。”

《药性论》:“治恶疮、瘑癣。”

《本草图经》:“治伤寒时疾,发疮疹不出者,以此作药,使其发出。”

【主要化学成分】

紫草根含乙酰紫草醌、异丁酰紫草醌、β-二甲基丙烯紫草醌、β-羟基异戊酰紫草醌、3,4-二甲基戊烯-3-酰基紫草醌。

【治疗风湿病相关药理作用】

紫草主要成分为紫草素(紫草醌),具有抗炎、抗菌、抗肿瘤、抗病毒、解热、降血糖等作用。紫草素作用于Ⅱ型胶原诱导的关节炎小鼠,能使其关节炎的发病率降低,并且改善关节炎的临床症状,从而减轻关节水肿、软骨破坏的病症。同时,紫草素还能够使系统性红斑狼疮性肾病小鼠的肾小球病变缓慢,降低肾脏细胞间黏附分子在 mRNA 水平上的表达,从而起到治疗作用。

十一　蒺　藜

【药用来源】

本品为蒺藜科植物蒺藜的干燥成熟果实。秋季果实成熟时采割植株,晒干,打下果实,除去杂质。主产于河南、河北、山东、安徽等地。

【性状】

本品由 5 个分果瓣组成,呈放射状排列,直径 7～12mm。常裂为单一的分果瓣,分果瓣呈斧状,长 3～6mm;背部黄绿色,隆起,有纵棱和多数小刺,并有对称的长刺和短刺各 1 对,两侧面粗糙,有网纹,灰白色。质坚硬。气微,味苦、辛。

【别名】

白蒺藜、炒蒺藜、刺蒺藜。

【性味】

辛、苦；微温，有小毒。

【归经】

入肝经。

【功效】

平肝解郁，活血祛风，明目，止痒。

【临床应用】

1.用于肝阳上亢，头晕目眩。

本品味苦降泄，主入肝经，有平抑肝阳之功。用于肝阳上亢、头晕目眩等症，常与钩藤、珍珠母、菊花等平肝潜阳药同用。

2.用于胸胁胀痛，乳闭胀痛。

本品苦泄辛散，功能疏肝而散郁结，尚入血分而活血。用治肝郁气滞，胸胁胀痛，可与柴胡、香附、青皮等疏肝理气药同用。若治肝郁乳汁不通、乳房作痛，可单用研末服，或与穿山甲、王不留行等痛经下乳药配伍。

3.用于风热上攻，目赤翳障。

本品味辛，又疏散肝经风热而明目退翳，为祛风明目要药。用治风热目赤肿痛，多泪或翳膜遮睛等症，多与菊花、蔓荆子、决明子等同用。

4.用于风疹瘙痒，白癜风。

本品辛散苦泄，轻扬疏散，又有祛风止痒之功。治疗风疹瘙痒，常与防风、荆芥、地肤子等药配伍；若治血虚风盛，瘙痒难忍，应与当归、何首乌、防风等养血祛风药同用。

【用法与用量】

内服：水煎服，6～10g；或入丸、散服。外用：适量。

【注意事项】

孕妇慎用。白蒺藜有一定毒性，中毒后可见乏力、思睡、头昏、恶心、呕吐、心悸、唇甲及皮肤黏膜呈青紫色，严重者出现肺水肿、呼吸衰竭，以及引起高铁血红蛋白而产生窒息。

【常用配伍】

本品的作用平肝解郁，活血祛风，明目，止痒。常配伍钩藤、珍珠母、菊花平肝潜阳；配伍柴胡、香附、青皮疏肝理气；配伍穿山甲、王不留行通经下乳；配伍菊花、蔓荆子、决明子退翳明目；配伍防风、荆芥、地肤子祛风止痒；配伍当归、何首乌养血祛风。

【治疗风湿病方剂】

白蒺藜散(《太平圣惠方》)：由白蒺藜、羌活、沙参、丹参、麻黄、白术、羚羊角屑、细辛、萆薢、五加皮、五味子、生地黄、赤茯苓、杏仁、菖蒲、枳壳、郁李仁、附子、桂心、木通、槟榔组成。主治：脏腑中风，项强头旋，中如虫行，腹胁胀满，语声不出，四肢顽痹，大肠不利。

【著作论述摘录】

《神农本草经》："主恶血，破症结积聚，喉痹，乳难。"

《本草述》："沙苑蒺藜同黄芪、羌活、白附子各等分俱生用，名四生散，治男妇肝肾风毒上攻，眼赤痒痛不时，羞明多泪，风毒下注脚膝生疮，及遍身风癣，服药不验，居常多觉两耳中痒。"

【主要化学成分】

白蒺藜的化学有效成分主要有蒺藜皂苷、蒺藜多糖、生物碱和黄酮等。蒺藜甾体皂苷是白蒺藜的主要有效成分，共 80 种，其中 52 种为螺甾烷型皂苷，28 种为呋甾烷型皂苷。

【治疗风湿病相关药理作用】

蒺藜皂苷(GSTT)具有抗心肌缺血从而保护心肌的作用。蒺藜皂苷能够升高再缺血灌注期的心肌组织中 NO 含量，升高环磷酸鸟苷含量，舒张血管并抑制血管平滑肌增殖从而保护缺血再灌注损伤的内皮细胞。蒺藜总黄酮通过抑制血小板的释放和影响血小板受体与胶原的结合从而抑制血小板的黏附和聚集，进而达到抗凝、抗血栓的作用。白蒺藜具有抗动脉粥样硬化作用。

第九章　补益扶正类

凡具有补虚扶弱、固护正气作用，用于治疗风湿痹病的药物，都属于补益扶正类。此类药物在临床应用上，一个方面是增强机体的抗病能力，可配伍祛邪的药物，用于邪盛正虚的病人，以达到扶正祛邪的目的，从而战胜疾病；另一个方面是用于体虚的病人，能增强体质，消除衰弱的症状，辅助机体的康复能力，使之能早日恢复健康，提升生活质量。

适用于治疗虚症。所谓虚症，一般来说，有气虚、阳虚、血虚、阴虚等不同类型。补虚药根据它的功效及应用范围，一般也分为补气药、助阳药、养血药、滋阴药等。补虚药对于风湿病的治疗也有独特疗效。

补虚药对实邪未尽的病人，应予慎用，以免病邪留滞。在身体健康、机体活动能力正常的情况下，服用这类药物反而有害无益。

常用药物有以下几类。益气类：人参、大枣、山药、太子参、甘草、白术、白扁豆、西洋参、红景天、灵芝、刺五加、党参、黄芪、紫河车等；养阴类：山茱萸、女贞子、天冬、玉竹、石斛、地黄、百合、麦冬、龟甲、知母、南沙参、枸杞子、桑椹、黄精、楮实子等；补血类：龙眼肉、白芍、当归、何首乌、阿胶、海参等；温阳类：巴戟天、仙茅、冬虫夏草、肉苁蓉、杜仲、沙苑子、补骨脂、狗脊、海马、菟丝子、蛇床子、鹿茸、淫羊藿、续断、蛤蚧等。

第一节　益气类

一　人　参

【药用来源】

本品为五加科植物人参的干燥根和根茎。多于秋季采挖，洗净经晒干或烘干。栽培的俗称“园参”；播种在山林野生状态下自然生长的称“林下山参”，习称“籽海”。主产于吉林、辽宁、黑龙江等地。

【性状】

本品主根呈纺锤形或圆柱形，长3～15cm，直径1～2cm。表面灰黄色，上部或全体有疏浅断续的粗横纹及明显的纵皱，下部有支根2～3条，并着生多数细长的须根，须根上常有不明显的细小疣状突起。根茎(芦头)长1～4cm，直径0.3～1.5cm，多拘挛而弯曲，具不定根(艼)和稀疏的凹窝状茎痕(芦碗)。质较硬，断面淡黄白色，显粉性，形成层环纹棕黄色，皮部有黄棕色的点状树脂道及放射状裂隙。香气特异，味微苦、甘。

【别名】

山参、神草、血参、野山参、园参、高丽参、吉林参、晒参、野人参。

【性味】

甘、微苦；微温。

【归经】

入脾、肺、心、肾经。

【功效】

大补元气，复脉固脱，补脾益肺，生津，安神。

【临床应用】

1.大补元气。

用于元气虚脱，气虚欲脱，症见面色苍白，心悸不安，虚汗不止，脉微欲绝者。或气脱亡阳，上面症状兼有冷汗淋漓，四肢不温。每与附子同用。

2. 补脾益肺。

用于脾胃虚弱，食少便溏，倦怠无力，呕吐泄泻，舌淡脉缓。或肺气不足，咳喘乏力，动则益甚，自汗脉虚，易感风寒。

3. 生津止渴。

用于津伤口渴，消渴。症见津伤口渴，热伤气阴，身热烦渴，汗出体倦，脉大无力，每与石膏、知母同用。或用于内热消渴，烦渴不止，脉数无力，属内热而气阴不足者。常与养阴清热药同用。

4. 安神益智

用于气血不足引起的心神不安，失眠健忘，常配养心安神药。

此外，治血虚、阳痿及正虚邪盛，均取本品旺气生血、扶正祛邪之功。气旺则阳自强。

【用法与用量】

内服：水煎服，5～10g；用于急重证，剂量可酌增为15～30g，宜文火另煎兑服；研末吞服，每次1.5～2g。

【注意事项】

实热证、湿热证及正气不虚者禁服。本品不宜与茶同服，不宜与藜芦、五灵脂同用。

【常用配伍】

人参配伍附子治阳气暴脱，配伍白术治脾胃弱，配伍术姜治脾胃虚寒，配伍升柴治中气下陷，配伍黄芪治肺气虚。

【治疗风湿病方剂】

1. 参附汤(《济生续方》)：由人参半两、附子(炮，去皮、脐)一两组成。水二盏，生姜十片，煎至八分，去滓，食前温服。主治：真阳不足，上气喘急，自汗盗汗，气虚头晕。但是阳虚气弱之症，并宜服之。

2. 保元汤(《张氏医通》)：由人参三钱至一两、黄芪(蜜酒炙)三钱至六钱、炙甘草一钱组成。水煎，空腹服。主治：气血不足。

3. 两仪膏(《景岳全书》)：由人参半斤或四两、大熟地一斤组成。上二味用好甜水或长流水十五碗，浸一宿，以桑柴火武火取浓汁。若味有未尽，再用水数碗，煎渣取汁，并熬稍浓，乃入瓷罐，重汤熬成膏，入真白蜜四两或半斤收之。每以白汤点服。主治：精气大亏，诸药不应，或以克伐太过，耗伤真阴。

4. 参术散（《赤水玄珠》）：由人参一两半、白术二两、桂心七钱组成。每服五钱，水煎服。阳虚甚者加附子。主治：虚劳自汗不止。

5. 生脉散（《医学启源》）：由麦门冬、人参、五味子组成。原方无剂量，按常规剂量酌定。功效：益气生津，敛阴止汗。主治：①久咳伤肺，气阴两虚证，症见干咳少痰，短气自汗，口干舌燥，脉虚细。②暑热耗气伤阴证，症见汗多神疲，体倦乏力，气短懒言，咽干口渴，舌干红少苔，脉虚数。

6. 三痹汤（《校注妇人良方》卷三）：由独活、秦艽、川芎、熟地黄、白芍药、肉桂、茯苓、防风、细辛、当归、杜仲、牛膝、甘草、人参、黄芪、续断、生姜组成。功效：益肝肾，补气血，祛风湿，止痛。主治：肝肾气血不足、风寒湿痹，手脚拘挛之症。

【著作论述摘录】

《神农本草经》："主补五脏，安精神，定魂魄，止惊悸，除邪气，明目，开心，益智。久服轻身延年。"

《本草经集注》："主补五脏，安精神，定魂魄。止惊悸，除邪气，明目。开心益智，治肠胃中冷，心腹鼓痛，胸胁逆满，霍乱吐逆，调中，止消渴，通血脉，破坚积，令人不忘。久服轻身延年。如人形者有神。"

《本草经解》："安精神，定魂魄，止惊悸，除邪气，明目，开心益智。久服轻身延年。"

【主要化学成分】

本品主要含人参皂苷 A、B、C、D、E 和 F 等。人参皂苷 A 为人参皂苷 Rg1，人参皂苷 B 和 C 水解后产生人参三醇皂苷元，人参皂苷 D、E 和 F 水解后得 20-表人参二醇皂苷元。又自乙醚提取物的低沸点部分分离出 β-榄香烯，高沸点部分分离出人参炔醇。此外尚含有单糖类：葡萄糖、果糖、蔗糖；三种三糖：葡萄糖-果糖-果糖、三聚葡萄糖、葡萄糖-葡萄糖-果糖；人参酸（为软脂酸、硬脂酸及亚油酸的混和物），多种维生素（B1、B2、烟酸、烟酰胺、泛酸），多种氨基酸、胆碱、酶（麦芽糖酶、转化酶、酯酶），精胺及胆胺。人参的地上部分含黄酮类化合物，如黄苷、三叶苷、山柰醇、人参皂苷、β-谷甾醇及糖类。

【治疗风湿病相关药理作用】

人参皂苷可以抑制炎性反应和改善 RA 的发病，人参皂苷显著降低了关节炎小鼠成纤维细胞样滑膜细胞 MMP-1 和 MMP-3 的产生，可显著改善临床关节炎评分，并通过抑制 TNF-α 表达减少免疫细胞浸润和软骨破坏对 RA 小鼠的影响，减弱了关节炎症状的发作和进展，降低了关节炎组织学评分，并通过抑制 THP-1 细胞分泌 TNF-α 和 IL-1β，诱导 NOS 的产生，抑制 NF-κB 和丝裂原活化蛋白激酶信号通路，实现抗关节炎作用。本品还可通过降低软骨降解因子的表达和增加软骨保护因子的表达，预防和治疗骨性关节炎。

二 大 枣

【药用来源】

本品为鼠李科植物枣的成熟果实。秋季果实成熟时采收，拣净杂质，晒干。或烘至皮软，再行晒干。或先用水煮一滚，使果肉柔软而皮未皱缩时即捞起，晒干。全国大部分地区有产，主产于河北、河南、山东、四川、贵州等地。

【性状】

本品呈椭圆形或球形，长 2～3.5cm，直径 1.5～2.5cm。表面暗红色，略带光泽，有不规则皱纹。基部凹陷，有短果梗。外果皮薄，中果皮棕黄色或淡褐色，肉质柔软，富糖性而油润。果核纺锤形，两端锐尖，质坚硬。气微香，味甜。

【别名】

干枣、美枣、良枣、红枣。

【性味】

甘;温。

【归经】

归脾、胃、心经。

【功效】

补中益气,养血安神。

【临床应用】

1. 用于脾虚食少,乏力便溏。

2. 用于妇人脏躁症。

【用法与用量】

内服:水煎服,6～15g。

【注意事项】

凡有湿痰、积滞、齿病、虫病者,均不相宜。

【常用配伍】

本品功能补中益气,用治脾胃虚弱等症。与党参、白术等配伍,可加强补中益气的功效。大枣又能养营安神,临床上常与甘草、小麦等同用,以治脏躁症。与甘遂、大戟、芫花等峻泻药配伍,既能缓和药性,又能补脾和胃。与生姜配伍,既能调营卫,又可理脾胃。

【治疗风湿病方剂】

1. 枣参丸(《醒园录》):大南枣十枚,蒸软去核,配人参一钱,布包,藏饭锅内蒸烂,捣匀为丸,如弹子大,收贮用之。功效:补气。

2. 补益大枣粥(《圣济总录》):由大枣(去核)七枚、青粱粟米二合组成。上二味以水三升半,先煮枣取一升半,去滓,投米煮粥食之。治中风惊恐虚悸,四肢沉重。

【著作论述摘录】

《神农本草经》:"主心腹邪气,安中养脾,助十二经。平胃气,通九窍,补少气、少津液,身中不足,大惊,四肢重,和百药。"

《名医别录》:"补中益气,坚志强力,除烦闷,疗心下悬,除肠僻。"

《大明本草》:“润心肺,止嗽,补五脏,治虚损,除肠胃澼气。”

《本草再新》:“补中益气,滋肾暖胃,治阴虚。”

【主要化学成分】

本品主要含有糖类、蛋白质、生物碱、三萜、皂苷、黄酮和环腺苷酸、环鸟苷酸以及氨基酸、维生素、矿物质等。

【治疗风湿病相关药理作用】

大枣多糖是大枣中最重要的活性成分,其能显著提高补体活性,促进淋巴细胞快速增殖,从而实现有效提高机体免疫力,同时对正常细胞无毒副反应,对免疫器官的萎缩也具有很好的拮抗作用。大枣多糖可显著抑制衰老模型小鼠免疫器官的萎缩及延缓脑组织的老化,是大枣抗衰老的主要活性成分。大枣多糖可能存在抗炎活性,能显著抑制 IL-6 和 TNF-α 等促炎性细胞因子,显著降低活化的 T 细胞产生 IL-2。

三 山 药

【药用来源】

本品为薯蓣科植物薯蓣的干燥根茎。11～12 月采挖,切去根头,洗净泥土,用竹刀刮去外皮,晒干或烘干,即为毛山药。选择粗大的毛山药,用清水浸匀,再加微热,并用棉被盖好,保持湿润闷透,然后放在木板上搓揉成圆柱状,将两头切齐,晒干打光,即为光山药。主产于河南。此外,湖南、湖北、山西、云南、河北、陕西、江苏、浙江、江西、贵州、四川等地亦产。一般以河南博爱、沁阳、武陟、温县等地(古怀庆所属)所产质量为最佳,习称“怀山药”。

【性状】

本品略呈圆柱形,弯曲而稍扁,长 15～30cm,直径 1.5～6cm。表面黄白色或淡黄色,有纵沟、纵皱纹及须根痕,偶有浅棕色外皮残留。体重,质坚实,不易折断,断面白色,粉性。气微,味淡、微酸,嚼之发黏。光山药呈圆柱形,两端平齐,长 9～18cm,直径1.5～3cm。表面光滑,白色或黄白色。

【别名】

怀山药、淮山药、土薯、山薯、玉延、山芋、野薯、白山药、野白薯、薯蓣等。

【性味】

甘;平。

【归经】

归肺、脾、肾经。

【功效】

补脾养胃,生津益肺,补肾涩精。

【临床应用】

1.用于脾虚食少,久泻不止。

本品性味甘平,能补脾益气,滋养脾阴。多用于脾气虚弱或气阴两虚,消瘦乏力,食少,便溏;或脾虚不运,湿浊下注之妇女带下。

2.用于肺虚喘咳。

本品又能补肺气,兼能滋肺阴。其补肺之力虽较和缓,但对肺脾气阴俱虚者,补土亦有助于生金。适用于肺虚咳喘,可与脾肺双补之太子参、南沙参等品同用,共奏补肺定喘之效。

3.用于肾虚遗精。

本品还能补肾气,兼能滋养肾阴,对肾脾俱虚者,其补后天亦有助于充养先天。适用于肾气虚之腰膝酸软,夜尿频多或遗尿,滑精早泄,女子带下清稀及肾阴虚之形体消瘦,腰膝酸软,遗精等症。

4.用于消渴。

本品既补脾肺肾之气,又补脾肺肾之阴,常与黄芪、天花粉、知母等品同用治疗气阴两虚证消渴。

【用法与用量】

内服:水煎服,15～30g;或入丸、散服。外用:适量,捣敷。补阴,宜生用;健脾止泻,宜炒黄用。

【注意事项】

湿盛中满或有实邪、积滞者禁服。

【常用配伍】

山药性平不燥，作用和缓，为一味平补脾胃的药品，故不论脾阳亏或胃阴虚，皆可应用。临床上用治食少倦怠或脾虚泄泻，常与党参、白术、扁豆等补脾胃之品配伍；治妇女白带，常与芡实、白术、茯苓等同用。如有肺阴不足引起的咳嗽，可配伍沙参、麦冬；与熟地、山萸肉、龙骨等配伍益肾涩精，用治肾亏遗精；如小便频数，则可配伍益智仁、桑螵蛸等。配伍生地、黄芪用于治疗消渴。

【治疗风湿病方剂】

薯蓣丸(《金匮要略》)：由薯蓣三十分，当归、桂枝、神曲、干地黄、大豆黄卷各十分，甘草二十八分，人参、阿胶各七分，川芎、白芍、白术、麦门冬、防风、杏仁各六分，柴胡、桔梗、茯苓各五分，干姜三分，白蔹二分，大枣一百枚组成。功效：调理脾胃，益气和荣，祛风除邪。主治：虚劳不足、气血两虚、外兼风邪。症见：头晕目眩，神疲乏力，心悸气短，身体瘦弱，不思饮食，健忘失眠，骨节酸痛，风气百疾，舌淡苔白，脉沉细。

【著作论述摘录】

《神农本草经》："主伤中，补虚，除寒热邪气，补中益气力，长肌肉，久服耳目聪明。"

《药性论》："补五劳七伤，去冷风，止腰痛，镇心神，补心气不足，患人体虚羸，加而用之。"

《日华子本草》："助五脏，强筋骨，长志安神，主泄精健忘。"

《名医别录》："主头面游风，风头眼眩，下气，止腰痛，治虚劳羸瘦，充五脏，除烦热，强钥。"

《本草纲目》："益肾气，健脾胃，止泻痢，化痰涎，润皮毛。"

【主要化学成分】

本品含薯蓣皂苷元、多巴胺、山药碱、止杈素、胆碱、鞣质和多种氨基酸、山药多糖等。皂苷类主要包括纤细薯蓣皂苷、薯蓣皂苷和延龄草皂苷等。此外还有黄酮类和菲醌类化合物。

【治疗风湿病相关药理作用】

山药总皂苷能降低半乳糖苷酶和葡萄糖醛酸酶的活性，还能提高谷胱甘肽过氧化物酶和总超氧化物歧化酶的活性，进而提高凋亡相关斑点样蛋白的 mRNA 和蛋白水平，通过调节溶酶体酶的抗氧化能力来减轻痛风性关节炎症；山药总皂苷可减少患有类风湿关节炎的大鼠滑膜组织中 CD31 标记的微血管数量，抑制血管内皮生长因子（VEGF）和癌基因（STAT3）蛋白表达；薯蓣皂苷可能通过抑制 STAT3 的表达和 NF-κBp65 与 DNA 结合活性，从而治疗类风湿关节炎。山药总皂苷在治疗系统性红斑狼疮小鼠实验中，可以抑制 TNF-α 的分泌来降低机体内细胞炎症水平，抑制 UNC93B1/TLR7/TLR9 通路的活化，从 mRNA 和蛋白水平上降低肾脏和脾脏 UNC93B1 的表达，起到免疫调节作用。

四　太子参

【药用来源】

本品为石竹科植物孩儿参的干燥块根。夏季茎叶大部分枯萎时采挖，洗净，除去须根，置沸水中略烫后晒干或直接晒干。主产于江苏、山东、安徽等地。

【性状】

本品呈细长纺锤形或细长条形，稍弯曲，长 3～10cm，直径 0.2～0.6cm。表面灰黄色至黄棕色，较光滑，微有纵皱纹，凹陷处有须根痕，顶端有茎痕。质硬而脆，断面较平坦，周边淡黄棕色，中心淡黄白色，角质样。气微，味微甘。

【别名】

孩儿参、童参、双批七、四叶参、米参。

【性味】

甘、微苦；平。

【归经】

归脾、肺经。

【功效】

益气健脾，生津润肺。

【临床应用】

1.用于脾胃虚弱，食欲不振，倦怠无力。

2.用于气阴两伤，干咳痰少，自汗气短。

3.用于温病后期，气虚津伤，内热口渴。

4.用于神经衰弱，心悸失眠，头昏健忘。

【用法与用量】

内服：水煎服，9～30g。

【注意事项】

表实邪盛者不宜用。

【常用配伍】

凡脾胃虚弱，症见疲倦乏力，食欲减退者，可与黄芪、党参等配伍，以增强补气之功；若兼胃阴不足，再加山药、玉竹，补脾益胃阴；若气阴两伤，症见气短、自汗、口渴者，宜与五味子、黄芪同用，以增其益气生津之功；若气阴不足而致心悸失眠者，又当与五味子、麦冬、酸枣仁、柏子仁等合用，以益气养阴安神；若治小儿自汗者，可与浮小麦等配伍。

【治疗风湿病方剂】

治自汗方（《陕西中草药》）：由太子参三钱、浮小麦五钱组成，水煎服。

【著作论述摘录】

《本草从新》："大补元气。"

《本草再新》："治气虚肺燥，补脾土，消水肿，化痰止渴。"

《饮片新参》："补脾肺元气，止汗生津，定虚悸。"

《中药志》："治肺虚咳嗽，脾虚泄泻。"

【主要化学成分】

本品主要含环肽类、苷类、糖类、氨基酸类、磷脂类、挥发油类、脂肪酸类、油脂类、甾醇类和微量元素等化学成分。本品脂类中含有棕榈酸、亚油酸、1-亚油酸甘油酯、吡咯-2-羧酸-3′-呋喃甲醇酯、2-吡咯甲酸、β-谷甾醇等。

【治疗风湿病相关药理作用】

太子参蛋白质水解产物中的异形肽 PPH 可促进 TNF-α、IFN-γ 和 IL-10 的分泌，还可提高细胞内 Ca^{2+} 浓度、增强钙调神经磷酸酶(CaN)活性及促进活化 T 细胞 mRNA 的表达，提示 PPH 可能通过 Ca^{2+}/CaN/NFATc1/IFN-γ 信号途径激活脾淋巴细胞，从而发挥免疫调节作用。太子参环肽 B 通过调控磷脂酰肌醇 3-激酶/蛋白激酶 B(PI3K/Akt)信号通路减轻氧化应激所致细胞损伤及抑制炎症细胞因子的表达。通过调控 P13K/Akt 信号途径降低 1L-1β 和 IL-6 的表达水平，从而抑制 LPS 诱导产生的炎症反应和细胞凋亡，发挥抗炎的作用。太子参环肽具有酪氨酸酶抑制活性，能改善记忆、延缓衰老、抗疲劳、健脑强精及防止脑血管疾病等作用。

五 甘 草

【药用来源】

本品为豆科植物甘草、胀果甘草或光果甘草的干燥根和根茎。春、秋二季采控，除去须根，晒干。主产于东北、华北、陕西、甘肃、青海、新疆、山东等地。

【性状】

本品根呈圆柱形，长 25～100cm，直径 0.6～3.5cm。外皮松紧不一。表面红棕色或灰棕色，具显著的纵皱纹、沟纹、皮孔及稀疏的细根痕。质坚实，断面略显纤维性，黄白色，粉性，形成层环明显，射线放射状，有的有裂隙。根茎呈圆柱形，表面有芽痕，断面中部有髓。气微，味甜而特殊。

【别名】

甜草根、红甘草、粉甘草、乌拉尔甘草、甜根子、甜草、国老、甘草苗头、甜草苗。

【性味】

甘；平。

【归经】

入心、肺、脾、胃经。

【功效】

补脾益气，清热解毒，祛痰止咳，缓急止痛，调和诸药。

【临床应用】

1. 用于脾胃虚弱及气血不足等症。

甘草味甘性平，能补脾胃不足而益中气。对于脾胃虚弱之症，常与党参、白术、茯苓等补气健脾药配伍应用；对于心血不足、心阳不振之症，可与补血养阴及温通心阳药如阿胶、生地、麦冬、人参、桂枝等配伍应用。

2. 用于疮疡肿毒、咽喉肿痛等症。

甘草生用能泻火解毒，故常用于疮痈肿痛，多与金银花、连翘等清热解毒药配伍。对咽喉肿痛，可与桔梗、牛蒡子等配伍应用，有清热利咽的功效。

3. 用于咳嗽气喘等症。

本品甘缓润肺，有祛痰止咳的功效，在临床上用治咳嗽喘息等症，常与化痰止咳药配伍应用，作为辅助之品。因其性质平和，故不论肺寒咳喘或肺热咳嗽，均可配伍应用。

4. 用于腹中挛急作痛。

本品有缓解挛急之功，常与芍药配伍，治腹中挛急而痛。

此外，甘草还能缓和药性，有减低或缓和药物烈性的作用，历代本草文献上并载有本品有解药毒作用。四逆汤用本品以缓和干姜、附子的温热，调胃承气汤用本品以缓和大黄、芒硝的攻下作用，等等。

【用法与用量】

内服：水煎服，1.5g～9g；或入丸、散服。外用：研末撒或煎水洗。

【注意事项】

本品不宜与海藻、京大戟、红大戟、甘遂、芫花同用。甘草甘缓，凡湿阻中焦、脘腹胀满者用之能令人气窒满闷，故在使用时必须注意。

【常用配伍】

甘草是一味常用的药物，一般认为本品在方剂中只是作为辅助、矫味之用；其实根据临床实践的体会，它本身确实具有一定的功效，如配伍芍药缓急止痛，配伍桔梗祛痰利咽，配伍干姜温润肺脾，配伍银花清热解毒。

【治疗风湿病方剂】

当归拈痛汤(《医学启源》)：由羌活、甘草、茵陈各半两，防风、苍术、当归身、知母、猪苓、泽泻各三钱，升麻、白术、黄芩各一钱，葛根、人参、苦参各二钱组成。功效：利湿清热，疏风止痛。主治：湿热相搏，外受风邪证。症见：遍身肢节烦痛，或肩背沉重，或脚气肿痛，脚膝生疮，舌苔白腻微黄，脉弦数。

【著作论述摘录】

《神农本草经》："味甘，平，无毒。主五脏六腑寒热邪气，坚筋骨，长肌肉，倍气力，金疮肿，解毒。久服轻身，延年。"

《名医别录》："温中下气，烦满短气，伤脏咳嗽，止渴，通经脉，利血气，解百药毒。"

《日华子本草》："安魂定魄。补五劳七伤，一切虚损、惊悸、烦闷、健忘。通九窍，利百脉，益精养气，壮筋骨，解冷热。"

【主要化学成分】

本品主要成分是三萜类和黄酮类，还含有生物碱、多糖、香豆素、氨基酸及 Zn、Ca、Sr、Ni、Mn、Fe、Cu、Cr 等。

【治疗风湿病相关药理作用】

甘草浸膏、甘草甜素、甘草次酸对多种动物均具有去氧皮质酮样作用，能促进钠、水潴留，排钾增加，显示盐皮质激素样作用；甘草浸膏、甘草甜素能使大鼠胸腺萎缩、肾上腺重量增加、血中嗜酸性白细胞和淋巴细胞减少、尿中游离型 17-羟皮质酮增加，显示糖皮质激素样作用。甘草葡聚糖能增强机体免疫功能，对小鼠脾脏淋巴细胞有激活增殖作用，表现出致分裂原特性，与 ConA 合用有协同作用。甘草酸类主要表现为增强巨噬细胞吞噬功能和增强细胞免疫功能的作用，但对体液免疫功能有抑制作用。甘草浸膏片口内含化后能覆盖在发炎的咽部黏膜上，缓和炎症对它的刺激，达到镇咳作用。甘草还能通过促进咽喉和支气管黏膜的分泌，使痰易于咳出，呈现祛痰镇咳作用。甘草次酸、甘草黄酮、甘草流浸膏灌胃给药，对氨水和二氧化硫引起的小鼠咳嗽均有镇咳作用，并均有祛痰作用。甘草次酸胆碱盐皮下注射，对豚鼠吸入氨水和电刺激猫喉上神经引起的咳嗽，均有明显的镇咳作用。甘草粉、甘草浸膏、甘草次酸、甘草素、甘草苷、异甘草苷和地 FM100 对动物多种实验性溃疡模型均有抑制作用，能促进溃疡愈合。

六 白 术

【药用来源】

本品为菊科植物白术的干燥根茎。冬季下部叶枯黄、上部叶变脆时采挖，除去泥沙，烘干或晒干，再除去须根。主产于江苏、浙江、江西、湖南等地。

【性状】

本品为不规则的肥厚团块，长 3～13cm，直径 1.5～7cm。表面灰黄色或灰棕色，有瘤状突起及断续的纵皱和沟纹，并有须根痕，顶端有残留茎基和芽痕。质坚硬不易折断，断面不平坦，黄白色至淡棕色，有棕黄色的点状油室散在。烘干者断面角质样，色较深或有裂隙。气清香，味甘、微辛，嚼之略带黏性。

【别名】

于术、冬术、浙术、种术、乞力伽。

【性味】

甘、苦；温。

【归经】

归脾、胃经。

【功效】

健脾益气，燥湿利水，止汗，安胎。

【临床应用】

1.用于脾胃虚弱、食少胀满、倦怠乏力、泄泻等症。

白术有补脾燥湿的作用,故可用于脾胃虚弱、食少倦怠及脾虚湿困、腹胀泄泻等症。补脾胃可与党参、甘草等配伍;消痞除胀可与枳壳等同用;健脾燥湿止泻可与陈皮、茯苓等同用。

2.用于水湿停留、痰饮、水肿等症。

白术既能燥湿,又能利水,故可用于水湿内停之痰饮或水湿外溢之水肿。治寒饮可与茯苓、桂枝等配伍;治水肿常与茯苓皮、大腹皮等同用。

3.用于表虚自汗。

本品与黄芪、浮小麦等同用,有固表止汗之功,可治表虚自汗。

此外,本品又可用于安胎,治妊娠足肿、胎气不安等症,有内热者可与黄芩等配伍;腰酸者可与杜仲、桑寄生等同用。

【用法与用量】

内服:水煎服,6～12g;熬膏或入丸、散服。

【注意事项】

胃阴不足、舌苔光剥、津液缺少、唇燥口干者,不宜用性偏温燥的白术。

【常用配伍】

补脾胃可与党参、甘草等配伍;消痞除胀可与枳壳等同用;健脾燥湿止泻可与陈皮、茯苓等同用;治寒饮可与茯苓、桂枝等配伍;治水肿常与茯苓皮、大腹皮等同用;有内热者可与黄芩等配伍;腰酸者可与杜仲、桑寄生等同用。

【治疗风湿病方剂】

白术附子汤(《金匮要略》):由白术二两、附子(炮,去皮)一枚半、甘草(炙)一两、生姜(切)一两半、大枣六枚组成。功效:补脾胃、益精气。主治:风虚头痛,目眩,不知食味,风湿相搏,骨节疼痛,不得屈伸,近之则痛剧,汗出短气,小便不利,恶风不欲去衣,身体微肿。

【著作论述摘录】

《神农本草经》:“主风寒湿痹,死肌,痉,疸,止汗,除热消食。”

《药性论》:“主大风顽痹,多年气痢,心腹胀痛,破消宿食,开胃,去痰涎,除寒热,止下泄,主面光悦,驻颜去皯,治水肿胀满,止呕逆,腹内冷痛,吐泻不住,及胃气虚冷痢。”

《日华子本草》:“治一切风疾,五劳七伤,冷气腹胀,补腰膝,消痰,治水气,利小便,止反胃呕逆,及筋骨弱软,痃癖气块,妇人冷症瘕,温疾,山岚瘴气,除烦长肌。”

《本草汇言》:“白术,乃扶植脾胃,散湿除痹,消食除痞之要药也。”

《神农本草经逢原》:“白术,生用有除湿益燥,消痰利水,治风寒湿痹,死肌痉疸,散腰脐间血,及冲脉为病,逆气里急之功;制熟则有和中补气、止渴生津、止汗除热、进饮食、安胎之效。”

《医学衷中参西录》:“白术,性温而燥,气不香窜,味苦微甘微辛,善健脾胃,消痰水,止泄泻,治脾虚作胀,脾湿作渴,脾弱四肢运动无力,甚或作疼。”

【主要化学成分】

本品主要含挥发油类、内酯类、多糖类、黄酮类、苷类等。另含东莨菪素、果糖、菊糖、具免疫活性的甘露聚糖 AM-3,以及多种氨基酸。

【治疗风湿病相关药理作用】

白术内酯Ⅲ能参与调控 TLR4/NF-κB 信号通路,降低 TNF-α 的浓度以及 iNOS、MyD88、TLR4、COX-2 的蛋白表达水平,进而发挥抗炎作用。白术多糖对淋巴细胞具有免疫调节作用,能够促进 ConA 诱导的脾脏 T 淋巴细胞转化、转录因子 T-bet 和 Gata3 的 mRNA 表达水平;同时,也能降低 LPS 诱导的 CD3、CD4 和 CD8 淋巴细胞亚群比例。

七 白扁豆

【药用来源】

本品为豆科植物扁豆的干燥成熟种子。立冬前后摘取成熟荚果，晒干，打出种子，再晒至全干。主产于辽宁、河北、山西、陕西、山东、江苏、安徽、浙江、江西、福建、台湾、河南、湖北、湖南、广东、海南、广西、四川、贵州、云南等地。

【性状】

本品呈扁椭圆形或扁卵圆形，长 8～13mm，宽 6～9mm，厚约 7mm。表面淡黄白色或淡黄色，平滑，略有光泽，一侧边缘有隆起的白色眉状种阜。质坚硬。种皮薄而脆，子叶肥厚，黄白色。气微，味淡，嚼之有豆腥气。

【别名】

藊豆、白藊豆、南扁豆、沿篱豆、蛾眉豆、羊眼豆、凉衍豆、白藊豆子、膨皮豆、茶豆、小刀豆、树豆、藤豆、火镰扁豆、眉豆。

【性味】

甘；微温。

【归经】

归脾、胃经。

【功效】

健脾和中，消暑化湿。

【临床应用】

用于脾胃虚弱，食欲不振，大便溏泻，白带过多，暑湿吐泻，胸闷腹胀。

【用法与用量】

内服：水煎服，9～15g；或入丸、散服；或生品捣研绞汁。

【注意事项】

生扁豆一定要煮至熟透方可食用，否则会引起中毒。

【常用配伍】

扁豆补脾而不滋腻，化湿而不燥烈，因其健脾化湿，故可用于脾虚泄泻及妇女白带，常与白术、山药等配伍应用。凡暑湿内蕴、脾胃运化失常而致呕吐腹泻者，临床往往取以配解暑之品如鲜荷叶、香薷等同用。

【治疗风湿病方剂】

参苓白术散(《太平惠民和剂局方》):由莲子肉(去皮)、薏苡仁、缩砂仁、桔梗(炒令深黄色)各一斤,白扁豆(姜汁浸,去皮,微炒)一斤半,白茯苓、人参(去芦)、甘草(炒)、白术、山药各二斤组成。功效:益气健脾,渗湿止泻。主治:脾虚湿盛证。症见:饮食不化,胸脘痞闷,肠鸣泄泻,四肢乏力,形体消瘦,面色萎黄,舌淡苔白腻,脉虚缓。

【著作论述摘录】

《本草纲目》:“入太阴气分,通利三焦,能化清降浊,故专治中宫之病,消暑除湿而解毒也。其软壳及黑鹊色者,其性微凉,但可供食,亦调脾胃。”

《药品化义》:“故云清以养肺,肺清则气顺。下行通利大肠,能化清降浊,善疗肠红久泻,清气下陷者,此腑虚补脏之法也。”

【主要化学成分】

本品主要含多糖、蛋白质、甾体、苷类、淀粉、维生素和矿物质类等成分。扁豆干豆含蛋白质20.4%,鲜豆含蛋白质2.5%。扁豆蛋白中的胰蛋白酶抑制剂、几丁酶、抗虫蛋白等含有生物活性。

【治疗风湿病相关药理作用】

白扁豆多糖能逆转由环磷酰胺引起的淋巴细胞水平的下降,能提高抑制小鼠的细胞免疫能力和体液免疫能力;白扁豆多糖可显著性促进LPS诱导的B淋巴细胞增殖和ConA诱导的T淋巴细胞增殖以及增加自然杀伤细胞(NK细胞)的活性,对环磷酰胺所致的小鼠淋巴细胞增殖的减少和活性降低有明显的恢复作用。

八 西洋参

【药用来源】

本品为五加科植物西洋参的干燥根。均系栽培品,秋季采挖,洗净,晒干或低温干燥。原产于美国、加拿大等国,我国东北及北京、陕西、江西等地有栽培。

【性状】

本品呈纺锤形、圆柱形或圆锥形,长3～12cm,直径0.8～2cm。表面浅黄褐色或黄白色,可见横向环纹及线状皮孔,并有细密浅纵皱纹及须根痕。主根中下部有一至数条侧根;多已折断。有的上端有根茎(芦头),环节明显,茎痕(芦碗)圆形或半圆形,具不定根或已折断。体重,质坚实,不易折断,断面平坦,浅黄白色,略显粉性,皮部可见黄棕色点状树脂道,形成层环纹棕黄色,本部略呈放射状纹理。气微而特异,味微苦、甘。

【别名】

西洋人参、洋参、美国人参、花旗参、广东人参。

【性味】

甘、微苦;凉。

【归经】

归肺、心、肾、经。

【功效】

补气养阴,清热生津。

【临床应用】

1.适用于热病或大汗、大泻、大失血、耗伤元气及阴津所致神疲乏力、气短息促、自汗热黏、心烦口渴、尿短赤涩、大便干结、舌燥、脉细数无力等症。

2.适用于火热耗伤肺脏气阴所致短气喘促,咳嗽痰少,或痰中带血等症。

3.适用于热伤气津所致身热汗出,口渴心烦,体倦少气,脉虚数者。

【用法与用量】

内服:水煎服,3～6g;或另煎兑服;或入丸、散服。

【注意事项】

本品不宜与藜芦同用。中阳衰微,胃有寒湿者忌服。

【常用配伍】

本品与麦冬、五味子等配伍,养阴生津;与玉竹、麦冬、川贝母等配伍，养阴润肺，清热化痰止咳；与太子参、山药、神曲、谷芽等配伍，养阴健脾消食。

【治疗风湿病方剂】

清暑益气汤（《温热经纬》卷四）：由西洋参、石斛、麦冬、黄连、竹叶、荷梗、知母、甘草、粳米、西瓜翠衣组成（原书未注用量）。功效：清暑益气，养阴生津。主治：暑热耗气伤津。症见：身热汗多，心烦口渴，小便短赤，体倦少气，精神不振，脉虚数者。

【著作论述摘录】

《本草从新》："补肺降火，生津液，除烦倦。虚而有火者相宜。"

《医学衷中参西录》："能补助气分，兼能补益血分，为其性凉而补，凡欲用人参而不受人参之温补者，皆可以此代之。"

《药性考》："补阴退热。姜制益气，扶正气。"

《本草再新》："治肺火旺，咳嗽痰多，气虚呵喘，失血，劳伤，固精安神，生产诸虚。"

《本草求原》："清肺肾，凉心脾以降火，消暑，解酒。"

【主要化学成分】

本品主要含人参皂苷、多糖、萜类、酚类、氨基酸、类黄酮、挥发性油、树脂、多种微量元素等。此外含胡萝卜苷、齐墩果酸、豆甾烯醇、豆甾-3,5-二烯-7-酮等。

【治疗风湿病相关药理作用】

西洋参多糖能够通过刺激淋巴细胞增殖和转化等途径达到免疫调节作用，通过使活化的 T 淋巴细胞内游离钙增加达到增强免疫力的作用。西洋参提取物能够通过上调炎症因子 IL-23A、IL-6 和下调 IL-13、CD14 的表达来达到免疫调节的作用。西洋参多糖能够明显升高小鼠 T 淋巴细胞的增殖能力和迟发型变态反应程度，提高小鼠碳粒廓清指数，降低小鼠血清中丙二醛（MDA）水平，增强超氧化物歧化酶（SOD）活性，通过减轻氧化应激对免疫系统的损害来实现免疫调节作用。西洋参中性糖 PPQN 具有一定的抗炎作用，能够抑制 NO 分泌，降低 IL-6、IL-1 等细胞因子生成。

九　红景天

【药用来源】

本品为景天科大花红景天的干燥根和根茎,秋季花茎凋枯后采挖,除去粗皮,洗净,晒干。主产于西藏、云南、宁夏、甘肃、青海、四川、黑龙江、吉林等地。

【性状】

本品为粗壮根,呈圆锥形,长约20cm,上部直径约1.5cm,侧根长10～30cm;肉断面橙红色或紫红色,有时具裂隙,根颈部具多数须根。根茎短,粗壮,圆柱形,略弯曲,长5～20cm,直径2.9～4.5cm,被多数覆瓦状排列的鳞片状的叶。从茎顶端之叶腋抽出数条花茎,花茎上下部均有肉质叶,叶片椭圆形,边缘具粗锯齿,先端锐尖,基部楔形,几无柄。聚伞花序顶生,花红色。气芳香,味微苦涩、后甜。

【别名】

蔷薇红景天、扫罗玛布尔(藏名)。

【性味】

甘、苦;平。

【归经】

归肺、心经。

【功效】

益气活血,通脉平喘。

【临床应用】

主气虚体弱,病后畏寒,气短乏力,肺热咳嗽,咯血,白带腹泻,跌打损伤,烫火伤,神经症,高原反应。

【用法与用量】

内服:水煎服,3～6g。外用:适量,捣敷或研末调敷。

【注意事项】

脾胃虚寒者慎用。

【常用配伍】

与补气药物配伍,具有补气活血的作用。红景天可与人参、党参、黄芪等配伍,缓解气虚血瘀引起的精神不济、少气懒言、乏力、气短等症状。与补血药物配伍,治疗血虚证。红景天能益气活血,可与当归、大枣、阿胶等补血生血药物配伍,治疗由于血虚引起的乏力、气喘等症状。与滋阴补肺药物配伍,治疗肺阴虚、肺热咳嗽等症。红景天能补肺气、养肺阴。可以配伍沙参、麦冬、石斛、玉竹等药,润肺止咳,治疗肺阴不足、咳嗽痰黏等症。与活血药物配伍,治疗血瘀证。红景天还有活血化瘀的作用,可以配伍川芎、红花、丹参、乳香等活血化瘀药物,治疗血瘀引起的疼痛、肿块等症状。

【治疗风湿病方剂】

治吐血(《中医药大辞典》下册):红景天、朱砂七、蝎子七、索骨丹、石榴皮各 6g,水煎服。

【著作论述摘录】

《本草纲目》:“红景天,神农本草经上品,祛邪恶气,补诸不足。”

《千金翼方》:“景天味苦酸平,无毒。主大热大疮,身热烦,邪恶气,诸蛊毒痂庀,寒热风痹,诸不足,花主女人漏下赤白,清身明目,久服通神不老。”

《四部医典》:“性平、味涩、善润肺、能补肾、理气养血。主治周身乏力、胸闷、恶心、体虚等症。”

【主要化学成分】

本品主要含咖啡酸、伞形花内酯、酪醇、没食子酸、没食子酸乙酯、山柰酚、β-谷甾醇、胡萝卜苷及红景天苷等。

【治疗风湿病相关药理作用】

红景天苷预处理 H9C2 细胞,发现红景天苷可以上调 miR-21 的表达,抑制氧化应激和炎症的发生,提高细胞活力;红景天苷还可以通过腺苷酸激活蛋白激酶(AMPK)磷酸化激活沉默调节蛋白

1(SIRT1)依赖的 Nrf-2/HO-1 信号通路,抑制炎症反应和氧化应激。红景天苷具有免疫刺激特性,在感染利什曼原虫的机体内可以通过上调 NF-κB、iNOS 基因的表达,使 NO 和 ROS 的水平增加来杀死细胞内的寄生虫,还可以通过增加 T 细胞的数量,增强机体免疫作用。

十 灵 芝

【药用来源】

本品为多孔菌科真菌赤芝或紫芝的干燥子实体。全年采收,除去杂质,剪除附有朽木、泥沙或培养基质的下端菌柄,阴干或在40～50℃烘干。主产于安徽、江西、福建、广东、广西等地。

【性状】

1. 赤芝:子实体伞形,菌盖(菌帽)坚硬木栓质,半圆形或肾形,直径 10～18cm,厚 1～2cm。皮壳硬坚,初黄色,渐变为红褐色,有光泽,具环状棱纹及辐射状皱纹,边缘薄而平截,常稍内卷。菌肉近白色至淡褐色;菌盖下表面菌肉白色至浅棕色,由无数细密管状孔洞(菌管)构成,菌管内有担子器及担孢子。菌柄圆柱形,侧生,长7～15cm,粗 1～4cm,红褐色至紫褐色,有漆样光泽。孢子细小,黄褐色。气微香,味苦涩。

2. 紫芝:皮壳呈紫黑色或褐黑色,有漆样光泽。菌肉与菌盖下面的菌管均为锈褐色。菌柄长 17～23cm。

3. 栽培灵芝:子实体较粗壮、肥厚,直径 12～22cm,厚 1.5～4cm。皮壳外常被有大量粉尘样的黄褐色孢子。

【别名】

赤芝、三秀、灵芝草、木灵芝、菌灵芝、万年蕈。

【性味】

甘;平。

【归经】

归心、肺、肝、肾经。

【功效】

补气安神，止咳平喘。

【临床应用】

1. 用于心神不宁，失眠，惊悸。

本品味甘性平，入心经，能补心血、益心气、安心神，故可用治气血不足、心神失养所致心神不宁、失眠、惊悸、多梦、健忘、体倦神疲、食少等症。

2. 用于咳喘痰多。

本品味甘能补，性平偏温，入肺经，补益肺气，温肺化痰，止咳平喘，常可治痰饮证。对形寒咳嗽、痰多气喘者，尤其对痰湿型或虚寒型患者疗效较好。

3. 用于虚劳症。

本品有补养气血作用，故常可用治虚劳短气、不思饮食、手足逆冷、烦躁口干等症。

【用法与用量】

内服：水煎服，6～12g；研末吞服，1.5～3g。

【注意事项】

实证及外感初起者忌用。灵芝是一种较强的血小板聚集抑制剂，故罹患出血性疾病及有出血倾向者慎用。过敏体质者慎用。

【常用配伍】

本品与当归、白芍、酸枣仁、柏子仁、龙眼肉等配伍，可治心神不宁，失眠，惊悸。与党参、五味子、干姜、半夏等同用，可治咳喘痰多。与山萸肉、人参、地黄等配伍，可治虚劳短气、不思饮食、手足逆冷等虚劳证。

【治疗风湿病方剂】

1. 治积年胃病（《杭州药用植物志》）：灵芝 1.5 克，切碎，用老酒浸泡服用。

2. 治误食毒菌中毒（《中国药用真菌》）：灵芝 120 克，水煎服。

【著作论述摘录】

《神农本草经》："紫芝味甘温，主耳聋，利关节，保神益精，坚筋骨，好颜色，久服轻身，不老延年。”

《本草纲目》：“疗虚劳。”

【主要化学成分】

本品主要含氨基酸、多肽、蛋白质、真菌溶菌酶，以及糖类（还原糖和多糖）、麦角甾醇、三萜类、香豆素苷、挥发油、硬脂酸、苯甲酸、生物碱、维生素 B2 及 C 等。孢子还含甘露醇、海藻糖等。

【治疗风湿病相关药理作用】

灵芝粉可提高小鼠的吞噬能力、足跖厚度、脾淋巴细胞转化、NK 细胞的杀伤活性、血清溶血素含量，具有较好的免疫调节活性。灵芝孢子粉免疫调节蛋白（FIP-glu）是具有潜在免疫调节功能的活性成分，rFIP-glu 可通过 PI3K/Akt 和 MAPK 途径介导，在巨噬细胞中显示出免疫调节活性具有广泛的免疫调节特性，可促进先天免疫、体液免疫和细胞免疫，对免疫细胞和免疫相关细胞等产生影响。灵芝多糖能够促进脾细胞、ConA 诱导的 T 淋巴细胞及 LPS 诱导的 B 淋巴细胞增殖，同时改善细胞因子分泌和细胞吞噬功能。

十一　刺五加

【药用来源】

本品为五加科植物刺五加的干燥根及根茎或茎。春、秋二季采收，洗净，干燥。主产于东北及河北、山西等地。

【性状】

本品呈结节状不规则圆柱形，直径 1.4～4.2cm。根呈圆柱形，多扭曲，长 3.5～12cm，直径 0.3～1.5cm。外表面灰棕色或灰褐色，粗糙，有细纵纹和皱纹，皮较薄，有的剥落，剥落处呈灰黄色。质硬，断面黄白色，纤维性。有特异香气，味微辛，稍苦、涩。

【别名】

刺拐棒、老虎镣子、刺木棒、坎拐棒子。

【性味】

辛、微苦；温。

【归经】

归脾、心、肾经。

【功效】

益气健脾，补肾安神，活血通络。

【临床应用】

1. 用于脾肾阳虚，体虚乏力，食欲不振，腰膝酸痛，失眠多梦，健忘。

2. 治疗风寒湿痹、跌打肿痛、胸痹疼痛等。

【用法与用量】

内服：水煎服，9～27g；或入丸、散服；泡酒。外用：适量，研末调敷；或鲜品捣敷。

【注意事项】

阴虚火旺者慎服。

【常用配伍】

刺五加配伍酸枣仁，用于治疗心脾两虚、心神失养之失眠、健忘、心悸、怔忡等。配伍太子参，可增强益气健脾、补肾益肺的作用，适用于肺脾气虚所致的体倦乏力、食欲不振、久咳虚喘等。配伍杜仲，可增加温肾助阳、强筋健骨作用，适用于肾中阳气不足，筋骨失于温养所致腰膝酸痛等，亦可用于风湿痹证兼肝肾不足者。

【治疗风湿病方剂】

刺五加浸膏（《中华人民共和国药典》）：为刺五加经加工制成的浸膏。功效：益气健脾，补肾安神。主治：脾肾阳虚，体虚乏力，食欲不振，腰膝酸痛，失眠多梦。

【著作论述摘录】

古代本草未见刺五加的记载。《神农本草经》只记载五加皮。

【主要化学成分】

本品主要含刺五加苷、黄酮类、木脂素类、多糖类等。根皮含挥发油、鞣质、棕榈酸、亚麻仁油酸、维生素 A、维生素 B1。

【治疗风湿病相关药理作用】

刺五加皂苷能够一定程度地升高总蛋白、白蛋白、白球比，能够提高机体的免疫功能。刺五加水提物能够减轻二甲苯所致的小鼠耳郭肿胀，减轻蛋清所致大鼠足跖肿胀，增加小鼠网状内皮系统吞噬指数，促进二硝基苯诱导小鼠迟发型超敏反应。还可增强小鼠体液免疫的功能。刺五加注射液能使白细胞明显升高，并可抑制环磷酰胺所致的白细胞减少，还可刺激小鼠骨髓粒系祖细胞集落生成。

十二　党　参

【药用来源】

本品为桔梗科植物党参、素花党参或川党参的根。秋季采挖，除去地上部分，洗净泥土，晒至半干，用手或木板搓揉，使皮部与木质部贴紧，饱满柔软，然后再晒再搓，反复3～4次，最后晒干即成。主产于东北及河北、河南、山西、陕西、甘肃、内蒙古、青海等地。

【性状】

本品呈长圆柱形，稍弯曲，长10～35cm，直径0.4～2cm。表面黄棕色至灰棕色，根头部有多数疣状突起的茎痕及芽，每个茎痕的顶端呈凹下的圆点状；根头下有致密的环状横纹，向下渐稀疏，有的达全长的一半，栽培品环状横纹少或无；全体有纵皱纹及散在的横长皮孔，支根断落处常有黑褐色胶状物。质稍硬或略带韧性，断面稍平坦，有裂隙或放射状纹理，皮部淡黄白色至淡棕色，木部淡黄色。有特殊香气，味微甜。

【别名】

上党人参、防风党参、黄参、防党参、上党参、狮头参、中灵草。

【性味】

甘；平。

【归经】

入肺、脾经。

【功效】

健脾益肺，养血生津。

【临床应用】

用于气虚不足、倦怠乏力、气急喘促、脾虚食少、面目浮肿、久泻脱肛等症。用于脾肺虚弱，气短心悸，食少便溏，虚喘咳嗽，内热消渴。

【用法与用量】

内服：水煎服，9～15g，大剂30～60g；熬膏或入丸、散服。生津、养血宜生用；补脾益肺宜炙用。

【注意事项】

有实邪者忌服，不宜与藜芦同用。

【常用配伍】

本品为临床常用的补气药，功能补脾益肺，效近人参而味较弱，适用于各种气虚不足的病症，在临床上常与黄芪、白术、山药等配伍应用；如血虚萎黄及慢性出血疾患引起的气血两亏的病症，本品又可配补血药如熟地、当归等同用。

【治疗风湿病方剂】

上党参膏（《得配本草》）：由党参（软甜者，切片）一斤、沙参（切片）半斤、桂圆肉四两组成。功效：清肺金，补元气，开声音，助筋力。

【著作论述摘录】

《本草从新》："主补中益气，和脾胃，除烦渴。"

《神农本草经逢原》："清肺。"

《本草纲目拾遗》："治肺虚，益肺气。"

《本草正义》："党参力能补脾养胃，润肺生津，脾运中气，本与人参不甚相远。其尤可贵者，则健脾运而不燥，滋胃阴而不湿，润肺而不犯寒凉，养血而不偏滋腻，鼓舞清阳，振动中气，而无刚燥之弊。"

【主要化学成分】

本品主要含皂苷、糖类、甾体类、萜类、生物碱类、酸类、木脂素类、黄酮类、淀粉、黏液、树脂及各种氨基酸等。

【治疗风湿病相关药理作用】

党参水提物能够提高单核巨噬细胞的吞噬活性，当浓度在500～3000μg/mL范围内时，人体的免疫功能明显增强。通过增强网状内皮系统的吞噬功能使脾指数升高进而促进溶血素的生成，最后完成免疫防控；另外通过降低内毒素所引起的转录活化核蛋白因子的结合活性，阻碍有害因子的表达。此外，党参多糖经硫酸酯化后能够刺激周淋巴细胞和脾淋巴细胞的增殖，从而对免疫系统进行调节。现代药理研究表明，党参还具有增强机体免疫力、保护胃肠道黏膜及抗溃疡、促进造血机能、调节血糖、延缓衰老等多种治疗风湿病相关药理作用。

十三 黄 芪

【药用来源】

本品为豆科黄芪属植物膜荚黄芪或内蒙古黄芪的干燥根。春、秋二季采挖，去除茎苗及根须，晒干，扎成小捆。主产于黑龙江、吉林、辽宁、河北、山西、内蒙古、陕西、甘肃、宁夏、青海、山东、四川和西藏等地。

【性状】

本品呈圆柱形，有的有分枝，上端较粗，长30～90cm，直径1～3.5cm。表面淡棕黄色或淡棕褐色，有不整齐的纵皱纹或纵沟。质硬而韧，不易折断，断面纤维性强，并显粉性，皮部黄白色，木部淡黄色，有放射状纹理及裂隙，老根中心偶有枯朽状，黑褐色或呈空洞。气微，味微甜，嚼之微有豆腥味。

【别名】

绵芪、绵黄芪、箭黄芪、口芪、白皮芪。

【性味】

甘；微温。

【归经】

入脾、肺经。

【功效】

补气健脾，升阳举陷，益卫固表，利水消肿，托毒生肌。

【临床应用】

1.用于气虚衰弱，倦怠乏力，或中气下陷、脱肛、子宫脱垂等症。

黄芪健脾益气，且具升阳举陷的功效，故可用于气虚乏力及中气下陷等症。在临床上用于补气健脾，常与党参、白术等配伍；用于益气升阳而举陷，常与党参、升麻、柴胡、炙甘草等合用。

2.用于表虚不固的自汗症。

黄芪具有益卫固表、止汗的功效。用于表虚自汗，常与麻黄根、浮小麦、牡蛎等配伍；如治表虚易感风寒者，可与防风、白术同用。

3.用于气血不足、疮疡内陷、脓成不溃或久溃不敛者。

黄芪能温养脾胃而生肌，补益元气而托疮，故一般称为疮痈要药，临床上多用于气血不足、疮痈内陷、脓成不溃或溃破后久不收口等症。如用于疮疡内陷或久溃不敛，可与党参、肉桂、当归等配伍；用于脓成不溃，可与当归、银花、白芷、穿山甲、皂角刺等同用。

4.用于水肿、脚气、面目浮肿等症。

黄芪能益气而健脾，运阳而利水，故可用于水肿而兼有气虚症状者，多配伍白术、茯苓等同用。

本品与人参、党参相比较，人参的补气作用较强，且能生津、安神；党参功专补肺脾而益气；黄芪的补气作用不及人参，但益气升阳，固表托内，且能利水退肿的作用则为人参、党参所不具。

【用法与用量】

内服：水煎服，9～30g，大量可用至30～60g。

【注意事项】

黄芪为补气扶阳的药物，故凡气滞湿阻、食滞胸闷、热毒疮疡、表实邪盛及阴虚阳亢等症，不宜应用。

【常用配伍】

本品配伍人参，则大补元气；配伍附子，则补气助阳；配伍白术，则益气补脾；配伍当归，则补气生血；配伍参、术、升、柴，则补气升阳；配伍白术、防风，则补散兼施、固表止汗；配伍当归、银花、甘草，则内补托毒；配伍茯苓、防己、桂枝、甘草，则益气运阳而利水；配伍当归、川芎、赤芍、桃仁、红花、地龙，则益气活血、散瘀通络。

【治疗风湿病方剂】

1. 黄芪桂枝五物汤（《金匮要略》）：由黄芪三两、芍药三两、桂枝三两、生姜六两、大枣十二枚组成。功效：益气温经，和血通痹。主治：血痹。症见：肌肤麻木不仁，脉微涩而紧。

2. 防己黄芪汤（《金匮要略》）：由防己一两、黄芪一两一分、甘草半两、白术七钱半组成。功效：益气祛风，健脾利水。主治：表虚不固之风水或风湿证，汗出恶风，身重微肿，或肢节疼痛，小便不利，舌淡苔白，脉浮。

【著作论述摘录】

《本草备要》："生用固表，无汗能发，有汗能止，温分肉，实腠理，泻阴火，解肌热，炙用补中益元气，温三焦，壮脾胃，排脓内托。"

《日华子本草》："黄芪助气壮筋骨，长肉补血。"

《名医别录》："补丈夫虚损，五劳羸瘦。止渴、腹痛、泻痢，益气，利阴气。"

《本草正义》："黄耆，补益中土，温养脾胃，凡中气不振，脾土虚弱，清气下陷者最宜。"

【主要化学成分】

本品主要含氨基酸类、多糖类、黄酮类、皂苷类四类活性成分。黄酮类化合物主要是由异黄酮、黄酮醇构成，黄酮类中则常见鼠李柠檬素、槲皮素、异鼠李素异槲皮干、山柰酚、沙苑子苷。而异黄酮类则主要包括毛蕊异黄酮、芒柄花苷、芒柄花素、10-二甲氧基紫檀烷-3-o-β-D-葡萄糖苷、(3R)-2-羟基-3 等物质。

【治疗风湿病相关药理作用】

在对大白鼠的研究中可观察到黄芪中的芒柄花素等物质对大鼠骨力学性能与骨化学成分明显改善，对于骨骼有着明显的增强作用，该作用可对骨质疏松、骨性关节炎等产生明显的预防作用。黄芪多糖可提高骨关节炎小鼠膝关节组织和 IL-1β 诱导的 C28/12 细胞中蛋白聚糖和Ⅱ型胶原蛋白表达水平，降低基质金属蛋白酶的表达水平；黄芪多糖可促进骨关节炎小鼠膝关节组织和 IL-1β 诱导的 C28/12 细胞中含 WW 域 E3 泛素蛋白连接酶 2(WWP2)的表达水平，抑制 Notch 受体 1 的表达水平；黄芪多糖可提高 WWP2 介导的 Notch 受体 1 泛素化水平，抑制 Notch 信号通路的激活，从而缓解骨关节炎的进展。

十四　紫河车

【药用来源】

本品为健康人的胎盘。将新鲜胎盘除去羊膜及脐带，反复冲洗至去净血液，蒸或置沸水中略煮后，干燥。

【性状】

干燥的胎盘为不规则的类圆形或椭圆形碟状，直径 9～16cm，厚薄不一。紫红色或棕红色，有的为黄色，一面凹凸不平，有多数沟纹，为绒毛叶；一面为羊膜包被，较光滑，在中央或一侧附有脐带的残余，四周散布细血管。每具重 1～2 两。质硬脆，有腥气。以整齐、黄色或紫红色、洁净者为佳。

【别名】

胎盘、衣胞、胎衣、胞衣、混沌皮、混元丹。

【性味】

甘、咸；温。

【归经】

归肺、肝、肾经。

【功效】

补气，养血，益精。

【临床应用】

1. 用于阳痿遗精，腰酸，头晕，耳鸣。

本品补肾阳，益精血，可用于肾阳不足、精血衰少诸证，单用有效，亦可与补益药同用。若与龟甲、杜仲、牛膝等同用，可用治肾阳虚衰，精血不足之足膝无力、头昏耳鸣、男子遗精、女子不孕等。

2. 用于气血不足诸虚。

如产后乳汁缺少、面色萎黄消瘦、体倦乏力等，本品补益气血，可单用，研粉服。或将鲜品煮烂食用，或随证与人参、黄芪、当归、熟地等同用。

3. 用于肺肾虚喘。

本品补肺气，益肾精，纳气平喘，单用有效，亦可与补肺益肾、止咳平喘的人参、蛤蚧、冬虫夏草、胡桃肉、五味子等同用。

【用法与用量】

内服：研末，1～3g；或入丸剂。如用鲜胎盘，每次半个至1个，水煮服食。

【注意事项】

凡有表邪及实证者禁服，脾虚湿困证者慎服，阴虚火旺不宜单独应用。

【常用配伍】

本品与龟甲、杜仲、牛膝配伍，治肾阳虚衰，精血不足之足膝无力、头昏耳鸣、男子遗精、女子不孕；与人参、黄芪、当归、熟地配伍，治产后乳汁缺少、面色萎黄消瘦、体倦乏力；与人参、蛤蚧、冬虫夏草、胡桃肉、五味子配伍，治肺肾虚喘。

【治疗风湿病方剂】

1. 河车丸（《妇人良方》）：由紫河车（洗净，杵烂）一具、白茯苓半两、人参一两、干山药二两组成。上为末，面糊和入河车，加三味，丸梧子大。每服三五十丸。空心米饮下。嗽甚，五味子汤下。治劳瘵虚损、骨蒸等症。

2. 大造丸（《诸证辨疑》）：由紫河车（米泔洗净，新瓦焙干，或以淡酒蒸熟，捣晒研末）一具，败龟板（童便浸三日，酥炙黄）二两，黄柏（去皮，盐酒浸炒）一两半，杜仲（去皮，酥炙）一两半，牛膝（去苗，酒浸晒）一两二钱，生地黄二两半（入砂仁六钱，白茯苓二两，绢袋盛，入瓦罐酒煮七次，去茯苓、砂仁不用，杵地黄为膏听用），天门冬（去心）、麦门冬（去心）、人参（去芦）各一两二钱组成。夏月加五味子七钱。各不犯铁器，为末，同地黄膏入酒，米糊丸入小豆大。每服八九十丸，空心盐汤下，冬月酒下。女人带下，并加牡蛎粉一两。治无籽，月水不调，小产，难产，其补阴之功极重。久服耳聪目明，须发乌黑。

【著作论述摘录】

《本草经疏》："人胞乃补阴阳两虚之药，有反本还元之功。然而阴虚精涸，水不制火，发为咳嗽吐血、骨蒸盗汗等症，此属阳盛阴虚，法当壮水之主以制阳光，不宜服此并补之剂，以耗将竭之阴也。"

《本经逢原》："紫河车禀受精血结孕之余液，得母之气血居多，故能峻补营血，用以治骨蒸羸瘦、喘嗽虚劳之疾，是补之以味也。"

【主要化学成分】

本品主要含绒毛膜促性腺激素（HCG）、促肾上腺激素释放激素（GnRH）、促肾上腺皮质激素释放激素（GRH）、催乳素（HPL）、雌二醇、雌酮等。

【治疗风湿病相关药理作用】

紫河车能提高正常小鼠的T淋巴细胞比率、淋巴细胞数量及胸腺指数，还能对抗强的松引起的免疫抑制作用。胎盘粉制剂能使小鼠单核巨噬细胞的吞噬指数明显提高，明显增加免疫器官重量，对小鼠脾淋巴细胞转化反应具有较强的促进作用。紫河车能显著增加小鼠负荷游泳时间，显著延长小鼠耐缺氧时间，提高机体的血氧利用率，降低机体耗氧量，从而增强机体对缺氧状态的耐受性，具有明显的抗疲劳作用。

第二节　养阴类

一　山茱萸

【药用来源】

本品为山茱萸科植物山茱萸的成熟果肉。秋末冬初果皮变红时采收果实，用文火烘或置沸水中略烫后，及时除去果核，干燥。主产于云南、山西、江苏、浙江、安徽、江西、山东、河南、湖南、四川、陕西、甘肃等地。

【性状】

本品呈不规则的片状或囊状，长 1～1.5cm，宽 0.5～1.5cm。表面紫红色至紫黑色，皱缩，有光泽。内表面不平滑，有少数纵向脉纹。顶端有的有圆形宿萼痕，基部有果柄痕。质柔润。气微，味酸，涩、微苦。

【别名】

萸肉、药枣、山萸肉。

【性味】

酸、涩；微温。

【归经】

归肝、肾经。

【功效】

补益肝肾，收涩固脱。

【临床应用】

1.用于肝肾不足、头晕目眩、耳鸣、腰酸等症。

2.用于遗精、遗尿、小便频数及虚汗不止等症。

【用法与用量】

内服：水煎服，6～12g。

【注意事项】

命门火炽、肝阳上亢、及素有湿热、小便不利者禁服。

【常用配伍】

凡肝肾不足所致的眩晕、腰酸等症，常与熟地、枸杞子、菟丝子、杜仲等配伍同用。对肾阳不足引起的遗精、尿频均可应用，常配伍熟地、菟丝子、沙苑蒺藜、补骨脂等同用。对于虚汗不止，本品又有敛汗作用，可与龙骨、牡蛎等同用。本品又能固经止血，可用治妇女体虚、月经过多等症，可与熟地、当归、白芍等配伍应用。

【治疗风湿病方剂】

1. 山茱萸散(《太平圣惠方》):由山茱萸一两半、天雄(炮裂,去皮脐)一两半、麻黄(去根节)二两、川乌头(炮裂,去皮脐)半两、川椒(去目及闭口者,微炒去汗)一两、白术一两、茵芋一两、防风(去芦头)一两、丹参一两、牛膝(去苗)一两、细辛一两、莽草(微炙)一两、石南一两、桂心一两组成。主治:虚劳,风邪所攻,偏枯不遂,筋脉拘急,肢节疼痛。

2. 肾气丸(《金匮要略》):由干地黄八两,山药、山茱萸各四两,泽泻、茯苓、牡丹皮各三两,桂枝、炮附子各一两组成。功效:补肾助阳。主治:肾阳不足证。症见:腰痛脚软,身半以下常有冷感,少腹拘急,小便不利,或小便反多,入夜尤甚,阳痿早泄,舌淡而胖,脉虚弱,尺脉沉细,以及痰饮、水肿、消渴、脚气、转胞等。

【著作论述摘录】

《神农本草经》:"主心下邪气,寒热,温中,逐寒湿痹,去三虫。"

【主要化学成分】

山萸肉主要含有单萜类,脂肪醛,脂肪烃,酸、酯等芳香族化合物,另含有苷类成分,如山茱萸苷、莫罗忍冬苷、7-o-甲基莫罗忍冬苷、獐牙菜苷、番木鳖苷,以及鞣质类成分和苹果酸、酒石酸、没食子酸、维生素 A。

【治疗风湿病相关药理作用】

山茱萸总苷对防治大鼠骨质疏松症有明确疗效,主要通过调控骨组织中 TRPV6、TRPV5 通道蛋白表达情况,优化 TRPV6/TRPV5 倍比关系,改变成骨细胞、破骨细胞的增殖分化行为,使机体骨重建中成骨功能高于破骨功能,最终达到提高骨密度,防治骨质疏松的作用。山茱萸熊果酸组小鼠的胸腺系数及脾脏指数均明显上升,血清中 SOD 活性显著升高、MDA 含量明显降低,山茱萸熊果酸具有良好的抗氧化活性。山茱萸总苷及多糖可降低急性心肌梗死大鼠心肌组织中炎症因子 IL-6 的表达,山茱萸多糖对抗炎因子 IL-10 的促进作用更加显著,具有很好的抗炎作用。

二　女贞子

【药用来源】

本品为木犀科植物女贞的干燥成熟果实。冬季果实成熟时采收，除去枝叶，稍蒸或置沸水中略烫后，干燥；或直接干燥。主产于浙江、江苏、湖南、福建、广西、江西以及四川等地。

【性状】

本品呈卵形、椭圆形或肾形，长 6～8.5mm，直径 3.5～5.5mm。表面黑紫色或灰黑色，皱缩不平，基部有果梗痕或具宿萼及短梗。体轻。外果皮薄，中果皮较松软，易剥离，内果皮木质，黄棕色，具纵棱，破开后种子通常为 1 粒，肾形，紫黑色，油性。气微，味甘、微苦涩。

【别名】

女贞实、冬青子、爆格蚤、白蜡树子、鼠梓子。

【性味】

甘、苦；凉。

【归经】

归肝、肾经。

【功效】

滋补肝肾，明目乌发。

【临床应用】

用于阴虚内热，头晕，目花，耳鸣，腰膝酸软，须发早白。

【用法与用量】

内服：水煎服，6～12g；熬膏或入丸剂。

【注意事项】

本品多用易致滑肠，如脾胃虚寒泄泻者，不宜应用。

【常用配伍】

女贞子能滋养肝肾之阴，为一味清补的药品。在临床上常与桑椹子、旱莲草等配伍，用于肝肾阴亏、头晕耳鸣、眼目昏糊、头发早白等症。

【治疗风湿病的方剂】

二至丸(《证治准绳》)：由女贞子、旱莲草组成。主治肝肾阴虚。

【著作论述摘录】

《神农本草经》："主补中，安五脏，养精神，除百疾。久服肥健。"

《本草纲目》："强阴，健腰膝，明目。"

《本草再新》："养阴益肾，补气舒肝。治腰腿疼，通经和血。"

【主要化学成分】

本品主要含三萜类和环烯醚萜类化合物，还含有多糖、磷脂类化合物、微量元素等。

【治疗风湿病相关药理作用】

女贞苷可以提高抗氧化酶活性，降低凋亡相关蛋白的表达，具有治疗内皮细胞氧化损伤、老化相关疾病潜力。女贞子水提液通过抑制肿瘤坏死因子的产生，降低 NO 和 PGE2 蛋白水平，抑制核因子的活化对小鼠腹腔巨噬细胞发挥抗炎作用。女贞子多糖对脂多糖诱导的大鼠睾丸支持细胞炎性损伤具有保护作用并在炎症过程中可以减少 IL-1、IL-6，增加 TGF-β 的分泌。女贞子水提液对小鼠具有抗炎、镇痛作用。女贞子水提液处理后，增加过氧化氢酶(CAT)、SOD、谷胱甘肽过氧化物酶(GPx)等肝脏抗氧化酶活性，减少 iNOS、环氧合酶-2(COX-2)、TNF-α 等，可显著抑制醋酸引起的扭体反应、福尔马林引起的疼痛、脚掌水肿。此外，女贞子可以缓解腰椎间盘突出症模型大鼠的疼痛，IL-2、IL-6、IL-8 和 TNF-α 表达均下调；女贞子 CO_2 超临界萃取物还能刺激 Th1 细胞分泌 IL-2、IFN-γ 和 TNF-α，减少 Th2 细胞产生的 IL-4 和 IL-10，刺激淋巴细胞 NO 分泌，提高 CD4、CD8 细胞的比例，促进淋巴细胞增殖，对免疫系统具有一定的调节作用。

三 天 冬

【药用来源】

本品为百合科植物天门冬的干燥块根。秋、冬二季采挖，洗净，除去茎基和须根，置沸水中煮或蒸至透心，趁热除去外皮，洗净，干燥。主产于贵州、四川、广西。此外，浙江、云南、陕西、甘肃、安徽、湖北、河南、江西等地亦产。其中贵州产量最大，品质亦佳。

【性状】

本品呈长纺锤形，略弯曲，长5～18cm，直径0.5～2cm。表面黄白色至淡黄棕色，半透明，光滑或具深浅不等的纵皱纹，偶有残存的灰棕色外皮。质硬或柔润，有黏性，断面角质样，中柱黄白色。气微，味甜、微苦。

【别名】

天门冬、明天冬、天冬草、倪铃、丝冬、赶条蛇、多仔婆。

【性味】

甘、苦；寒。

【归经】

归肺、肾经。

【功效】

养阴润燥，清肺生津。

【临床应用】

1.天冬功能养阴清热而润肺，故可用于肺阴受伤，燥咳、咯血等症。

2.天冬能滋阴生津，用于阴虚内热，口渴等症。

【用法与用量】

内服：水煎服，6～12g。

【注意事项】

脾胃虚弱泄泻者，不宜应用。

【常用配伍】

用于肺虚有热、干咳少痰、咯血等症，常与麦冬、沙参、生地等配伍。凡遇热病伤阴、阴虚内热、津少口渴等症，可与生地、麦冬、石斛等同用。

【治疗风湿病方剂】

1. 枸杞丸(《古今录验方》)：由枸杞子三升、干地黄(切)一升、天门冬一升组成。上三物，细捣，曝令干，以绢罗之，蜜和作丸，大如弹丸，日二。治劳伤虚损。

2. 二冬膏(《张氏医通》)：由天冬(去心)、麦门冬(去心)等组成。上两味熬膏，炼白蜜收，不时含热咽之。治肺胃燥热，痰涩咳嗽。

【著作论述摘录】

《神农本草经》："主诸暴风湿偏痹，强骨髓，杀三虫。"

【主要化学成分】

本品主要含皂苷类、多糖类、氨基酸类、木脂素类、黄酮类等化学成分。

【治疗风湿病相关药理作用】

天冬提取物处理后可诱导炎症细胞因子(TNF-α、IL-1β 和 IL-6)、炎性介质(NF-κB 和 iNOS)的恢复，还可改善乙酰胆碱酯酶(AChE)的活性水平，肌球蛋白轻链(MLC)的磷酸化以及毒蕈碱型乙酰胆碱受体 M2/M3(mAChR M2/M3)及其介体的表达。天冬酸性多糖能够促进鸡新城疫病毒抗体的分泌、T 细胞数量的增加和免疫器官指数的上升，具有一定的免疫增强作用。

四　玉　竹

【药用来源】

本品为百合科植物玉竹的干燥根茎。秋季采挖，除去须根，洗净，晒至柔软后，反复揉搓、晾晒至无硬心，晒干；或蒸透后，揉至半透明，晒干。主产于东北、华北、华东及陕西、甘肃、青海、台湾、河南、湖北、湖南、广东等地。

【性状】

本品呈长圆柱形，略扁，少有分枝，长4～18cm，直径0.3～1.6cm。表面黄白色或淡黄棕色，半透明，具纵皱纹及微隆起的环节，有白色圆点状的须根痕和圆盘状茎痕。质硬而脆或稍软，易折断，断面角质样或显颗粒性。气微，味甘，嚼之发黏。

【别名】

葳蕤、玉参、尾参、铃当菜、小笔管菜、甜草根、靠山竹。

【性味】

甘；微寒。

【归经】

归肺、胃经。

【功效】

养阴润燥，生津止渴。

【临床应用】

1.用于肺阴虚所致的干咳少痰，咽舌燥和温热病后期，或因高烧耗伤津液而出现的津伤口渴、消谷易饥、食欲不振、胃部不适等症。

本品味甘，多脂，柔润可食，长于养阴，主要作用于脾胃，故久服不伤脾胃。

2.用于心悸、心绞痛。

本品补而不腻，不寒不燥，有滋养镇静神经和强心的作用。

玉竹还可用于降血糖，还有润泽皮肤、消散皮肤慢性炎症和治疗跌伤扭伤的功效。

【用法与用量】

内服：水煎服，6～12g；熬膏、浸酒或入丸、散服。外用：适量，鲜品捣敷；或熬膏涂。阴虚有热宜生用，热不甚者宜制用。

【注意事项】

痰湿气滞者禁服，脾虚便溏者慎服。

【常用配伍】

玉竹有润肺养胃、生津增液的功效，适用于肺胃燥热之症，常与沙参、麦冬、天冬等配伍同用。

【治疗风湿病方剂】

玉竹麦门冬汤(《温病条辨》)：由玉竹三钱、麦冬三钱、沙参二钱、生甘草一钱组成。水五杯，煮取二杯，分二次服。治秋燥伤胃阴。

【著作论述摘录】

《神农本草经》："主中风暴热，不能动摇，跌筋结肉，诸不足。"

《本草拾遗》："主聪明，调血气，令人强壮。"

《四声本草》："补中益气。"

《日华子本草》："除烦闷，止渴，润心肺，补五劳七伤，虚损，腰脚疼痛，天行热狂。"

《滇南本草》："补气血，补中健脾。"

《广西中药志》："养阴清肺润燥。治阴虚，多汗，燥咳，肺痿。"

【主要化学成分】

本品主要含皂苷类、黄酮类、多糖类、挥发油类。

【治疗风湿病相关药理作用】

玉竹挥发油所含的萜烯类，醇、酸、酮、萘、酚、醚类等物质有较好抑菌作用，对大肠杆菌、放线菌、霉菌、酵母菌、枯草芽孢杆菌和金黄色葡萄杆菌均有抑制作用且热稳定性良好；玉竹水提物可作为天然抗炎剂，可降低小鼠巨噬细胞 NO 的表达；玉竹提取物如多糖、皂苷能影响小鼠免疫功能、小鼠脾脏器官及免疫细胞等，具有免疫抑制作用、增强免疫功能。

五　石　斛

【药用来源】

本品为兰科植物环草石斛、马鞭石斛、黄草石斛、铁皮石斛或金钗石斛的新鲜或干燥茎。全年均可采收。鲜用者除去根及泥沙;干用者采收后,除去杂质,用开水略烫或烘软,再边搓边烘晒,至叶鞘搓净,干燥。铁皮石斛剪去部分须根后,边炒边扭成螺旋形或弹簧状,烘干,习称“耳环石斛”。主产于四川、贵州、广西、广东、云南、湖北。此外,安徽、湖南、江西、福建、浙江、陕西、河南等地亦产。

【性状】

本品因品种及加工方法不同,通常分为金钗石斛、黄草石斛、小黄草石斛、耳环石斛及鲜石斛等效种。

1. 金钗石斛:为植物金钗石斛的加工品。干燥茎长 20～40cm,直径 0.4～0.6cm,基部为圆柱形,中部及上部为扁圆柱形,茎节微向左右弯曲,表面金黄色而微带绿色,有光泽,具纵沟纹,节明显,棕色,有时节部稍膨大,节间长 2.5～3cm,向上渐短。体轻而质致密,易折断,断面类白色,散布有深色的小点。气微,味苦,嚼之带黏性。以身长、色金黄、质致密、有光泽者为佳。

2. 黄草石斛:为铁皮石斛、罗河石斛、广东石斛、细茎石斛等的加工品。干燥茎长一般在 30 厘米以上,直径 3～5mm,圆柱形,略弯曲,表面金黄色而略带绿色,有光泽,具深纵沟纹,节明显,节间长 2～3.5cm。横切的厚片断面类圆形,边缘有多数角棱,形成齿轮状,中间散布有类白色小点。气微,味微苦,嚼之略带黏性。以条匀、金黄色、致密者为佳。

3. 小黄草石斛:为美花石斛、罗河石斛、细叶石斛的加工品。干燥茎长一般在 30 厘米以下,直径约 2mm,多弯曲盘绕成团,表面有细密纵纹理,金黄色而略带绿色,有光泽,节间长 1～1.5cm,断面类圆形,略带粉性。以卷曲、节密、金黄色、富粉质,嚼之有甘凉味、黏性足者为佳。

4. 耳环石斛:又名枫斗。为石斛属多种植物的茎经特殊加工制成。(1)西枫斗,干燥茎扭曲呈螺旋形或弹簧形;一般可见有 1～4 个旋纹,长 1～1.5cm,直径约 3mm,一端可见茎基及残留的短须根,称龙头,另一端为茎的尖端,称“凤尾”,表面黄绿色,有细纵纹理,节明显或有时不明显。气微,味淡。以条粗肥、旋纹少、有头吊、富粉质者为佳。又以所用原料不同分为铁皮枫斗(铁皮石斛制成)、铜皮枫斗(细茎石斛制成)、云南枫斗(小美石斛制成)等。(2)圆枫斗,将铁皮、细茎、小美等石斛长于8cm的茎而不适宜加工成西枫斗者剪成5cm左右的长度,在微火上烘干,同时扭卷成圆形,如钟表发条状。(3)结子斗,将铁皮石斛的茎节剪断,烘干时打成纽结状。商品枫斗还有直条枫斗、葫芦斗、生川斗、广霍斗等等规格名称。

5.鲜石斛:金钗型的鲜石斛茎呈稍扁的圆柱形,基部较细,直径1～1.5cm,表面黄绿色,光滑,有纵棱,节明显,节上有棕黄色的环,节基部包围有灰色膜质的叶鞘,长度约占节间的1/2。鲜石斛均以青绿色或黄绿色、肥满多汁、嚼之发黏者为佳。

【别名】

林兰、禁生、杜兰、石蓫、金钗花、千年润、黄草、吊兰花。

【性味】

甘;微寒。

【归经】

归胃、肾经。

【功效】

益胃生津,滋阴清热。

【临床应用】

用于热病伤阴,口干燥渴,或病后津亏虚热,以及胃阴不足、舌绛、少津等症。

【用法与用量】

内服:水煎服,6～15g,鲜品加倍;或入丸、散服;或熬膏。鲜石斛清热生津力强,热津伤者宜之;干石斛用于胃虚夹热伤阴者为宜。

【注意事项】

温热病早期阴未伤者、湿温病未化燥者、脾胃虚寒者均禁服。

【常用配伍】

石斛用于阴虚内热、口干燥渴以及胃阴不足、舌绛少津等症,常与麦冬、沙参、生地等品配伍。鲜者清热生津之功较佳,故凡遇热病肺胃火炽、津液已耗、舌绛干燥或舌苔变黑、口渴思饮者，可用新鲜石斛。

【治疗风湿病方剂】

1.石斛丸(《普济方》)：由川椒(去目，微炒出汗)四两、胡芦巴(炒)四两、巴戟天(去心)四两、地龙(去土，炒)四两、苍术(去浮皮)十六两、乌药十六两、川乌头(炮，去皮脐)八两、羌活(去芦)八两、茴香(炒)八两、赤小豆八两、马蔺子(醋炒)八两、金铃子(麸炒)八两、石斛(去根)八两、青盐二两组成。功效：补五脏，和血脉，驻颜色，润发进食，肥肌，大壮筋骨。主治：真气不足，元脏虚弱，头昏面肿，目暗耳鸣，四肢疲倦，百节酸疼，脚下隐痛，步履艰难，肌体羸瘦，面色黄黑，鬓发脱落，头皮肿痒，精神昏困，手足多冷，心胸痞闷，绕脐刺痛，膝胫酸疼，不能久立，腰背拘急，不得俯仰，两胁胀满，水谷不消，腹痛气刺，发歇无时，心悬噫醋，呕逆恶心，口苦咽干，吃食无味，恍惚多忘，气促喘乏，夜梦惊恐，心忪盗汗，小便滑数，或水道涩痛，一切元脏虚冷之疾。

2.地黄饮子(《圣济总录》)：由熟干地黄(焙)、巴戟天(去心)、山茱萸(炒)、肉苁蓉(酒浸，切焙)、附子(炮裂，去皮)、脐石斛(去根)、五味子(炒)、官桂(去粗皮)、白茯苓(去黑皮)各一两，麦门冬(去心)，焙、远志(去心)、菖蒲各半两组成。上为细末，每服三钱(9～15g)，水一盏，加生姜三片，大枣二枚，擘破，同煎七分，去滓，食前温服。功效：滋肾阴，补肾阳，化痰开窍。主治：喑痱。症见：舌强不能言，足废不能用，口干不欲饮，足冷面赤，脉沉细弱。

【著作论述摘录】

《神农本草经》："主伤中，除痹，下气，补五脏虚劳羸瘦，强阴，久服厚肠胃。"

《日华子本草》："治虚损劣弱，壮筋骨，暖水脏，益智，平胃气，逐虚邪。"

《本草纲目拾遗》："清胃除虚热，生津，已劳损，以之代茶，开胃健脾。"

《药性论》："益气除热。主治男子腰脚软弱，健阳，逐皮肌风痹，骨中久冷，虚损，补肾积精，腰痛，养肾气，益力。”

《日华子本草》：“治虚损劣弱，壮筋骨，暖水脏，益智，平胃气，逐虚邪。”

【主要化学成分】

本品主要含有生物碱类、倍半萜类、黄酮类、芴酮类、香豆素类、联苄类、菲类、木脂素类、甾体类、酚类、多糖类化合物。

【治疗风湿病相关药理作用】

石斛总生物碱可降低载脂蛋白 E（APOE）小鼠血脂水平，其对血管具有保护作用，其机制可能与抑制炎症因子 COX-2、IL-1β、IL-6、TNF-α 的产生并降低其蛋白水平达到控制炎症目的，从而控制及稳定血管斑块的形成。倍半萜在体外实验中表明可刺激 B 细胞增殖，抑制 T 细胞增殖对小鼠 T 淋巴细胞和 B 淋巴细胞有促进作用。铁皮石斛花总黄酮对羟自由基、DPPH 和 ABTS 自由基有较强清除作用，且清除羟自由基活性与总黄酮含量呈正相关。

六　地　黄

【药用来源】

本品为玄参科植物地黄的新鲜或干燥块根。秋季采挖，除去芦头、须根及泥沙，鲜用；或将地黄缓缓烘焙至约八成干。前者习称“鲜地黄”，后者习称“生地黄”。主产于辽宁、河北、河南、山东、山西、陕西、甘肃、内蒙古、江苏等地。

【性状】

1. 鲜地黄：呈纺锤形或条状，长 8～24cm，直径 2～9cm。外皮薄，表面浅红黄色，具弯曲的纵皱纹、芽痕、横长皮孔及不规则疤痕。肉质，易断，断面皮部淡黄白色，可见橘红色油点，木部黄白色，导管呈放射状排列。气微，味微甜、微苦。

2. 生地黄：多呈不规则的团块状或长圆形，中间膨大，两端稍细，有的细小，长条状，稍扁而扭曲，长 6～12cm，直径 2～6cm。表面棕黑色或棕灰色，极皱缩，具不规则的横曲纹。体重，质较软而韧,不易折断,断面棕黑色或乌黑色,有光泽,具黏性。气微,味微甜。

【别名】

生地黄、干地黄、怀地黄、酒壶花、山烟根、地髓。

【性味】

甘;寒。

【归经】

归心、肝、肾经。

【功效】

养阴,生津,清热凉血。

【临床应用】

1.用于肾阴不足、骨蒸潮热、盗汗、遗精及消渴等症。

2.用于热病舌绛烦渴,阴虚内热,吐血,衄血,发斑发疹。

【用法与用量】

内服:水煎服,生地黄 10~15g,鲜地黄 12~30g。

【注意事项】

脾虚湿滞、腹满便溏者忌服。

【常用配伍】

本品补血常与当归、白芍等配伍;补肝肾常与山茱萸等配伍。此外,如配伍党参、酸枣仁、茯苓等品,可用于心悸、失眠;配伍当归、白芍、川芎、香附等药,可用治月经不调;配伍阿胶、当归、白芍等,可用于崩漏。配伍山茱萸、丹皮,可用于肾阴不足所引起的各种病症;配伍龟板、知母、黄柏,可用于阴虚火旺、骨蒸潮热等症。

【治疗风湿病方剂】

犀角地黄汤(《外台秘要》):由芍药三分、地黄半斤、丹皮一两、犀角屑一两组成。功效:清热解毒,凉血散瘀。主治:热入血分证。症见:热扰心神,身热谵语,舌绛起刺,脉细数;热伤血络,斑色紫黑、吐血、衄血、便血、尿血等,舌绛红,脉数;蓄血瘀热,喜妄如狂,漱水不欲咽,大便色黑易解等。

【著作论述摘录】

《珍珠囊》:"大补血虚不足,通血脉,益气力。"

《本草纲目》:"填骨髓,长肌肉,生精血,补五脏、内伤不足,通血脉,利耳目,黑须发,男子五劳七伤,女子伤中胞漏,经候不调,胎产百病。"

《本经逢原》:"生地黄治心热,手心热,益肾水,凉心血,其脉洪实者宜之。"

【主要化学成分】

本品主要含环烯醚萜类、紫罗兰酮类、苯乙醇苷类、三萜类、黄酮类及糖类。

【治疗风湿病相关药理作用】

不同剂量地黄提取物均能不同程度地提高小鼠免疫器官指数、碳粒廓清指数、IL-2 和 TNF-α 水平,提高 T 淋巴细胞比值、血清溶血素水平及脾淋巴细胞增殖率;不同剂量地黄提取物组小鼠血清免疫球蛋白 G、免疫球蛋白 A 水平也有不同程度的提高,表明地黄提取物可促进小鼠免疫功能。地黄煎能通过提高小鼠血清中 IL-1α 水平增强免疫功能,并调节内分泌、保护胸腺和卵巢形态结构;地黄水提取物对地塞米松所致骨质疏松模型可改善小鼠股骨微结构,提高骨密度,增加骨小梁参数,促进成骨细胞增殖,其机制为地黄可增加碱性磷酸酶活性和骨基质矿化水平,增加相关转录因子和骨桥蛋白的表达,促进成骨细胞分化;通过上调细胞色素 P45017A1 和芳香化酶,下调 11β-羟基类固醇脱氢酶的表达进而干扰固醇激素的生物合成,改善糖皮质激素对体内代谢失衡。

七 百 合

【药用来源】

本品为百合科植物卷丹、百合或细叶百的干燥肉质鳞叶。秋季采挖,洗净,剥取鳞叶,置沸水中略烫,干燥。栽培或野生。产于黑龙江、吉林、辽宁、河北、河南、山东、山西、陕西、甘肃、青海、内蒙古、贵州、广东等地。

【性状】

本品呈长椭圆形，长 2～5cm，宽 1～2cm，中部厚 1.3～4mm。表面类白色、淡棕黄色或微带紫色，有数条纵直平行的白色维管束。顶端稍尖，基部较宽，边缘薄，微波状，略向内弯曲。质硬而脆，断面较平坦，角质样。气微，味微苦。

【别名】

野百合、喇叭筒、山百合、药百合、家百合。

【性味】

甘；寒。

【归经】

归心、肺经。

【功效】

养阴润肺，清心安神。

【临床应用】

1. 用于肺燥或阴虚之咳嗽、咯血。

2. 用于热性病后余热不清、虚烦不眠、神志恍惚等。

【用法与用量】

内服：水煎服，6～12g；或入丸、散服；也可蒸食或煮粥食。

【注意事项】

风寒痰嗽、中寒便溏者忌服。

【常用配伍】

对于肺燥或肺阴虚咳嗽等症，常与贝母配伍。配伍地黄可用于热病后余热未清、神思恍惚之症。

【治疗风湿病方剂】

1. 百花膏（《济生方》）：由款冬花、百合（焙，蒸）等分组成。上为细末，炼蜜为丸，如龙眼大。每服 1 丸，食后临卧细嚼，姜汤咽下，噙化尤佳。治咳嗽不已，或痰中有血。

2. 百合固金汤(《周慎斋遗书》):由熟地、生地、归身各三钱,白芍、甘草各一钱,桔梗、元参各八分,贝母、麦冬、百合各钱半组成。如咳嗽,初一、二服,加五味子二十粒。功效:养阴润肺,化痰止咳。主治:背心前胸肺慕间热,咳嗽咽痛,咯血,恶寒,手大拇指循白肉际间上肩背至胸前如火烙。

【著作论述摘录】

《名医别录》:“除浮肿胪胀,痞满寒热,通身疼痛,及乳难喉痹,止涕泪。”

《医学入门》:“治肺痿,肺痈。”

《日华子本草》:“安心,定胆,益志,养五脏。”

【主要化学成分】

本品主要含多糖(D-甘露糖、葡萄糖和 D-半乳糖)、百合多糖Ⅰ(主要由葡萄糖、甘露糖及微量阿拉伯糖组成)、百合多糖Ⅱ(主要由葡萄糖和甘露糖组成,可能含有微量的阿拉伯糖)、百合多糖Ⅲ(主要由阿拉伯糖、半乳糖、葡萄糖、甘露糖及微量半乳糖醛酸组成)、异螺甾烷醇型皂苷、黄酮类(酚类糖苷、酚甘油类糖苷、酚甘油酯等酚类化合物和槲皮素、山柰酚等黄酮类化合物,包括 1-O-咖啡酸-3-O-p-香豆素甘油酯)、儿茶素、表儿茶素、芦丁、槲皮素、山柰酚、根皮苷、生物碱(甾体生物碱、β1-澳洲茄边碱、β2-澳洲茄边碱)、黄酮类生物碱、小檗碱。

【治疗风湿病相关药理作用】

百合多糖可大大提高免疫抑制模型小鼠巨噬细胞的吞噬能力,促进正常及免疫抑制模型小鼠的碳粒细胞廓清的效率。百合多糖也可以减少负重下水游泳小鼠自由基的大量堆积,发挥细胞抗疲劳的作用。卷丹百合水提物可显著降低烟熏模型小鼠肺泡灌洗液中巨噬细胞和中性粒细胞的水平,且降低小鼠肺组织中炎症因子如 TNF-α、IL-6、IL-1β 和 MCP-1、MMP-12 的表达水平,提示百合水提物抗炎作用显著。

八 麦 冬

【药用来源】

本品为百合科植物麦冬的干燥块根。夏季采挖，洗净，反复暴晒、堆置，至七八成干，除去须根，干燥。主产于我国广东、广西、福建、台湾、浙江、江苏、江西、湖南、湖北、四川、云南、贵州、安徽、河南、陕西（南部）和河北（北京以南）等地，日本、越南、印度也有分布。

【性状】

本品呈纺锤形，两端略尖，长1.5～3cm，直径0.3～0.6cm。表面黄白色或淡黄色，有细纵纹。质柔韧，断面黄白色，半透明，中柱细小。气微香，味甘、微苦。

【别名】

麦门冬、沿阶草。

【性味】

甘、微苦；微寒。

【归经】

归心、肺、胃经。

【功效】

养阴生津，润肺清心。

【临床应用】

1.用于肺胃阴虚之津少口渴、干咳咯血。

2.用于心阴不足之心悸易惊及热病后期热伤津液等症。

【用法与用量】

内服：水煎服，6～12g；或入丸、散、膏。外用：适量，研末调敷；或鲜品捣汁搽。

【注意事项】

脾胃虚寒泄泻、胃有痰饮湿浊及暴感风寒咳嗽者均忌服。

【常用配伍】

用治肺虚热咳，咯血等症，可与沙参、天冬、生地等配伍；用于清心除烦，可与竹叶卷心、莲子心等同用；用于阴虚内热、胃阴耗伤、津少口渴等症，常与石斛、沙参、天冬、生地、玉竹等配伍应用。

【治疗风湿病方剂】

生脉散(《内外伤辨惑论》)：由人参五分、麦冬五分、五味子七粒组成。功效：益气生津，敛阴止汗。主治：气阴不足。症见：体倦气短懒言，口渴多汗，咽干舌燥，脉虚弱，久咳伤肺，气阴两伤，干咳短气、自汗者。

【著作论述摘录】

《神农本草经》："主心腹结气，伤中伤饱，胃络脉绝，羸瘦短气。"

《医学衷中参西录》："能入胃以养胃液，开胃进食，更能入脾以助脾散精于肺，定喘宁嗽。"

【主要化学成分】

本品含沿阶草苷、甾体皂苷、生物碱、谷甾醇、高异黄酮、多糖、氨基酸、维生素等。

【治疗风湿病相关药理作用】

去甲基麦冬苷 E 可通过抑制丝裂原活化蛋白激酶信号传导途径中细胞外调节蛋白激酶和应激活化蛋白激酶的磷酸化，降低 NO 和促炎细胞因子的生成来发挥抗炎作用。麦冬中提取的麦冬呋甾皂苷 A 麦、冬呋甾皂苷 B 对 IL-4 与 TNF-α 联合诱导的嗜酸性粒细胞活化趋化因子的表达有一定的抑制作用。软骨细胞胰岛素样生长因子，麦冬皂苷 D 可以上调 GF-1 的表达，下调 PGE2 和哺乳动物雷帕霉素靶蛋白水平，其机制可通过 IGF-1/mTOR/PGE2 信号通路保护骨关节炎软骨细胞。麦冬多糖通过诱导 iNOS、IL-6 和 IL-12 的分泌，提高淋巴细胞中共刺激分子 CD80 和 CD86 的表达，促进巨噬细胞的吞噬和分泌，提高淋巴细胞的增殖和抗体浓度，从而对免疫系统起到调节作用。

九 龟 甲

【药用来源】

本品为龟科动物乌龟的背甲及腹甲。全年均可捕捉,以秋、冬二季为多,捕捉后杀死,或用沸水烫死,剥取背甲及腹甲,除去残肉。晒干。主产于湖北、安徽、湖南、江苏、浙江等地。此外,广东、四川、贵州、福建、陕西、河南、上海等地亦产。

【性状】

本品背甲及腹甲由甲桥相连,背甲稍长于腹甲,与腹甲常分离。背甲呈长椭圆形拱状,长7.5~22cm,宽6~18cm;外表面棕褐色或黑褐色,脊棱3条;颈盾1块,前窄后宽;椎盾5块,第1椎盾长大于宽或近相等,第2~4椎盾宽大于长;肋盾两侧对称,各4块;缘盾每侧11块;臀盾2块。腹甲呈板片状,近长方椭圆形,长6.4~21cm,宽5.5~17cm;外表面淡黄棕色至棕黑色,盾片12块,每块常具紫褐色放射状纹理,腹盾、胸盾和股盾中缝均长,喉盾、肛盾次之,肱盾中缝最短;内表面黄白色至灰白色,有的略带血迹或残肉,除净后可见骨板9块,呈锯齿状嵌接;前端钝圆或平截,后端具三角形缺刻,两侧残存呈翼状向斜上方弯曲的甲桥。质坚硬。气微腥,味微咸。

【别名】

龟板、乌龟壳、乌龟板、下甲、血板、烫板。

【性味】

咸、甘;微寒。

【归经】

归肝、肾、心经。

【功效】

滋阴潜阳,益肾健骨,养血补心。

【临床应用】

1.用于肾阴不足、骨蒸劳热、潮热盗汗,或阴虚阳亢以及热病伤阴、阴虚风动等症。

2.用于腰脚痿弱，筋骨不健，小儿囟门不合等症。

3.用于血热所致的崩漏等症。

此外，本品还可用于难产之症。

【用法与用量】

内服：水煎服，9～24g，宜先煎。

【注意事项】

孕妇或胃有寒湿者忌服。

【常用配伍】

治阴虚发热，可与地黄、知母、黄柏等配伍。用治阴虚阳亢，可与生牡蛎、鳖甲、白芍、生地等配伍；若阴虚而动风者，再增入阿胶、鸡子黄等配伍，以滋液而息风。龟板能益肾阴而健骨，故可用于筋骨不健、囟门不合等症，可与牛膝、锁阳、虎骨、当归、芍药等配伍。用于血热所致的崩漏等症，可与地黄、旱莲草等配伍。

【治疗风湿病方剂】

补肾丸（《丹溪心法》）：由黄柏（炒）、龟板（酒炙）各半两，干姜二钱，牛膝一两，陈皮半两组成。上为末，姜汁和丸，或酒糊丸。每服七十丸，白汤下。治痿厥，筋骨软，气血俱虚甚者。

【著作论述摘录】

《四声本草》："主风脚弱，炙之，末，酒服。"

《日华子本草》："治血麻痹。"

《日用本草》："治腰膝酸软，不能久立。"

《本草蒙筌》："专补阴衰，善滋肾损。"

《本草纲目》："治腰脚酸痛，补心肾，益大肠，止久痢久泄，主难产，消痈肿，烧灰敷臁疮。"

【主要化学成分】

本品主要含胶质、蛋白质、多肽、氨基酸及微量元素等。

【治疗风湿病相关药理作用】

龟甲煎剂可提高细胞免疫和血液免疫功能；有延缓衰老作用；

能增加骨密度和骨钙、镁含量。龟甲胶可下调 JNK 及 p38 MAPK 基因的表达，从而减少 JNK 和 p38 MAPK 在软骨细胞内的合成，进而减少基质降解，抑制细胞的凋亡，最终延缓骨关节炎病理进展；还能显著性上调膝关节软骨细胞 MKK（丝裂原活化蛋白激酶）的表达，促进软骨细胞增殖，修复受损软骨、缓解骨关节炎。

十 知 母

【药用来源】

本品为百合科植物知母的干燥根茎。春、秋二季采挖，除去须根及泥沙，晒干，习称“毛知母”；或除去外皮，晒干。主产于黑龙江、吉林、辽宁、内蒙古、河北、河南、山东、陕西、甘肃等地。

【性状】

本品呈长条状，微弯曲，略扁，偶有分枝，长 3～15cm，直径 0.8～1.5cm，一端有浅黄色的茎叶残痕。表面黄棕色至棕色，上面有一凹沟，具紧密排列的环状节，节上密生黄棕色的残存叶基，由两侧向根茎上方生长；下面隆起而略皱缩，并有凹陷或突起的点状根痕。质硬，易折断，断面黄白色。气微，味微甜、略苦，嚼之带黏性。

【别名】

蒜辫子草、羊胡子根、地参。

【性味】

苦、甘；寒。

【归经】

归肺、胃、肾经。

【功效】

清热泻火，滋阴润燥。

【临床应用】

1.用于温热病、高热烦躁、口渴、脉洪大等肺胃实热之症及肺热喘咳、痰黄而稠。知母苦寒，上能清肺热，中能清胃火，故适用于肺胃有实热的病症。本品常和石膏同用，可以增强石膏的清热泻火作用。

2. 用于阴虚发热、虚劳咳嗽及消渴等症。知母能泻肺火而滋肾，故不仅能清实热，且可清虚热。

3. 知母性味苦寒而不燥，上能清肺，中能凉胃，下能泻肾火。

【用法与用量】

内服：水煎服，6～12g；或入丸、散服。

【注意事项】

脾胃虚寒，大便溏泄者忌服。

【常用配伍】

在临床上多与黄柏同用，配入滋阴药中，如知柏地黄丸，治阴虚火旺、潮热骨蒸等症。配养阴润肺药如沙参、麦冬、川贝等品，可用于肺虚燥咳；配清热生津药如天花粉、麦冬、粉葛根等品，可用治消渴。配以黄芩，则泻肺火；配石膏，则清胃热；配黄柏，则泻肾火。知母既能清实热，又可退虚热，但它滋阴生津的功效较弱，用于阴虚内热、肺虚燥咳及消渴等症，须与滋阴药配伍，始能发挥它的作用。本品能润燥滑肠，故脾虚便溏者不宜使用。

【治疗风湿病方剂】

桂枝芍药知母汤（《金匮要略》）：由桂枝 4 两、芍药 3 两、甘草 2 两、麻黄 2 两、生姜 5 两、白术 5 两、知母 4 两、防风 4 两、附子 2 枚（炮）组成。功效：通阳行痹，祛风逐湿。主治：诸肢节疼痛、身体尪羸、脚肿如脱、头眩短气、温温欲吐。

【著作论述摘录】

《神农本草经》："主消渴热中，除邪气肢体浮肿，下水，补不足，益气。"

《本草求原》："治嗽血，喘，淋，口病，尿血，呃逆，盗汗，遗精，痹痿，瘈疭。"

【主要化学成分】

本品主要含甾体皂苷、生物碱、双苯吡酮、木脂素、多糖、氨基酸、挥发油等多种成分，其中甾体皂苷及苷元是其最主要的活性成分。

【治疗风湿病相关药理作用】

本品中所含的皂苷 TB-Ⅱ主要通过抑制 IL-1、TNF-α、IL-6 等炎症因子，从而发挥抗炎作用；进一步研究显示，TB-Ⅱ能够激活 C-JunN-末端激酶、抑制丝裂原活化蛋白激酶及 NF-κB 信号通路，TB-Ⅱ对巨噬细胞炎症相关模型具有保护作用，其机制可能是抑制巨噬细胞中 NOD 样受体蛋白 3 炎症小体，减少 IL-1β 产生，并通过减轻氧化应激恢复细胞活力。

十一　南沙参

【药用来源】

本品为桔梗科植物轮叶沙参或沙参的干燥根。春、秋二季采挖，除去须根，洗后趁鲜刮去粗皮，洗净，干燥。主产于东北及河北、山东、江苏、安徽、浙江、江西、广东、贵州、云南等地。

【性状】

本品呈圆锥形或圆柱形，略弯曲，长 7～27cm，直径 0.8～3cm。表面黄白色或淡棕黄色，凹陷处常有残留粗皮，上部多有深陷横纹，呈断续的环状，下部有纵纹和纵沟。顶端具 1 或 2 个根茎。体轻，质松泡，易折断，断面不平坦，黄白色，多裂隙。气微，味微甘。

【别名】

沙参、泡参、泡沙参。

【性味】

甘；微寒。

【归经】

归肺、胃经。

【功效】

养阴清肺，益胃生津，化痰益气。

【临床应用】

1. 用千肺热燥咳，阴虚劳嗽，干咳痰黏，

2. 胃阴不足，食少呕吐，气阴不足，烦热口干。

【用法与用量】

内服：水煎服，9～15g，鲜品15～30g；或入丸、散服。

【注意事项】

风寒咳嗽禁服。不宜与黎芦同用。

【常用配伍】

南沙参功能清肺养阴，且益肺气，为治肺虚热咳的要药，常与川贝、麦冬等配伍。沙参甘凉柔润，能养胃阴而复津液，故可用于热病伤津、舌绛口渴等症，常配伍麦冬、生地、石斛等品。

【治疗风湿病方剂】

沙参麦冬汤(《温病条辨》)：由沙参三钱、玉竹二钱、生甘草一钱、冬桑叶一钱五分、麦冬三钱、生扁豆(白扁豆)一钱五分、花粉一钱五分组成。水五杯，煮取二杯，日再服。主治：燥伤肺卫阴分，或热或咳。

【著作论述摘录】

《神农本草经》："主血积惊气，除寒热，补中，益肺气。"

【主要化学成分】

本品主要含沙参多糖，香豆素类、木脂素类、聚炔类，其次还有单萜糖苷、酚酸类、挥发油以及多糖等成分。沙参根中分离出β-谷甾醇、β-谷甾醇-β-D-吡喃葡萄糖甙、蒲公英赛酮及二十八碳酸4个化合物。

【治疗风湿病相关药理作用】

本品煎液能明显增高小鼠末梢血中淋巴细胞和T细胞数、胸腺内淋巴细胞数和T细胞数，可显著提高小鼠腹腔巨噬细胞吞噬百分率；可明显增加小鼠脾脏重量，但降低小鼠脾脏淋巴细胞数和T细胞数。表明沙参可提高机体细胞免疫和非特异性免疫，抑制体液免疫，具有调节免疫平衡的功能。

十二　枸杞子

【药用来源】

本品为茄科植物宁夏枸杞的干燥成熟果实。夏、秋二季果实呈红色时采收，热风烘干，除去果梗。或晾至皮皱后，晒干，除去果梗。主产于宁夏、甘肃、河北、河南、陕西、四川、山西、江苏等地。

【性状】

本品呈类纺锤形或椭圆形，长 6～20mm，直径 3～10mm。表面红色或暗红色，顶端有小凸起状的花柱痕，基部有白色的果梗痕。果皮柔韧，皱缩；果肉肉质，柔润。种子 20～50 粒，类肾形，扁而翘，长 1.5～1.9mm，宽 1～1.7mm，表面浅黄色或棕黄色。气微，味甜。

【别名】

枸起子、甜菜子、杞子、红青椒、枸杞。

【性味】

甘；平。

【归经】

归肝、肾经。

【功效】

滋补肝肾，益精明目。

【临床应用】

用于肝肾不足，遗精，腰膝酸痛，以及头晕、目眩等症。

【用法与用量】

内服：水煎服，6～12g；熬膏、浸酒或入丸、散服。

【注意事项】

有外邪实热、脾虚湿滞及肠滑便溏者，不宜使用。

【常用配伍】

枸杞子有补益肝肾之功，不论肾阴虚亏或肾阳不足，皆可应用。治肾虚遗精等症，常与巴戟天、肉苁蓉、潼蒺藜等配伍应用；用于头晕目昏等症，可与菊花、地黄、山萸肉等配伍。

【治疗风湿病方剂】

1. 杞圆膏（《摄生秘剖》）：由枸杞子（去蒂）五升、圆眼肉五斤组成。上二味为一处，用新汲长流水五十斤，以砂锅桑柴火慢慢熬之，渐渐加水煮至杞圆无味，方去渣，再慢火熬成膏，取起，瓷罐收贮。不拘时频服二三匙。能安神养血，滋阴壮阳，益智，强筋骨，泽肌肤，驻颜色。

2. 枸杞丸（《古今录验方》）：由枸杞子三升、干地黄（切）一升、天门冬一升组成。上三物，细捣，曝令干，以绢罗之，蜜和作丸，大如弹丸，日二。治劳伤虚损。

【著作论述摘录】

《本草纲目》："能补肾润肺，生精益气，此乃平补之药，所谓精不足者补之以味也。"

《本草图解》："补肾益精……而消渴、目昏而腰痛膝痛，无不愈矣。"

《药性论》："能补益精诸不足，易颜色，变白，明目，安神。"

《食疗本草》："坚筋耐老，除风，补益筋骨，能益人，去虚劳。"

《本草述》："治中风眩晕，虚劳，诸见血证，咳嗽血，痿、厥、挛，消瘅，伤燥，遗精，赤白浊，脚气，鹤膝风。"

《本草通玄》："枸杞子，补肾益精，水旺则骨强，而消渴，目昏、腰疼膝痛无不愈矣。"

【主要化学成分】

本品主要含有花色苷类、多酚类、黄酮类、多糖、生物碱、脂肪酸、类胡萝卜素及各种微量元素等活性成分，还含有氨基酸、维生素等营养物质。

【治疗风湿病相关药理作用】

枸杞多糖具有一定的免疫调节功能，能促进上皮免疫细胞从促炎微环境向抗炎微环境转变，可促进未成熟树突状细胞 DC24 吞噬抗原性能，还可抑制 LPS 诱导促进 DC24 成熟，诱导 T 细胞产生特异性免疫应答反应。

十三　桑　椹

【药用来源】

本品为桑科植物桑的干燥果穗。4～6月果实变红时采收，晒干，或略蒸后晒干。全国大部分地区均产。主产于江苏、浙江、湖南、四川、河北等地。

【性状】

本品为聚花果，由多数小瘦果集合而成，呈长圆形，长1～2cm，直径0.5～0.8cm。黄棕色、棕红色至暗紫色，有短果序梗。小瘦果卵圆形，稍扁，长约2mm，宽约1mm，外具肉质花被片4枚。气微，味微酸而甜。

【别名】

葚、桑实、乌椹、文武实、黑椹、桑枣、桑葚子、桑果、桑粒、桑藨。

【性味】

甘、酸；寒。

【归经】

归心、肝、肾经。

【功效】

补血滋阴，生津润燥。

【临床应用】

用于肝肾不足和血虚精亏引起的头晕目眩，腰酸耳鸣，须发早白，失眠多梦，津伤口渴。亦可治消渴，肠燥便秘，关节不利等。

【用法与用量】

内服：水煎服，9～15g；熬膏、生啖或浸酒。外用：浸水洗。

【注意事项】

脾胃虚寒者禁用。

【常用配伍】

对于阴血不足的眩晕、失眠等症，常与熟地黄、白芍等配伍应用;对肝肾不足、须发早白、耳聋目昏,又可配伍何首乌、女贞子等同用。此外,本品有滋润肠燥的作用,血虚肠燥便秘亦可应用。

【治疗风湿病方剂】

文武膏(《素问病机保命集》):桑椹,治瘰疬:文武实,黑熟者二斗许,以布袋取汁,熬成薄膏,白汤点一匙,日三服。

【著作论述摘录】

《本草拾遗》:"利五脏关节,通血气,捣末,蜜和为丸。"

《本草经疏》:"桑椹,甘寒益血而除热,为凉血补血益阴之药。"

《本草述》:"乌椹益阴气便益阴血。"

《滇南本草》:"益肾脏而固精,久服黑发明目。"

【主要化学成分】

本品主要含维生素、矿物质以及花色苷、活性多糖、生物碱、白藜芦醇、原花青素等活性成分。含糖、糅酸、苹果酸及维生素B1、B2、C和胡萝卜素。桑椹油的脂肪酸主要由亚油酸、硬脂酸和油酸等组成。

【治疗风湿病相关药理作用】

桑椹的乙醇溶液能够很好地抑制腹腔炎症,而桑椹在乙醇中的不溶物在体外具有良好的抗发炎效果;桑椹红色素具有类黄酮的典型结构,其分子结构上有较多的酚羟基,这些官能团与蛋白质或酶通过氢键方式结合,破坏蛋白质分子结构而变性或失去活性,导致细胞质的固缩,从而使菌体解体、死亡。黑桑比非黑桑的TF具有更显著的消肿和镇痛活性,并且呈现剂量依赖性增强。通过细胞因子和炎症相关蛋白的分析,MnTF可抑制COX2、iNOS、p-IκBα和p-p65的表达,降低疼痛相关细胞因子TNF-α、IL-1β、IL-6、IFN-γ和NO的水平,增加抗炎细胞因子IL-10的水平,即MnTF主要通过调节细胞因子、AA、NF-κB和NO通路来调控炎症和疼痛过程;按药桑椹天然比例的混合试剂Mix的镇痛活性试验表明,单一化合物不具有显著镇痛活性,尽管MazTF含少量Ru、IQ和Qu且不含花青素,但它显示出无毒性和镇痛活性。因此,MnTF的三种主要成分具有良好镇痛活性,同时黄酮醇是协同花青素发挥镇痛作用的关键活性物质。

十四　黄　精

【药用来源】

本品为百合科植物滇黄精、黄精或多花黄精的干燥根茎。按形状不同，习称“大黄精”“鸡头黄精”“姜形黄精”。春、秋二季采挖，除去须根，洗净，置沸水中略烫或蒸至透心，干燥。主产于贵州、湖南、浙江、广西、河北、内蒙古、辽宁、山西等地。

【性状】

本品呈不规则的圆锥状，形似鸡头（习称“鸡头黄精”），或呈结节块状似姜形（习称“姜形黄精”）。分枝少而短粗，长 3～10cm，直径 1～3cm。表面黄白色至黄棕色，半透明，全体有细皱纹及稍隆起呈波状的环节，地上茎痕呈圆盘状，中心常凹陷，根痕多呈点状突起，分布全体或多集生于膨大部分。干燥者质硬，易折断，未完全干燥者质柔韧；断面淡棕色，呈半透明角质样或蜡质状，并有多数黄白色小点。气微，味微甜而有黏性，味苦者不可药用。以块大、色黄、断面透明、质润泽、习称“冰糖渣”者为佳。

【别名】

老虎姜、鸡头参、黄鸡菜、节节高、仙人余粮。

【性味】

甘；平。

【归经】

归脾、肺、肾经。

【功效】

养阴润肺，补脾益气，滋肾填精。

【临床应用】

1. 用于阴虚劳嗽，肺燥咳嗽，脾虚乏力，食少口干，消渴。

2. 用于肾亏腰膝酸软，阳痿遗精，耳鸣目暗，须发早白，体虚羸瘦等。

【用法与用量】

内服：水煎服，9～15g；鲜品 30～60g；熬膏或入丸、散服。外用：适量，煎水洗；熬膏涂；或浸酒搽。

【注意事项】

中寒泄泻、痰湿痞满气滞者忌服。

【常用配伍】

本品有补中益气、润肺的功效，对脾胃虚弱、体倦乏力等症，常与党参、白术等药配伍应用；对肺虚燥咳，常与沙参、天冬、麦冬等配伍应用。

此外，本品还可用治糖尿病，常配伍山药、黄芪、天花粉、枸杞子等同用。

【治疗风湿病方剂】

1.《本草纲目》：由黄精、苍术各四斤，枸杞根、柏叶各五斤，天门冬三斤组成。煮汁一石，同曲十斤，糯米一石，如常酿酒饮。壮筋骨，益精髓，变白发。

2.《闽东本草》：由黄精一两、冬蜜一两组成。开水炖服。治小儿下肢痿软。

【著作论述摘录】

《名医别录》："补中益气，除风湿，安五脏。"

《本草纲目》："补诸虚……填精髓。"

《日华子本草》："补五劳七伤，助筋骨，止饥，耐寒暑，益脾胃，润心肺。"

《湖南农村常用中草药手册》："补肾健脾，强筋壮骨，润肺生津。"

【主要化学成分】

本品主要含多糖、甾体皂苷、生物碱、蒽醌、木脂素、黄酮和氨基酸等多种成分。

【治疗风湿病相关药理作用】

黄精多糖可以通过增强 T 细胞、B 细胞的增殖反应和腹腔巨噬细胞的吞噬能力发挥免疫调节作用；通过激活 AMPK 信号通路来发挥抗炎作用。对于高糖刺激的 ARPE-19 细胞，黄精多糖显著抑制细胞中促炎细胞因子的分泌，并且具有剂量相关性；还可通过激活 JAK/STAT3 信号通路来减轻大鼠心肌纤维化变性，抑制氧化应激和炎症反应。黄精多糖明显增加小鼠肌纤维横截面面积，提高骨形成蛋白 BMP-2、磷酸化 Smad1、Runx2 和骨钙素（OC）蛋白的表达水平，提示黄精多糖可能通过调节骨钙素信号通路来发挥抗疲劳作用。

十五　楮实子

【药用来源】

本品为桑科植物构树的干燥成熟果实。秋季果实成熟时采收，洗净，晒干，除去灰白色膜状宿萼及杂质。主产于河南、湖北、湖南、山西、甘肃等地。

【性状】

本品呈卵圆形至宽卵形，顶端渐尖，长 2～2.5mm，直径 1.5～2mm。外表面黄红色至黄棕色，粗糙，具细皱纹。一侧具凹下的沟纹，另一侧显著隆起，呈脊纹状，基部具残留的果柄，剥落果皮后可见白色充满油脂的胚体。质硬而脆，易压碎。气微，味淡而有油腻感，以色红、子老、无杂质者为佳。

【别名】

谷实、谷子、楮桃、角树子、野杨梅子、构泡、谷木子、谷树子、谷树卵子、榖实、榖子、楮桃。

【性味】

甘；寒。

【归经】

归肝、肾经。

【功效】

补肾清肝，明目，利尿。

【临床应用】

1.用于腰膝酸软、阳痿、头晕眼花等症，楮实子能补肾强筋骨。

2.用于水肿，本品有利尿的功效。

【用法与用量】

内服：水煎服，6～12g；或入丸、散服。外用：适量，捣敷。

【注意事项】

中寒泄泻、痰湿痞满气滞者忌服。

【常用配伍】

治肾虚阳痿、腰酸，常与熟地、枸杞、苁蓉、怀牛膝等配伍应用。本品尚有养肝明目作用，故又可用于血虚头晕、眼花等症。配伍冬瓜皮、赤小豆等药，可以治疗水肿。

【治疗风湿病方剂】

楮实丸（《太平圣惠方》）：由楮实（水淘去浮者，微炒，捣如泥）一升、桂心四两、牛膝（去苗）半斤、干姜（炮裂，锉）三两组成。制备方法：上为末，煮枣肉为丸，如梧桐子大。用法用量：每服三十丸，渐加至五十丸，空心时以温酒送下。功效：明目益力，轻身补暖。主治：积冷，气冲胸背，心痛有蛔虫，痔瘘痃癖，气块积聚，心腹胀满，两胁气急，食不消化，急行气奔心肋，疝气下坠，饮食不下，吐水呕逆，上气咳嗽，眼花少力，心虚健忘，冷风等，坐则思睡，起则头旋，男子冷气，腰疼膝痛，冷痹风顽，阴汗盗汗，夜多小便，泻痢，阳道衰弱，妇人月水不通，小腹冷痛，赤白带下，一切冷气，无问大小。

【著作论述摘录】

《名医别录》："阴痿水肿，益气充肌明目。"

《大明本草》："壮筋骨，助阳气，补虚劳，健腰膝，益颜色。"

《药性通考》："楮实子，阴痿能强，水肿可退，充肌肤，助腰膝，益气力，补虚劳，悦颜色，壮筋骨，明目。"

【主要化学成分】

本品主要含皂苷、维生素B及油脂。种子含油，油中含非皂化物、饱和脂肪酸、油酸、亚油酸等。

【治疗风湿病相关药理作用】

楮实子多糖的对刀豆蛋白A诱导T淋巴细胞增殖有促进作用，同时还能活化RAW264.7细胞，上调重要细胞因子TNF-α的表达；楮实子油可能是通过提高血虚模型小鼠的红细胞(RBC)、白细胞(WBC)、血红蛋白(Hb)、血小板计数(PLT)的数量，升高外周血细胞的数量，进而发挥其滋阴养血提高免疫力的作用；楮实子能够提高环磷酰胺诱导的免疫低下模型小鼠的碳粒清除率，促进血清溶血素抗体形成。楮实子油对血虚小鼠模型—放血和环磷酰胺致血虚模型的血小板计数、血细胞白细胞计数、血红蛋白、红细胞计数的免疫力有增强。

第三节　补血类

一　龙眼肉

【药用来源】

本品为无患子科植物龙眼的假种皮。夏、秋二季采收成熟果实，干燥，除去壳、核，晒至干爽不黏。主产于广西、福建、广东、四川、台湾等地。

【性状】

本品为纵向破裂的不规则薄片，常数片粘结。长约1.5cm，宽2～4cm，厚约0.1cm。棕褐色，半透明。一面皱缩不平，一面光亮而有细纵皱纹。质柔润。气微香，味甜。

【别名】

龙眼、桂圆、圆眼、比目、荔枝奴、亚荔枝、木弹、骊珠、燕卵、鲛泪、蜜脾、元眼肉、龙眼干。

【性味】

甘；温。

【归经】

归心、脾经。

【功效】

补心安神，养血益脾。

【临床应用】

1.用于心脾虚损的失眠健忘、惊悸怔忡等症。

2.用于病后或产后体虚及由于脾虚所致之下血失血症。

【用法与用量】

内服：水煎服，9～15g；熬膏、浸酒或入丸剂。

【注意事项】

内有痰火及湿滞停饮者忌服。

【常用配伍】

对心脾虚损的失眠、惊悸、怔忡等症，常与酸枣仁、远志、白术、茯苓、当归等配伍应用。

【治疗风湿病方剂】

归脾汤（《济生方》）：由白术、茯苓（去木）、黄芪（去芦）、龙眼肉、酸枣仁（炒，去壳）各一两，人参、木香（不见火）各半两，甘草（炙）二钱半组成。上细切，每服四钱，水一盏半，生姜五片，枣一枚，煎至七分，去滓温服，不拘时候。主治：思虑过度，劳伤心脾，健忘怔忡。

【著作论述摘录】

《本草纲目》："开胃益脾，补虚长智。"

《随息居饮食谱》："龙眼甘温，益脾阴，滋营充液。"

《滇南本草》："养血安神，长智敛汗，开胃益脾。"

《神农本草经》："主五脏邪气，安志、厌食，久服强魂魄，聪明。"

【主要化学成分】

本品主要含三萜类、酚类、脂类、挥发油、甾体类、核苷等。

【治疗风湿病相关药理作用】

通过小鼠肝匀浆体外及体内实验，证明龙眼肉提取液具有清除自由基和提高细胞免疫力的作用。龙眼多糖可增强小鼠迟发型变态反应,增强 NK 细胞活性,提高细胞吞噬率及吞噬指数。桂圆肉提取液可增加小鼠碳粒廓清速率,增加小鼠脾重,增强网状内皮系统活性。另有研究发现龙眼壳提取物可显著增强细胞的吞噬能力。

二　白　芍

【药用来源】

本品为毛茛科植物芍药的干燥根。夏、秋二季采挖,洗净,除去头尾及细根,置沸水中煮后除去外皮或去皮后再煮,晒干。全国各地均有栽培。

【性状】

本品呈圆柱形,平直或稍弯曲,两端平截,长 5～18cm,直径 1～2.5cm。表面类白色或淡红棕色,光洁或有纵皱纹及细根痕,偶有残存的棕褐色外皮。质坚实,不易折断,断面较平坦,类白色或微带棕红色,形成层环明显,射线放射状。气微,味微苦、酸。

【别名】

青羊参、千年生、奶浆藤、青阳参、青洋参、白岑、白芪、白药。

【性味】

苦、酸;微寒。

【归经】

归肝、脾经。

【功效】

柔肝止痛,平抑肝阴,养血调经,敛阴止汗。

【临床应用】

1.用于月经不调,经行腹痛,崩漏,血虚萎黄,以及自汗、盗汗等症。

2.用于肝气不和所致的胁痛、腹痛,以及手足拘挛疼痛等症。

3.用于肝阳亢盛所引起的头痛、眩晕。

【用法与用量】

内服:水煎服,6～15g;或入丸、散服。

【注意事项】

不宜与藜芦同用。虚寒腹痛泄泻者慎服。

【常用配伍】

白芍能养血敛阴,治妇科疾患,常与当归、熟地黄、川芎等药配伍应用。本品配伍桂枝,能协调营卫,用以治疗外感风寒、表虚自汗而恶风;配伍龙骨、牡蛎、浮小麦,可敛阴潜阳,用治阴虚阳浮所致的自汗、盗汗等症。治胁痛,常配伍柴胡、枳壳;治腹痛及手足拘挛,常配伍甘草;治痢疾腹痛,可配伍黄连、木香。

【治疗风湿病方剂】

1.附子汤(《伤寒论》):由附子(炮,去皮,破八片)二枚、茯苓三两、人参二两、白术四两、芍药三两组成。功效:温经散寒。主治:少阴病,得之一二日,口中和,其背恶寒;少阴病,身体痛,手足寒,骨节痛,脉沉。

2.芍药甘草汤(《伤寒论》):由芍药、炙甘草各四两组成。功效:养血益阴,缓急止痛。主治:阴血不足、血行不畅、腿脚挛急或腹中疼痛等。

【著作论述摘录】

《神农本草经》:"主邪气腹痛,除血痹,破坚积,治寒热疝瘕,止痛,利小便,益气。"

《唐本草》:"益女子血。"

《滇南本草》:"泻脾热,止腹疼,止水泻,收肝气逆疼,调养心肝脾经血,舒经降气,止肝气疼痛。"

《名医别录》:"通顺血脉,缓中,散恶血,逐贼血,去水气,利膀胱、大小肠,消痈肿,(治)时行寒热,中恶腹痛,腰痛。"

【主要化学成分】

本品主要含芍药苷、芍药内酯苷、氧化芍药苷、牡丹酚、芍药花苷、苯甲酸、挥发油、脂肪油、树脂、鞣质、糖、淀粉、黏液质、蛋白质、β-谷甾醇和三萜类等。

【治疗风湿病相关药理作用】

白芍总苷(TGP)作为一种免疫调节药,具有双向调节作用,对于细胞因子如IL-17、TNF-α、NF-κB等都具有调控作用,可同时调节由T淋巴细胞介导的细胞免疫和由B淋巴细胞介导的体液免疫,被广泛应用于治疗或辅助治疗自身免疫性疾病。芍药苷可通过降低IL-1β、TNF-α、IL-6、IL-17和IFN-γ水平,调控IL1B—TNF—TLR-2—JUNMMP-1—MMP-3通路,缓解关节软骨损伤、降低RA疾病严重病变。TGP与某些抗肿瘤药物以及免疫抑制剂类药物合用可降低RA患者血清中RF、CRP水平,减轻炎症反应和关节炎症状。VEGF和IL-17的含量明显降低,其作用机制可能是TGP下调NF-KB/p65蛋白的表达,降低炎性细胞因子IL-17和血清VEGF的产生,最终抑制血管增生及炎性细胞浸润。

三　当　归

【药用来源】

本品为伞形科植物当归的干燥根。秋末采挖,除去须根及泥沙,待水分稍蒸发后,捆成小把,上棚,用烟火慢慢熏干。主产于甘肃、云南。陕西、四川、湖北、贵州等地亦产。

【性状】

本品略呈圆柱形,下部有支根3～5条或更多,长15～25cm。表面黄棕色至棕褐色,具纵皱纹及横长皮孔。根头(归头)直径1.5～4cm,具环纹,上端圆钝,有紫色或黄绿色的茎及叶鞘的残基;主根(归身)表面凹凸不平;支根(归尾)直径0.3～1cm,上粗下细,多扭曲,有少数须根痕。质柔韧,断面黄白色或淡黄棕色,皮部厚,有裂隙及多数棕色点状分泌腔,木部色较淡,形成层环黄棕色。有浓郁的香气,味甘、辛、微苦。

【别名】

干归、马尾当归、秦哪、马尾归、云归、西当归、岷当归。

【性味】

甘、辛；温。

【归经】

归心、肝、脾经。

【功效】

补血活血，调经止痛，润肠通便。

【临床应用】

1. 用于月经不调、痛经、闭经、崩漏及血虚萎黄、眩晕心悸等症。

2. 用于虚寒腹痛，肠燥便秘。

3. 用于跌打损伤瘀痛、痈肿血滞疼痛、产后瘀滞腹痛、风湿痹痛及经络不利等症。

【用法与用量】

内服：水煎服，6～12g；浸酒、熬膏或入丸、散服。

【注意事项】

湿阻中满及大便溏泄者慎服。

【常用配伍】

本品具有良好的活血作用，故临床上应用比较广泛，可适用于各种瘀滞作痛之症。治损伤瘀痛，可与红花、桃仁、落得打等配伍。用治痈肿瘀滞疼痛，在肿疡期，可与银花、连翘、丹皮、赤芍、甘草等配伍；在溃疡期，如气血两虚者，可与黄芪、熟地、党参等配伍；如气血不和而有僵块未消、排脓未尽者，可与黄芪、银花、甘草、乳香等同用。治产后瘀滞腹痛，可与益母草、川芎、桃仁等配伍。治风湿痹痛，可与羌活、独活、防风、秦艽等配伍。用于经络不利、筋骨酸痛，可与桂枝、鸡血藤、白芍等同用。当归功能补血，常与黄芪、党参等配伍，用治血虚体弱。治月经不调、经行愆期或过少，常与熟地、白芍、川芎等配伍；治经行腹痛，常与香附、延胡索等配伍；治闭经不通，可与桃仁、红花等配伍；治崩漏，可与阿胶、地黄、艾叶等配伍。

【治疗风湿病方剂】

当归拈痛汤(《医学启源》):由羌活半两、防风三钱、升麻一钱、葛根二钱、白术一钱、苍术三钱、当归身三钱、人参二钱、甘草五钱、苦参(酒浸)二钱、黄芩(炒)一钱、知母(酒洗)三钱、茵陈(酒炒)五钱、猪苓三钱、泽泻三钱组成。主治:湿热为病,肢节烦痛,肩背沉重,胸膈不利,遍身疼,下注于胫,肿痛不可忍。

【著作论述摘录】

《本草纲目》:"治头病、心腹诸痛,润肠胃、筋骨、皮肤,治痈疽,排脓止痛,和血补血。"

《名医别录》:"温中止痛,除客血内塞,中风痓、汗不出,湿痹,中恶客气、虚冷,补五藏,生肌肉。"

【主要化学成分】

本品主要含挥发油、黄酮类化合物、氨基酸、有机酸和多糖。

【治疗风湿病相关药理作用】

当归多糖及其衍生物能够激活免疫系统,对机体的非特异性免疫和特异性免疫(体液免疫和细胞免疫)均有促进作用,其既能明显增强非特异性免疫中吞噬细胞的吞噬和摄取能力,又能提高血清中抗体的水平,增强小鼠体液和细胞免疫的能力,促进小鼠脾淋巴细胞增殖反应。对小鼠进行实验发现当归对急、慢性炎症均有显著的抑制作用,其抗炎作用机理主要涉及降低毛细血管通透性和抑制 PGE2 的合成或释放。通过抑制 IL-6、NO,TNF-α、IL-1β 和 PGE2 等炎性介质的释放,阻断 NF-κB 和 MAPK 等炎症信号通路中相关基因、蛋白的表达,维持宿主体内免疫细胞对外来刺激的高度敏感性而发挥抗炎作用。在小鼠实验中发现当归多糖对细胞免疫功能具有明显的增强作用,T 细胞是当归多糖的靶细胞之一。当归可以增加人体免疫细胞的数量,促进特异性免疫抗体的产生,使 B 细胞和 T 细胞的合成加快,增强机体免疫功能。

四 何首乌

【药用来源】

本品为蓼科植物何首乌的干燥块根，其藤茎称“夜交藤”。秋、冬二季叶枯萎时采挖，削去两端，洗净，个大的切成块，干燥。主产于河南、湖北、贵州、四川、江苏、广西等地。

【性状】

本品呈团块状或不规则纺锤形，长 6～15cm，直径 4～12cm。表面红棕色或红褐色，皱缩不平，有浅沟，并有横长皮孔及细根痕。体重，质坚实，不易折断，断面浅黄棕色或浅红棕色，显粉性，皮部有 4～11 个类圆形异型维管束环列，形成云锦状花纹，中央木部较大，有的呈木心。气微，味微苦而甘涩。

【别名】

首乌、赤首乌、铁秤砣、红内消、交藤、夜合。

【性味】

苦、甘、涩；微温。

【归经】

归肝、心、肾经。

【功效】

补肝肾，益精血，润肠通便，解毒，截疟，消痛。

【临床应用】

1. 用于血虚萎黄、眩晕、失眠、头发早白、腰膝酸软、筋骨不健等症。
2. 用于肠燥便秘、瘰疬、疮痈及久疟等症。

【用法与用量】

内服：水煎服，3～6g；制何首乌，6～12g；熬膏、浸酒或入丸、散服。外用：煎水洗、研末撒或调涂。

【注意事项】

大便溏泄及有湿痰者不宜。

【常用配伍】

制首乌的补肝肾作用较为显著，又有补血作用，用于血虚萎黄、头晕目眩、头发早白、腰膝酸软等症，常与地黄、枸杞子、菟丝子等配伍。本品生用有润肠通便、消疮毒的功效。配伍连翘、玄参等能解毒消痈，配伍人参、当归、鳖甲、知母等能治体虚久疟等。

【治疗风湿病方剂】

何首乌散(《太平惠民和剂局方》)：由荆芥穗、蔓荆子(去白皮)、蚵草(去土)、威灵仙(净洗)、何首乌、防风(去芦、叉)、甘草(炙)各五斤组成。治脾肺风毒攻冲，遍身癣疥瘙痒，或生瘾疹，搔之成疮，肩背拘倦，肌肉顽痹，手足皱裂，风气上攻，头面生疮，及治紫癜、白癜、顽麻等风。

【著作论述摘录】

《本草述》："治中风，头痛，行痹，鹤膝风，痫证，黄疸。"

《药品化义》："益肝，敛血，滋阴。治腰膝软弱、筋骨酸痛，截虚疟，止肾泻，除崩漏，解带下。"

《滇南本草》："涩精，坚肾气，止赤白便浊，缩小便，入血分，消痰毒。"

【主要化学成分】

本品主要含二苯乙烯苷类、蒽醌类、黄酮类等。

【治疗风湿病相关药理作用】

二苯乙烯苷类(TSG)通过减轻氧和氮的自由基水平并下调iNOS的表达来发挥抗炎的作用，也有实验研究表明，TSG通过降低iNOS、TNF-α和IL-6的mRNA水平，显著抑制NF-κB在LPS中刺激的小胶质细胞DNA结合活性来影响炎症反应；何首乌多糖(PMT)浓度的增加，可以显著促进RAW264.7的增殖，增强吞噬细胞的吞噬能力、细胞释放NO的能力，认为PMT是通过多方相互作用增强其免疫调节活性；给小鼠灌胃制何首乌多糖，发现其能增强免疫功能，不但能增强腹腔巨噬细胞吞噬功能，而且还可以促进溶血素、溶血空斑形成以及淋巴细胞转化，表明制何首乌多糖有很好的免疫功能，何首乌多糖也可以通过提高体内抗氧化酶活性以及清除氧自由基等方式增强免疫调节作用。

五　阿　胶

【药用来源】

本品为马科动物驴的皮经煎煮、浓缩制成的固体胶。主产于山东、浙江。上海、北京、天津、武汉、沈阳等地亦产。山东产者最为著名。

【性状】

本品为长方形、丁状或方形块，棕色至黑褐色，有光泽。质硬而脆，断面光亮，碎片对光照视呈棕色半透明状。气微，味微甘。

【别名】

驴皮胶。

【性味】

甘；平。

【归经】

归肺、肝、肾经。

【功效】

补血滋阴，润燥，止血。

【临床应用】

1. 用于血虚萎黄、眩晕、心悸心烦不眠等症。

2. 用于虚劳咯血、吐血、便血、尿血、崩漏等症。

3. 用于热病伤阴，虚烦不眠、肺燥咳嗽等症。

【用法与用量】

内服：烊化兑服，3～9g。

【注意事项】

脾胃虚弱者慎服。

【常用配伍】

阿胶补血作用较佳，为治血虚的要药，常配伍当归、党参、黄芪等同用。临床上用于止血，常与生地黄、蒲黄、藕节等同用。本品能滋阴而润燥，对热病伤阴，内风欲动，常配伍钩藤、牡蛎等同用；对阴亏火炽、虚烦不眠，常配伍白芍、黄连等同用。

【治疗风湿病方剂】

1.《广济方》：治摊缓风及诸风手足不遂，腰脚无力者。驴皮胶炙令微起，先煮葱豉粥一升别贮；又以水一升，煮香豉二合，去滓，内胶更煮六、七沸，胶烊如饧，顿服之；及暖吃前葱豉粥，任意多少。如冷吃，令人呕逆。

2.补肺阿胶散（《太平圣惠方》）：由阿胶（捣碎，炒令黄燥）一两、薯蓣一两、人参（去芦头）一两、五味子一两、麦门冬（去心，焙）一两、干姜（炮裂，锉）半两、杏仁（汤浸去皮尖双仁，麸炒微黄）三分、白术一两、桂心三分组成。主治：肺脏气虚，胸中短气，咳嗽声微，四肢少力。

【著作论述摘录】

《神农本草经》："主心腹内崩，劳极洒洒如疟状，腰腹痛，四肢酸疼，女子下血。安胎。久服益气。"

《本草纲目》："女人血痛、血枯、经水不调，无子，崩中，带下，胎前产后诸疾。男女一切风病，骨节疼痛，水气浮肿，虚劳咳嗽喘急，肺痿唾脓血，及痈疽肿毒。和血滋阴，除风润燥，化痰清肺，利小便，调大肠。"

《汤液本草》："阿胶益肺气，肺虚极损，咳嗽唾脓血，非阿胶不补。"

《本草纲目拾遗》："治内伤腰痛，强力伸筋，添精固肾。"

《药性论》："主坚筋骨，益气止痢。"

【主要化学成分】

本品主要含有明胶、蛋白质、赖氨酸、组氨酸、精氨酸、苏氨酸、微量元素等。

【治疗风湿病相关药理作用】

阿胶能够显著提高小鼠的耐缺氧能力，明显增强动物的耐寒冷能力,非常显著地增强游泳小鼠的抗疲劳作用。阿胶具有较强的调节小鼠免疫功能、调节小鼠体液免疫功能和调节小鼠巨噬细胞吞噬功能的作用。阿胶具有抑制哮喘 Th2 细胞优势反应的作用,而调节 Th1/Th2 型细胞因子平衡时,可减轻哮喘大鼠肺组织嗜酸性细胞炎症反应。阿胶富含胶原蛋白、药效氨基酸和必需氨基酸等活性成分,能显著延长小鼠负重游泳时间,提高血红蛋白含量,减少运动后小鼠体内血清尿素氮的产生,显著提高小鼠肝糖原。

六 海 参

【药用来源】

本品为刺参科动物刺参或其他种海参的全体。海参捕得后,除去内脏,洗净腔内泥沙,入适当的盐水中烧煮约 1 小时,捞起放冷,经曝晒或烘焙至八九成干时,再入蓬叶液中略煮,至颜色转黑时,取出晒干。主产于河北沿海、南海西沙群岛、山东、广东、海南等地。

【性状】

本品呈圆柱形、四方柱形,两端稍细。体分背、腹两面。背面隆起,有 4～6 行圆锥状的肉刺。腹面较平坦,密集有小突起,末端有吸盘,口周围有 20 个触手。有的缺少,皱缩。肛门位于体后且稍偏于背面。体黑色、紫黑色、灰黑色、灰白色、灰褐色、浅黄色或黄褐色。

【别名】

刺参、沙噀、辽参。

【性味】

咸;温。

【归经】

归心、肾经。

【功效】

补肾益精,养血润燥。

【临床应用】

治精血亏损，虚弱劳怯，阳痿，梦遗，小便频数，肠燥便艰。

【用法与用量】

内服：水煎服，煮食，15～30g。外用：适量，研末敷。

【注意事项】

脾虚不运、外邪未尽者禁服。

【常用配伍】

常用于滋阴、补血、健阳、润燥、调经、养胎、利产等症。凡产后、病后衰老尪孱，宜同火腿或猪羊肉煨食。

【治疗风湿病方剂】

1. 海参粥（《老老恒言》）：由海参一斤，全当归（酒炒）、巴戟肉、牛膝（盐水炒）、破故纸、龟板、鹿角胶（烊化）、拘棍子各四两，羊肾（去筋生打）十对，杜仲（盐水炒）、菟丝子各八两，胡桃肉一百个，猪脊髓（去筋）十条组成。共研细末，鹿角胶和丸。每服四钱，温酒送下。主治腰痛、梦遗、泄精。

2. 海参丸（《中国医学大辞典》）：海参适量。功效：温下元，滋肾补阴，益精，养血。主治：精血亏损，体质虚弱，性机能减退，遗精，肾虚尿频。

【著作论述摘录】

《本草从新》："补肾益精，壮阳疗痿。"

《本草求原》："润五脏，滋精利水。"

【主要化学成分】

本品主要含海参多糖、海参皂苷、胶原蛋白、海参多肽以及18种氨基酸和30多种微量元素等成分，也含甾醇、三萜醇等。

【治疗风湿病相关药理作用】

海参皂苷可显著增加正常小鼠的足跖增厚值，促进正常小鼠腹腔巨噬细胞吞噬能力；同时革皮氏海参皂苷还可促进免疫功能低下小鼠的体液免疫功能和细胞免疫功能；仿刺参糖氨聚糖可显著促进小鼠脾淋巴细胞增殖，其还可促进迟发型变态反应，对血清溶血素的生成以及抗体生成细胞数的增加都具有显著的作用。海参粉可提高小鼠脾淋巴细胞的转化能力，也可提高 NK 细胞活性；使小鼠碳廓清试验吞噬指数 α 显著升高，说明长期给予海参粉可增强小鼠免疫力。

第四节　温阳类

一　巴戟天

【药用来源】

本品为茜草科植物巴戟天的干燥根。全年均可采挖，洗净，除去须根，晒至六七成干，轻轻捶扁，晒干。主产于广东、广西、福建等地。

【性状】

本品为扁圆柱形，略弯曲，长短不等，直径 0.5～2cm。表面灰黄色或暗灰色，具纵纹及横裂纹，有的皮部横向断离露出木部；质韧，断面皮部厚，紫色或淡紫色，易与木部剥离；木部坚硬，黄棕色或黄白色，直径 1～5mm。气微，味甘而微涩。

【别名】

鸡肠风、鸡眼藤、黑藤钻、兔仔肠、三角藤、糠藤。

【性味】

甘、辛；微温。

【归经】

归肝、肾经。

【功效】

补肾阳，强筋骨，祛风湿。

【临床应用】

1. 用于肾虚阳痿、遗精早泄、官冷不孕、月经不调、腰膝痿软等症。

2.用于下肢寒湿痹痛、少腹冷痛等症。

【用法与用量】

内服:水煎服,3～10g;入丸、散剂、浸酒或熬膏。

【注意事项】

阴虚火旺者忌服。

【常用配伍】

巴戟天温而不燥,补而不滞,能补肾阳、强筋骨。用于阳痿遗泄,常与肉苁蓉、菟丝子等同用;治疗腰膝痿软,常与续断、杜仲等药配伍应用。本品能助肾阳、散寒湿,治痹痛,用治上述症候,常与附子、狗脊等配伍应用。

【治疗风湿病的方剂】

巴戟丸(《太平圣惠方》):由巴戟一两半、牛膝(去苗)三两、羌活一两半、桂心一两半、五加皮一两半、杜仲(去粗皮,炙微黄,判)二两、干姜(炮裂,判)一两半组成。上药捣罗为末,炼蜜和捣三二百杵,丸如梧桐子大。每于食前,以温酒饮下三十丸。主治:风冷腰膀疼痛,行步不得。

【著作论述摘录】

《神农本草经》:"主大风邪气,阴痿不起,强筋骨,安五脏,补中增志益气。"

《本草纲目》:"治脚气,去风疾,补血海。"

【主要化学成分】

巴戟天主要含蒽醌、黄酮类化合物。

【治疗风湿病相关药理作用】

对切除卵巢后的大鼠给予巴戟天多糖干预后,大鼠骨密度增加,血清 IL-6 和 TNF-α 水平下降,说明巴戟天多糖可以改善切除卵巢大鼠的骨密度。巴戟天多糖含药血清可显著促进成骨细胞的增殖和分化,增强成骨细胞碱性磷酸酶(ALP)活性,通过下调成骨细胞 DKK-1 蛋白的表达影响骨代谢。巴戟天多糖还可提高骨质疏松模型大鼠体内 5-羟色胺(5-HT)、血管内皮生长因子(VEGF)

的含量和血清磷水平，从而减缓大鼠骨质疏松症状。巴戟天中环烯醚萜苷类成分水晶兰苷能够显著降低角叉菜胶诱导的大鼠急性爪水肿，表明具有抗炎活性；水晶兰苷可抑制脂多糖诱导的RAW264.7巨噬细胞TNF-α、IL-1β的mRNA表达，降低NF-κB活性，证明水晶兰苷具有确切的抗炎镇痛作用；水晶兰苷还可通过下调NF-κB通路的表达，抑制NOS、环氧合酶(COX)和TNF-α的表达而发挥抗炎镇痛作用。巴戟天多糖可以提高环磷酰胺诱导的免疫功能低下小鼠的免疫器官指数、巨噬细胞吞噬率及外周血淋巴细胞转化率，故能增强免疫活性；巴戟天多糖还能促进Beagle犬肝星状细胞片细胞中的MCP-1、IL-8的蛋白表达，起免疫调节作用。巴戟天提取物能降低小鼠血乳酸和血尿素氮含量，增加肝糖原含量，延长小鼠负重游泳时间，故巴戟天具抗疲劳作用。

二　仙　茅

【药用来源】

本品为石蒜科植物仙茅的干燥根茎。秋、冬二季采挖，除去根头和须根，洗净，干燥。主产于四川、云南、贵州等地。此外，广东、广西等地亦产。

【性状】

本品呈圆柱形，略弯曲，长3～10cm，直径0.4～1.2cm。表面黑褐色或棕褐色，粗糙，有细孔状的须根痕及纵横皱纹。质硬而脆，易折断，断面不平坦，淡褐色或棕褐色，近中心处色较深。气微香，味微苦、辛。

【别名】

独脚丝茅、山棕、地棕、千年棕、番龙草。

【性味】

辛；热，有毒。

【归经】

归肾、肝、脾经。

【功效】

补肾阳，强筋骨，祛寒湿。

【临床应用】

用于肾阳不足、命门火衰所致的阳痿精冷、小便失禁、崩漏、心腹冷痛、腰脚冷痹、痈疽、瘰疬、阳虚冷泻等。

【用法与用量】

内服：水煎服，3～10g；或入丸、散服；或浸酒。外用：适量，捣敷。

【注意事项】

凡阴虚火旺者忌服。

【常用配伍】

本品辛热性猛，能补命门而兴阳道，除寒湿而暖腰膝，对肾阳不足、命门火衰所致的阳痿精寒、筋骨痿痹等症，常与淫羊藿等配伍应用。

【治疗风湿病方剂】

温肾益脾汤（《千家妙方》）：由仙茅 25 克、芡实 10 克、党参 20 克、黄芪 25 克、巴戟 10 克、金樱子 10 克、肉桂 5 克组成。功效：补脾益肾。主治：脾肾虚损，气血失和，经脉失养。

【著作论述摘录】

《海药本草》："主风，补暖腰脚，清安五脏，强筋骨，消食。"

《开宝本草》："主心腹冷气不能食，腰脚风冷挛痹不能行，丈夫虚劳，老人失溺。"

《日华子本草》："治一切风气，补五劳七伤，开胃下气。"

【主要化学成分】

仙茅根茎含仙茅苷 A、B，地衣二醇葡萄糖苷，地衣二醇-3-木糖葡萄糖苷，仙茅皂苷 A、B、C、D、E、F、K、L、M，仙茅素 A、B、C，仙茅皂苷元 A、B、C，仙茅萜醇，丝兰苷元，5，7-二甲氧基杨梅树皮素-3-o-α-L-吡喃木糖基(4→1)-o-β-D-吡喃葡萄糖苷。

【治疗风湿病相关药理作用】

仙茅多糖可以通过增加活性因子 TNF-α 和 NO 的分泌、提高免疫低下小鼠的免疫器官指数、增强脾淋巴细胞的转化能力、调整脾T淋巴细胞亚群和提高NK细胞的杀伤活性，从而提高机体的免疫力，提示了其作为免疫增强剂开发应用的可能性。用仙茅治疗Ⅱ型胶原性关节炎时，通过抑制炎性细胞因子的释放，下调JAK/STAT信号通路蛋白，以及增加NF-κB的表达来介导的仙茅可以逆转磷酸酶的活性，增加骨形态发生蛋白、胰岛素样生长因子-I和巨噬细胞集落刺激因子的表达，增加骨保护素与NF-κB配体受体激活剂的相对比值，提示仙茅可通过作用于破骨细胞来改变NF-κB配体受体激活剂，抑制破骨细胞的生成，促进成骨细胞的分化、增殖，从而具有抗骨质疏松的能力，表明其在体内外具有显著的抗关节炎作用。

三　冬虫夏草

【药用来源】

本品为麦角菌科真菌冬虫夏草菌寄生在蝙蝠蛾科昆虫幼虫上的子座及幼虫尸体的复合体。夏初子座出土、孢子未发散时挖取，晒至六七成干，除去似纤维状的附着物及杂质，晒干或低温干燥。主产于四川、青海、贵州、云南、西藏、甘肃等地，其中四川产量最大。

【性状】

本品由虫体与从虫头部长出的真菌子座相连而成。虫体似蚕，长3～5cm，直径0.3～0.8cm；表面深黄色至黄棕色，有环纹20～30个，近头部的环纹较细；头部红棕色，足8对，中部4对较明显；质脆，易折断，断面略平坦，淡黄白色。子座细长圆柱形，长4～7cm，直径约0.3cm；表面深棕色至棕褐色，有细纵皱纹，上部稍膨大；质柔韧，断面类白色。气微腥，味微苦。

【别名】

虫草、冬虫草、夏草冬虫。

【性味】

甘；平。

【归经】

归肺、肾经。

【功效】

滋肺补肾，止血化痰。

【临床应用】

用于痰饮喘嗽、虚喘、痨嗽、咯血、自汗盗汗、肾虚精亏、阳痿遗精、腰膝酸痛、病后久虚不复等病证。

【用法与用量】

内服：另煎兑服，3～9g；或入丸、散服；或与鸡鸭炖服。

【注意事项】

有表邪者慎用。

【常用配伍】

本品有滋肺阴，补肾阳的作用，为一种平补阴阳的药物，民间有用本品单味煎服，作为病后调补之品。在临床使用时也可配伍补益药同用。如治虚劳咳血，常与沙参、麦冬、生地等配伍应用；治阳痿遗精，可与枸杞子、山萸肉、淮山药等同用。

【治疗风湿病方剂】

治病后虚损（《本草纲目拾遗》）：夏草冬虫三五枚，老雄鸭一只，去肚杂，将鸭头劈开，纳药于中，仍以线扎好，酱油、酒如常，蒸烂食之。

【著作论述摘录】

《本草从新》："保肺益肾，止血化痰，已劳嗽。"

《云南中草药》："补肺，壮肾阳。"

《药性考》："秘精益气，专补命门。"

【主要化学成分】

本品含蛋白质氨基酸的游离氨基酸，其中多为人体必需氨基酸，还含有糖、维生素及钙、钾、铬、镍、锰、铁、铜、锌等元素。

【治疗风湿病相关药理作用】

发酵虫草菌粉能提高小鼠脾脏 T 淋巴细胞和 B 淋巴细胞增殖

能力。随着菌粉剂量的升高，免疫球蛋白 M、IL-6、IL-10 和 TNF-α 的含量均升高，SOD 活性增强，MDA 含量降低。发酵虫草菌粉能有效拮抗环磷酰胺的免疫抑制作用，并能提高免疫抑制小鼠的抗氧化能力；冬虫夏草浸出液在不影响硫唑嘌呤抑制肝移植排斥反应的同时，改善肝移植后低蛋白血症，提高体液免疫，对细胞免疫功能无明显影响，具有双向免疫调节作用。研究表明，人工虫草多糖能够拮抗环磷酰胺诱导的免疫抑制作用，进而有效提高机体免疫功能。

四　肉苁蓉

【药用来源】

本品为列当科植物肉苁蓉或管花肉苁蓉的干燥带鳞叶的肉质茎。多于春季苗刚出土时或秋季冻土之前采挖，除去花序，切段，晒干。主产于内蒙古、甘肃、新疆、青海等地，其中内蒙古产量最大。

【性状】

本品呈扁圆柱形，稍弯曲，长 3～15cm，直径 2～8cm。表面棕褐色或灰棕色，密被覆瓦状排列的肉质鳞叶，通常鳞叶先端已断，体重，质硬，微有柔性，不易折断，断面棕褐色，有淡棕色点状维管束，排列成波状环纹。气微，味甜、微苦。

【别名】

肉松蓉、纵蓉、地精、金笋、大芸。

【性味】

甘、咸；温。

【归经】

归肾、大肠经。

【功效】

补肾阳，益精血。

【临床应用】

1. 用于肾虚阳痿、精血亏虚、阳痿不孕、遗精早泄及腰膝冷痛、筋骨痉弱等症。

2. 用于肠燥便秘。

【用法与用量】

内服：水煎服，6～10g；或入丸、散服；或浸酒。

【注意事项】

胃弱便溏、相火旺者忌服。

【常用配伍】

肉苁蓉温而不燥，补而不峻，用于肾虚阳痿、遗精、早泄等症，可配伍熟地黄、菟丝子、山萸肉等同用；治腰膝冷痛、筋骨痿弱，可配伍续断、补骨脂等同用。用于老年人及病后、产后津液不足，肠燥便秘之症，常与火麻仁、柏子仁等药配伍同用。

【治疗风湿病方剂】

肉苁蓉丸（《太平圣惠方》）：由肉苁蓉（酒浸一宿，刮去皱皮，炙干）、蛇床子、远志（去心）、五味子、防风（去芦头）、附子（炮裂，去皮、脐）、菟丝子（酒浸三日，曝干，别捣为末）、巴戟、杜仲（去粗皮，炙微黄，锉）各一两组成。上药捣罗为末，炼蜜和丸如梧桐子大。每日空心，以温酒下二十丸，盐汤下亦得，渐加至四十丸为度。主治：虚损，暖下元，益精髓，利腰膝。

【著作论述摘录】

《名医别录》："除膀胱邪气、腰痛，止痢。"

《玉楸药解》："肉苁蓉，暖腰膝，健骨肉，滋肾肝精血，润肠胃结燥。"

【主要化学成分】

本品肉质茎含肉苁蓉苷 A、B、C、H，洋丁香酚苷，2-乙酰基洋丁香酚苷，海胆苷七种苯乙醇苷成分，还含鹅掌楸苷、8-表马钱子苷酸、胡萝卜苷、甜菜碱、β-谷甾醇、甘露醇、N-二甲基甘氨酸甲酯和苯丙氨酸、缬氨酸、亮氨酸、异亮氨酸、赖氨酸、苏氨酸等十五种氨基酸及琥珀酸、三十烷醇、多糖类。

【治疗风湿病相关药理作用】

肉苁蓉水煎液能明显增加肾阳虚小鼠的体质量、自主活动次数，显著延长小鼠运动时间，降低运动后血乳酸、尿素氮含量，说明对肾阳虚小鼠具有明显的抗疲劳作用。肉苁蓉水提物可改善骨丢失，增加大鼠股骨中段骨密度、骨痂中骨质，促进大鼠血清 IL-1β 降低、转化生长因子 β1（TGF-β1），促进骨质疏松性骨折愈合。肉苁蓉苷 A 能显著抑制放射诱导的凋亡小体的形成，明显升高肺匀浆抗氧化酶 GSH-Px、T-Aoc 及 SOD 的浓度，降低 MDA 浓度；显著降低肺匀浆炎症因子 IL-6 和 IL-1β 浓度，促进 IL-10 分泌；显著减少模型小鼠肺组织 TGF-β1 的阳性表达，降低 TGF-β1、VEGF 和 VEG-FR2 的蛋白表达水平。说明肉苁蓉苷 A 能抑制放射性肺损伤小鼠肺部的氧化应激和炎症反应，其机制与 TGF-1β/VEGF 通路有关。另有研究发现，肉苁蓉对小鼠有促进唾液分泌作用，促进唾液分泌的成分为某种有机酸样物质。

五 杜 仲

【药用来源】

本品为杜仲科植物杜仲的干燥树皮。4～6 月剥取，刮去粗皮，堆置“发汗”至内皮呈紫褐色，晒干。主产于四川、陕西、湖北、河南、贵州、云南等地。

【性状】

本品呈板片状或两边稍向内卷，大小不一，厚 3～7mm。外表面淡棕色或灰褐色，有明显的皱纹或纵裂槽纹；有的树皮较薄，未去粗皮，可见明显的皮孔；内表面暗紫色，光滑。质脆，易折断，断面有细密、银白色、富弹性的橡胶丝相连。气微，味稍苦。

【别名】

扯丝皮、思仲、丝绵皮、玉丝皮。

【性味】

甘；温。

【归经】

归肝、肾经。

【功效】

补肝肾，强筋骨，安胎。

【临床应用】

1.用于肝肾不足、腰膝酸痛、乏筋无力、眩晕、阳痿、小便频数等症。

2.用于孕妇体虚，胎元不固，腰酸、胎动。

【用法与用量】

内服：水煎服，6～9g；或入丸剂。

【注意事项】

阴虚火旺者慎服。

【常用配伍】

杜仲可补肝肾，有强筋骨的功效，用于肝肾不足、腰膝酸痛乏力等症，可与续断、狗脊等配伍，或与补骨脂、胡桃等同用。本品性偏温补，宜于下元虚冷之症，故又可用治肾虚阳痿、小便频数，常与补骨脂、菟丝子等配伍。至于用治肝肾不足所致的眩晕，宜合滋养肝肾的药品如女贞子等同用。用以安胎，如孕妇胎动不安兼有肝肾不足病症者，可与桑寄生、白术、续断等配伍同用。

【治疗风湿病方剂】

杜仲独活汤（《古今录验》）：由独活四两、生姜六分、麻黄二两、桂心三两、芍药三两、甘草（炙）三两、葛根三两、瓜蒌子二两、防风二两、杜仲四两、附子（炮）一两、杏仁（去尖皮，碎）二两、干地黄二两组成。主治腰痛。

【著作论述摘录】

《神农本草经》："主腰脊痛，补中，益精气，坚筋骨，强志，除阴下痒湿，小便余沥。"

《药性本草》："治肾冷，肾腰痛；人虚而身强直，风也，腰不利，加而用之。"

《玉楸药解》："益肝肾，养筋骨，去关节湿淫。"

【主要化学成分】

本品主要含肉苁蓉苷、环烯醚萜类、木脂素类、黄酮类、苯丙素类、氨基酸类、多糖类等。

【治疗风湿病相关药理作用】

研究杜仲提取物对黄羽肉鸡生长性能、抗氧化能力和免疫功能的影响，发现饲料中添加300mg/kg杜仲提取物或100m/kg杜仲提取物联合抗生素时，可以有效改善黄羽肉鸡的生长性能、抗氧化能力和免疫功能。研究杜仲叶提取液对常用细菌的体外抑菌作用，药敏试验结果显示，大肠杆菌、沙门氏菌对提取液中度敏感，金黄色葡萄球菌对提取液轻度敏感，而对大肠杆菌等肠道菌有较强的抑菌作用。

六　沙苑子

【药用来源】

本品为豆科植物扁茎黄芪的干燥成熟种子。秋末冬初果实成熟尚未开裂时采割植株，晒干，打下种子，除去杂质，晒干。主产于河北、河南、山东、内蒙古以及东北等地。

【性状】

本品略呈肾形而稍扁，长2～2.5mm，宽1.5～2mm，厚约1mm。表面光滑，褐绿色或灰褐色，边缘一侧微凹处具圆形种脐。质坚硬，不易破碎。子叶淡黄色，胚根弯曲，长约1mm。气微，味淡，嚼之有豆腥味。

【别名】

潼蒺藜、蔓黄芪、夏黄草、沙苑蒺藜。

【性味】

甘；温。

【归经】

归肝、肾经。

【功效】

补肾助阳，固精缩尿，养肝明目。

【临床应用】

1. 用于肾虚阳痿、遗精早泄、小便频数、耳鸣、肾虚腰痛及带下等症。

2. 用于肝肾不足，眼目昏花。

【用法与用量】

内服：水煎服，9～15g。

【注意事项】

相火炽盛、阳强易举者忌服。

【常用配伍】

本品与龙骨、牡蛎、芡实、莲须等药配伍应用，有固肾涩精的功效。用于肝肾不足所致的眼目昏花，可与菟丝子、枸杞、女贞子等配伍。

【治疗风湿病方剂】

治肾虚腰疼（《吉林中草药》）：沙苑子一两。水煎，日服二次。

【著作论述摘录】

《本草纲目》：“补肾，治腰痛泄精，虚损劳乏。”

《本草衍义》：“补肾。”

《本草从新》：“补肾，强阴，益精，明目。”

《本草求原》：“治肺痿，肾冷，尿多，遗溺，明目，长肌肉。”

【主要化学成分】

本品主要含黄酮类、三萜类、氨基酸类、微量元素等化学成分。

【治疗风湿病相关药理作用】

沙苑子的水煎醇沉液可以抑制关节肿和炎性肉芽肿形成，可以对抗组胺兴奋离体豚鼠肠肌，并可抑制由组胺引起毛细血管通透性的增加。

七 补骨脂

【药用来源】

本品为豆科植物补骨脂的干燥成熟果实。秋季果实成熟时采收果序，晒干，搓出果实，除去杂质。主产于四川、河南、陕西、安徽等地。

【性状】

本品呈肾形，略扁，长 3～5mm，宽 2～4mm，厚约 1.5mm。表面黑色、黑褐色或灰褐色，具细微网状皱纹。顶端圆钝，有一小突起，凹侧有果梗痕。质硬。果皮薄，与种子不易分离；种子 1 枚，子叶 2，黄白色，有油性。气香，味辛、微苦。

【别名】

破故纸、和兰苋、胡韭子。

【性味】

辛、苦；温。

【归经】

归肾、脾经。

【功效】

温肾助阳，纳气平喘，温脾止泻。外用消风祛斑。

【临床应用】

1. 用于下元虚冷、阳痿、遗精、早泄、腰部度痛、及小便频数、遗尿等症。

2. 用于虚冷泄泻、五更泄泻。

3. 用于虚喘。

4. 外用治白癜风、斑秃。

【用法与用量】

内服：水煎服，6～10g；或入丸、散服。外用：研末擦或酒浸搽。

【注意事项】

阴虚火旺者忌服。

【常用配伍】

补骨脂功能温补肾阳，用于肾阳不足，阳痿遗泄、尿频、遗尿等症，常配伍仙灵脾、菟丝子等同用；对于腰部疫痛，常与川断、狗脊等配伍应用。治虚冷泄泻，常与肉豆蔻等同用。本品温肾而纳气平喘，多与胡桃肉配伍以治虚寒气喘。

【治疗风湿病方剂】

1.补骨脂丸（《太平惠民和剂局方》）：由补骨脂（炒香）四两，菟丝子（酒蒸）四两，胡桃肉（去皮）一两，乳香、没药、沉香（各研）三钱半组成。炼蜜丸如梧子大。每服二三十丸，空心盐汤温酒任下，自夏至起，冬至止，日一服。主治：下元虚败，脚手沉重，夜多盗汗。壮筋骨，益元气。

2.青娥丸（《太平惠民和剂局方》）：由胡桃（去皮膜）二十个、蒜（熬膏）四两、破故纸（酒浸炒）八两、杜仲（去皮，姜汁浸炒）十六两组成。上为细末，蒜膏为丸。每服三十丸，空心温酒下；妇女淡醋汤下。常服壮筋骨，活血脉，乌髭须，益颜色。主治：肾气虚弱，风冷乘之；或血气相搏，腰痛如折，起坐艰难，俯仰不利，转侧不能；或因劳役过度，伤于肾经；或处卑湿，地气伤腰；或坠堕伤损，或风寒客搏，或气滞不散，皆令腰痛；或腰间似有物重坠，起坐艰辛。

【著作论述摘录】

《本草备要》："壮元阳，缩小便，膝冷痛，肾虚泄泻。"

《药性论》："主男子腰疼，膝冷囊湿，逐诸冷痹顽，止小便利，腹中冷。"

《本草纲目》："治肾泄，通命门，暖丹田，敛精神。"

《玉楸药解》："温暖水土，消化饮食，升达脾胃，收敛滑泄、遗精、带下、溺多、便滑诸证。"

【主要化学成分】

本品果实含挥发油、有机酸、一种甲基糖苷、碱溶性树脂、不挥发性萜类油、皂苷。种子含香豆素类补骨脂素和异补骨脂素、黄酮类补骨脂黄酮、甲基补骨脂黄酮、异补骨脂黄酮和查耳酮类补骨脂查耳酮、异补骨脂查耳酮、单萜烯酚衍生物补骨脂酚；尚含挥发油、树脂、脂肪油。花含脂肪油、挥发油、甾醇、生物碱等。本植物还含棉子糖。

【治疗风湿病相关药理作用】

补骨脂能够更好地促使机体免疫功能的提升，也能够实现骨质的强化。其中通过补骨脂多糖的作用，小鼠机体免疫力提升效果明显；异补骨脂素对于治疗雌激素降低、维生素A缺乏、氧化应激反应和糖尿病引发的骨质疏松症均有较好的应用潜力，其作用原理与靶向TGF-β1/Smad、骨形态发生蛋白2(BMP-2)/Smad、Wnt/β-连环蛋白(β-catenin)和过氧化物酶体增殖物激活受体γ(PPAR-γ)/Wnt通路来促进成骨分化、抑制成脂分化密切相关。异补骨脂素(1μmol/L)可通过上调成骨细胞OB-6中骨钙蛋白(OCN)和Runx2的mRNA表达，促进细胞内钙积累；抑制活性氧保护氧化应激下OB-6细胞的线粒体功能；通过Wnt/β-catenin信号通路，减轻H2O2诱导的成骨细胞损伤；作用于BMP-2/Smad信号通路，促进成骨细胞的生长。通过激活BMP-2或丝裂原激活蛋白激酶信号通路，剂量依赖性刺激ATDC5细胞内软骨结节堆积，时间依赖性增强Ⅱ型胶原、OCN、Smad4和Sox9等成骨标志基因的mRNA表达；通过芳香烃受体/雌激素受体α轴来促进成骨细胞MC3T3-E1分化，提高钙结节水平和ALP活性，上调成骨细胞标志物Runx2和Ⅰ型胶原α1链的mRNA表达。此外，异补骨脂素还可通过刺激骨髓间充质干细胞分泌的外泌体中的circ-8604靶向miR-26b-3p/ERα来调控成骨细胞MC3T3-E1的增殖和分化，进而调控骨代谢。

八 狗 脊

【药用来源】

本品为蚌壳蕨科植物金毛狗脊的干燥根茎。秋、冬二季采挖，除去泥沙，干燥；或去硬根、叶柄及金黄色茸毛，切厚片，干燥，为“生狗脊片”；蒸后，晒至六七成干，切厚片，干燥，为“熟狗脊片”。主产于四川、福建、浙江等地。

【性状】

本品呈不规则的长块状，长10～30cm，直径2～10cm。表面深棕色，残留金黄色茸毛；上面有数个红棕色的木质叶柄，下面残存黑色细根。质坚硬，不易折断。气微，味淡、微涩。生狗脊片呈不规则长条形或圆形，长 5～20cm，直径 2～10cm，厚 1.5～5mm；切面浅棕色，较平滑，近边缘 1～4mm 处有 1 条棕黄色隆起的木质部环纹或条纹，边缘不整齐，偶有金黄色茸毛残留；质脆，易折断，有粉性。熟狗脊片呈黑棕色，质坚硬。

【别名】

金毛狗脊、金毛狗、金狗脊、金毛狮子、猴毛头、黄狗头、扶盖、扶筋。

【性味】

苦、甘；温。

【归经】

归肝、肾经。

【功效】

补肝肾，强腰脊，祛风湿。

【临床应用】

1. 用于肝肾不足、腰膝酸膝、足软无力等症。

2. 用于风湿痹痛等症。

【用法与用量】

内服：水煎服，6～12g；熬膏或入丸剂。外用：煎水洗。

【注意事项】

阴虚有热，小便不利者慎服。

【常用配伍】

临床上用治腰膝酸痛，常与菟丝子、牛膝、杜仲等品配伍。对肝肾不足而又感风湿之邪的腰背酸痛，常与桂枝、秦艽、海风藤、牛膝等配伍应用。

【治疗风湿病方剂】

1.《贵州草药》：由金毛狗脊根茎六钱，香樟根、马鞭草各四钱，杜仲、续断各五钱，铁脚威灵仙三钱，红牛膝二钱组成。泡酒服。主治：风湿骨痛，腰膝无力。

2.狗脊散(《太平圣惠方》):由狗脊(去毛)半两、附子(炮裂,去皮脐)三分、薯蓣三分、熟干地黄三分、天雄(炮裂,去皮脐)三分、王孙三分、桂心三分、山茱萸三分、秦艽(去苗)三分、白蔹三分组成。主治:风湿痹,四肢不仁,肌肉瞤动,举体无力。

【著作论述摘录】

《神农本草经》:"主腰背强关机,缓急,周痹,寒湿膝痛。"

《本草纲目》:"强肝肾,健骨,治风虚。"

《玉楸药解》:"泄湿去寒,起痿止痛,泄肾肝湿气,通关利窍,强筋壮骨,治腰痛膝疼、足肿腿弱、遗精带浊。"

【主要化学成分】

本品主要含挥发油类、蕨素类、芳香族类、酚酸类、黄酮类、皂苷类、糖及糖苷类、氨基酸类化合物以及一些无机元素。

【治疗风湿病相关药理作用】

狗脊可调节 LPS 刺激单核巨噬细胞上清液中炎性细胞因子 IL-1β、IL-6、TNF-α 以及炎性介质 NO 和 PGE2 的水平,具有抗炎作用。

九 海 马

【药用来源】

本品为海龙科动物线纹海马、刺海马、大海马、三斑海马或小海马(海蛆)的干燥体。夏、秋二季捕捞,洗净,晒干;或除去皮膜及内脏,晒干。主产于广东、福建及台湾等地。

【性状】

本品呈扁长形而弯曲,体长约 30cm。表面黄白色。头略似马头,有冠状突起,具管状长吻,口小,无牙,两眼深陷。躯干部七棱形,尾部四棱形,渐细卷曲,体上有瓦楞形的节纹并具短棘。体轻,骨质,坚硬。气微腥,味微咸。

【别名】

水马、对海马、海蛆。

【性味】

甘、咸;温。

【归经】

归肝、肾经。

【功效】

温肾壮阳,散结消肿。

【临床应用】

用于阳痿,遗尿,肾虚作喘,症瘕积聚,跌扑损伤;外治痈肿疔疮。

【用法与用量】

内服:水煎服,3～9g;或入散剂,1～3g。外用:适量,研末敷患处。

【注意事项】

孕妇及阴虚火旺者忌服。

【常用配伍】

用治肾阳亏虚、阳痿不举、肾关不固、遗精遗尿等症,常与鹿茸、人参、熟地等配伍;用治夜尿频繁,可与鱼鳔、枸杞、红枣等同用;用治肾阳不足,摄纳无权之虚喘,常与蛤蚧、胡桃肉、人参、熟地等配伍;治气滞血瘀,聚而成形之症瘕积聚,每与木香、大黄、巴豆等同用;治气血不畅,跌打瘀肿,可与血竭、当归、川芎、乳香、没药等配伍;治气血凝滞,营卫不和,经络阻塞,肌肉腐溃之疮疡肿毒,恶疮发背,可与穿山甲、水银、朱砂等配伍。

【治疗风湿病方剂】

海马追风膏(《内科用药》):由制乳香、制没药各130g,海马、豹骨、当归、紫荆皮、透骨草、牛膝、白附子各120g,赤芍、骨碎补、穿山甲、桂枝、制川乌各60g,红花、追地风、千年健、血竭各30g组成。先将乳香、没药、海马、血竭等,分别捣碎研末,和匀,其他各品入油(麻油)锅炸焦,去渣,加适量广丹,熬至滴水成珠状,再加入已研碎之品,边熬边和匀,趁热排在红棉布上。每张膏45～60g,使用时先温热，使膏药变软，贴穴位患处，每周换药 1 次。主治：风寒湿痹、肩背疼痛、腿疼腿软、筋骨疼痛等。

【著作论述摘录】

《神农本草经逢原》："阳虚多用之，可代蛤蚧。"

《本草纲目》："暖水道，壮阳道，消症块，治疗疮肿毒。"

【主要化学成分】

本品主要含氨基酸、活性肽、甾体类、脂肪酸和微量元素等多种化学成分。

【治疗风湿病相关药理作用】

大海马中分离获得的丹皮酚可通过调节 NF-κB 和 MAPK 信号通路，抑制 LPS 诱导的 iNOX 和 COX-2 基因的活化，降低 NO、PGE2 和 IL-6 等促炎性细胞因子的释放，具有很好的抗炎作用。从大海马中分离获得的活性多肽，可激活 MG-63 和 SW-1353 细胞中 NF-κB 和 MAPK 信号通路，抑制 TPA 诱导的 MMPs、iNOS 和 COX-2 等炎症介质的释放，诱导细胞的分化。明海马乙醇提取物能增强小鼠巨噬细胞的吞噬能力，具有一定的免疫调节作用。

十 菟丝子

【药用来源】

本品为旋花科植物菟丝子或南方菟丝子的干燥成熟种子。秋季果实成熟时采收植株，晒干，打下种子，除去杂质。主产于辽宁、吉林、河北、河南、山东、山西、江苏等地。

【性状】

本品呈类球形，直径 1～2mm。表面灰棕色或黄棕色，具细密突起的小点，一端有微凹的线形种脐。质坚实，不易以指甲压碎。气微，味淡。

【别名】

豆寄生、无根草、黄丝、黄丝藤、无娘藤、金黄丝子。

【性味】

辛、甘;平。

【归经】

归肝、肾、脾经。

【功效】

滋补肝肾,固精缩尿,安胎,明目,止泻。外用消风祛斑。

【临床应用】

1.用于肾虚阳痿、遗精、早泄、耳鸣、肾虚胎漏、胎动不安、小便频数、淋沥及肾虚腰痛、带下等症。

2.用于两目昏糊。

3.外治白癜风。

【用法与用量】

内服:水煎服,6～12g;或入丸、散服。外用:适量,炒研调敷。

【注意事项】

血崩、阳强、便结、肾脏有火、阴虚火动者禁用。

【常用配伍】

菟丝子用于阳痿遗精、小便频数及肾虚腰痛等症,可与枸杞子、潼蒺藜、杜仲等配伍。用于肝肾不足、两目昏糊等症,可与枸杞子、女贞子、潼蒺藜等同用。用治脾虚久泻,常与白术、茯苓、山药、莲肉等配伍。

【治疗风湿病方剂】

1.《经验后方》:菟丝(洗)一两、牛膝一两。同用酒浸五日,曝干,为末,将原浸酒再入少醇酒作糊,搜和丸,如梧桐子大。空心酒下二十丸。治丈夫腰膝积冷痛,或顽麻无力。

2.《普济方》:菟丝子一斗。酒浸良久,沥出曝干,又漫,令酒干为度,捣细罗为末。每服二钱,以温酒调下,日三。服后吃三五匙水饭压之,至三七日,更加至三钱服之。主治:腰膝风冷。益颜色,明目。

【著作论述摘录】

《雷公炮炙论》:“补人卫气,助人筋脉。”

《药性论》:“治男子女人虚冷,添精益髓,去腰疼膝冷,又主消渴热中。”

《名医别录》:“养肌强阴,坚筋骨,主茎中寒,精自出,溺有余沥,口苦燥渴,寒血为积。”

【主要化学成分】

本品主要含黄酮类、酚酸类、多糖类、木质素类,以及甾体类化合物,此外还有生物碱、蒽醌、香豆素类、皂苷类、鞣质、卵磷脂和脑磷脂等成分。

【治疗风湿病相关药理作用】

将菟丝子8%乙醇提取物应用于烧伤小鼠的治疗中分析其对小鼠免疫系统的影响,在研究中发现烧伤小鼠的血清溶血素水平和腹腔巨噬细胞的吞噬功能效果都得到了提高,并且脾淋巴细胞对Con A的增殖反应也得到了显著的改善,由此可见菟丝子是一种能够增强体液免疫及吞噬功能的免疫增强剂。

十一　蛇床子

【药用来源】

本品为伞形科植物蛇床的干燥成熟果实。夏、秋二季果实成熟时采收,除去杂质,晒干。我国大部分地区均有分布。主产于河北、山东、江苏、浙江等地。

【性状】

本品为双悬果,呈椭圆形,长2~4mm,直径约2mm。表面灰黄色或灰褐色,顶端有2枚向外弯曲的柱基,基部偶有细梗。分果的背面有薄而突起的纵棱5条,接合面平坦,有2条棕色略突起的纵棱线。果皮松脆,揉搓易脱落,种子细小,灰棕色,显油性。气香,味辛凉,有麻舌感。

【别名】

野茴香、野胡萝卜子、蛇米、蛇栗。

【性味】

辛、苦;温,有小毒。

【归经】

归肾经。

【功效】

温肾壮阳,燥湿,祛风,杀虫,止痒。

【临床应用】

1. 用于阴部湿痒,湿疹,疥癣。

本品辛苦温燥,有杀虫止痒、燥湿祛风作用。为皮肤及妇科病常用药,常与苦参、黄柏、白矾等配伍,且较多外用。

2. 用于寒湿带下,湿痹腰痛。

本品性温热可助阳散寒,辛苦又具燥湿祛风之功。治带下腰痛,尤宜于寒湿兼肾虚所致者,常与山药、杜仲、牛膝等同用。

3. 用于肾虚阳痿,宫冷不孕。

本品温肾壮阳之功亦佳。治肾虚、阳痿、精冷,常配伍当归、枸杞、淫羊藿、肉苁蓉等。

【用法与用量】

内服:水煎服,3～10g。外用:适量,多水煎服熏洗,或研末调敷。

【注意事项】

下焦有湿热,或肾阴不足,相火易动以及精关不固者忌服。

【常用配伍】

本品的作用为杀虫止痒,燥湿祛风,温肾壮阳。配伍苦参、黄柏、白矾治阴部瘙痒;配伍山药、杜仲、牛膝治带下腰痛;配伍当归、枸杞、淫羊藿、肉苁蓉治阳痿无籽。

【治疗风湿病方剂】

1. 蛇床子散(《外科正宗》卷四):由蛇床子、大风子肉、松香、枯矾、黄丹、大黄、轻粉组成。主治:脓窠疮,生于手足或遍身,根硬作胀，痒痛非常。

2. 蛇床子汤（《医宗金鉴》卷六十九）：由威灵仙、蛇床子、当归尾、缩砂壳、土大黄、苦参、老葱头组成。功效：清热燥湿，祛风止痒。主治：肾囊风，干燥极痒，喜浴热汤，甚起疙瘩，形如赤粟，麻痒，搔破浸淫脂水，皮热痛如火燎。

3. 延寿固本丹（《奇方类编》）：由蛇床子五钱、菟丝子（酒洗）一两、益智仁一两、肉苁蓉（酒洗，去壳）一两、五味子五钱、莲蕊三钱、远志五钱、木香一两、沉香一两组成。上药为末，炼蜜为丸，如梧桐子大。每服三钱，空心盐汤送下。功效：补肾益精，延寿固本。

【著作论述摘录】

《药性论》："治男子、女人虚，湿痹，毒风，顽痛，去男子腰疼。浴男子阴，去风冷，大益阳事。主大风身痒，水煎服浴之瘥。疗齿痛及小儿惊痫。"

《神农本草经》："主妇人阴中肿痛，男子阴痿、湿痒，除痹气，利关节，癫痫，恶创。"

【主要化学成分】

本品主要含香豆素、挥发油、色原酮类、三萜等化合物，主要活性成分是以蛇床子素为主的香豆素类化合物。

【治疗风湿病相关药理作用】

蛇床子素可下调 NF-κB、IL-1β 和 TNF-α，从而减轻炎症反应，以及抑制 TGF-β1/Smad2 信号通路，从而抑制球囊诱导的大鼠颈动脉损伤中的新内膜增生。蛇床子素能显著抑制血管紧张素Ⅱ诱导的大鼠主动脉内皮细胞中 p65 的易位和 NF-κB 的活性，从而减轻炎症细胞因子如 TNF-α、IL-1β、IL-6、MCP-1 和黏附分子的表达；蛇床子素可抑制 NF-κB 和缺氧诱导因子-2α（HIF-2α），下调炎症相关蛋白 COX-2、HIF-2α 及其相关下游信号蛋白的表达水平，降低 Runx-2、MMP-13、ADAMTS-5 的 mRNA 水平，从而在单碘乙酸盐（MIA）诱导的骨关节炎鼠模型中起到抗炎镇痛、保护关节软骨的作用。蛇床子素可以阻止 ASIC3 敏感酸诱导的 DRG 神经元去极化，显著缓解其痛觉过敏，并且其抑制作用在与非特异性

ASIC3 拮抗剂阿米洛利联合使用时增强。蛇床子素被认为是减轻神经病理性疼痛的潜在药物，可下调大鼠脊髓背角中的趋化因子 CXCL1 及其受体 CXCR2 的表达，能有效缓解髓核致炎大鼠的神经根炎性疼痛，抑制星形胶质细胞活化，以浓度依赖的方式靶向抑制 CCI 小鼠的 JNK 磷酸化，减弱了星形胶质细胞中 P2Y1R 蛋白的过表达，降低 p-ERK、p-CREB 和 c-Fos 和小鼠脊髓 pGluA1 和 pGluN2B 的表达，降低了 CCI 小鼠诱发的电位频率和波幅，从而减轻小鼠神经病理性疼痛。

蛇床子素可阻断组胺对细胞的刺激，下调 HRH-1，降低 IL-1β、IL-1RI 水平，减少 COX-2 和 EP2 基因的表达。蛇床子素能调节大鼠 Th1 细胞/Th2 细胞的比例，具有免疫增强作用。还可显著改善完全弗氏佐剂诱导的佐剂型关节炎大鼠模型的足肿胀程度，改善胶原纤维增生和关节症状，降低血清中 IL-10 和 TNF-α 炎症因子水平，提高 $CD4^+/CD8^+$ 比值。

十二　鹿　茸

【药用来源】

本品为鹿科动物梅花鹿或马鹿的雄鹿未骨化密生茸毛的幼角。前者习称“花鹿茸”，后者习称“马鹿茸”。夏、秋二季锯取鹿茸，经加工后，阴干或烘干。

【性状】

本品呈圆柱状分枝，具一个分枝者习称“二杠”，主枝习称“大挺”，长 17～20cm，锯口直径 4～5cm，离锯口约 1cm 处分出侧枝，习称“门庄”，长 9～15cm，直径较大挺略细。外皮红棕色或棕色，多光润，表面密生红黄色或棕黄色细茸毛，上端较密，下端较疏；分岔间具 1 条灰黑色筋脉，皮茸紧贴。锯口黄白色，外围无骨质，中部密布细孔。体轻。气微腥，味微咸。具两个分枝者，习称“三岔”，大挺长 23～33cm，直径较二杠细，略呈弓形，微扁，枝端略尖，下部多有纵棱筋及突起疙瘩；皮红黄色，茸毛较稀而粗。

【别名】

斑龙珠。

【性味】

甘、咸;温。

【归经】

归肝、肾经。

【功效】

壮肾阳,补精髓,强筋骨,调冲任,托疮毒。

【临床应用】

1. 用于肾阳不足、阳痿、肢冷、腰瘦、小便清长、精衰、血少、消瘦乏力及小儿发育不良、骨软行迟等症。

2. 用于冲任虚损、带脉不固、崩漏带下等症。

【用法与用量】

内服:研粉冲服,1～2g;或入丸剂,亦可浸酒服。服用本品宜从小量开始,不宜骤然大量食用。

【注意事项】

凡阴虚阳亢者,血分有热,胃火盛或肺有痰热以及外感热病者均禁服。

【常用配伍】

鹿茸是一味补督脉的要药,又能助肾阳、补精髓、强筋骨,适用于肾阳不足、精衰血少及骨软行迟等症。本品可单味服用,也可配伍熟地、山萸肉、菟丝子、肉苁蓉、巴戟天等同用。用治崩漏带下属于虚寒症状者,可与阿胶、当归、熟地、山萸肉、淮山药、白芍、乌贼骨等配伍同用。

【治疗风湿病方剂】

1. 茸附汤(《世医得效方》):由鹿茸(酒蒸)、附子(炮)各一两组成。上细切,分作四副,水二盏,生姜十片,煎至八分,去渣,食前温服。主治:精血俱虚,营卫耗损,潮热自汗,怔忡惊悸,肢体倦乏,一切虚弱之症。

2.参茸片(《上海中成药》):人参、鹿茸治体虚怕冷,腰膝瘦软。

【著作论述摘录】

《本草纲目》:“生精补髓,养血益阳,强筋健骨,治一切虚损、耳聋、目暗、眩晕、虚痢。”

《日华子本草》:“补虚羸,壮筋骨,破瘀血,安胎下气,酥炙入用。”

《名医别录》:“疗虚劳洒洒如疟,羸瘦,四肢酸疼,腰脊痛,小便利,泄精,溺血,破留血在腹,散石淋,痈肿,骨中热,疽痒。”

【主要化学成分】

鹿茸中含有磷脂、糖脂、胶脂、激素、脂肪酸、氨基酸、蛋白质及钙、磷、镁、钠等成分,其中氨基酸成分占总成分的一半以上。

【治疗风湿病相关药理作用】

鹿茸提取物均能显著降低脂多糖刺激 RAW264.7 细胞产生的促炎细胞因子、TNF-α 和 IL-6,能显著刺激脾细胞的增殖,增强淋巴细胞杀伤活性和 $CD4^+/CD8^+$ 细胞亚群,影响 Th1 和 Th2 相关细胞因子的表达;还可以显著提高小鼠单核巨噬细胞的吞噬能力,促进小鼠 T、B 淋巴细胞增殖,增强小鼠免疫功能;抑制多种急慢性炎症发生;能够抑制胶原蛋白诱导的大鼠关节炎的恶化,减少骨吸收,增强其免疫功能。

十三　淫羊藿

【药用来源】

本品为小檗科植物淫羊藿、箭叶淫羊藿、柔毛淫羊藿或朝鲜淫羊藿的干燥叶。夏、秋季茎叶茂盛时采割,除去粗梗及杂质,晒干或阴干。主产于陕西、辽宁、山西、湖北、四川、广西等地。

【性状】

本品茎细圆柱形,长约 20cm,表面黄绿色或淡黄色,具光泽。茎生叶对生,二回三出复叶;小叶片卵圆形,长 3～8cm,宽 2～6cm;先端微尖,顶生小叶基部心形,两侧小叶较小,偏心形,外侧较大,呈耳状,边缘具黄色刺毛状细锯齿;上表面黄绿色,下表面灰绿色,主脉7～9条，基部有稀疏细长毛，细脉两面突起，网脉明显；小叶柄长1～5cm。叶片近革质。气微，味微苦。

【别名】

三枝九叶草、仙灵脾、牛角花、三叉风、羊角风、三角莲。

【性味】

辛、甘；温。

【归经】

归肝、肾经。

【功效】

补肾阳，强筋骨，祛风湿。

【临床应用】

1. 用于肾虚阳痿、遗精早泄、腰膝痿软、肢冷畏寒等症。

2. 用于寒湿痹痛或四肢拘挛麻木等症。

【用法与用量】

内服：水煎服，6～10g。

【注意事项】

阴虚而相火易动者忌服。

【常用配伍】

本品治阳痿遗泄，可配仙茅、山萸肉、肉苁蓉等品；治腰膝痿软，可配杜仲、巴戟天、狗脊等品。用于风湿痹痛偏于寒湿者，以及四肢麻木不仁或筋骨拘挛等症，可与威灵仙、巴戟天、肉桂、当归、川芎等配伍同用。

【治疗风湿病方剂】

补肾祛寒治尪汤（《焦树德经验方》）：由补骨脂9～12克、熟地12～24克、川断12～18克、淫羊藿9～12克、制附片6～12克、骨碎补10～20克、桂枝9～15克、赤白芍各9～12克、知母9～15克、羌独活各10～12克、防风10克、麻黄3～6克、苍术6～10克、威灵仙12～15克、伸筋草30克、牛膝9～15克、松节15克、炙山甲6～9克、地鳖虫6～10克、炙虎骨（另煎兑入）9～12克[虎骨禁用，可用透骨草 20 克、寻骨风 15 克、自然铜(醋淬,先煎)6～9 克以代虎骨]组成。功效:补肾祛寒,化湿疏风,活瘀通络,强筋壮骨。主治:尪痹肾虚寒盛证。

【著作论述摘录】

《医学入门》:“补肾虚,助阳。治偏风手足不遂,四肢皮肤不仁。”

《大明本草》:“一切冷风劳气,筋骨挛急,四肢不仁,补腰膝。”

《本草备要》:“补命门,益精气,坚筋骨,利小便。”

【主要化学成分】

本品主要含黄酮类化合物、半乳糖、甘露糖、阿拉伯糖、木糖、半乳糖醛酸和鼠李糖、柏木苷、环橄榄树脂素、南烛木树脂酚、环橄榄树脂素等,另外还有木兰碱、生物碱,以及微量甾醇、色原酮、鞣质、倍半萜、蒽醌等成分。

【治疗风湿病相关药理作用】

淫羊藿苷提取物可以提高腹腔巨噬细胞吞噬指数和吞噬百分率,致使胸腺收缩,促进 IL-2 进行特异性结合,提升炎症因子水平,从而刺激 T 细胞增长来增强机体免疫力,促进骨髓干造血,从而产生初次和再次免疫,通过增加血液内红、白细胞的含量,提升血红蛋白与 T 淋巴细胞的比率,从而起到调节作用;利用环磷酰胺(CTX)造模成免疫抑制小鼠,发现 CTX 给药同时使用淫羊藿总黄酮,小鼠外周血指标会明显升高,表明淫羊藿总黄酮对免疫系统有显著保护作用。淫羊藿苷提取物通过抑制软骨细胞凋亡、细胞外基质降解和促进软骨细胞、间充质干细胞成软骨分化迁移等作用机制修复骨关节炎软骨组织。

十四　续　断

【药用来源】

本品为川续断科植物川续断的干燥根。秋季采挖,除去根头及须根,用微火烘至半干,堆置“发汗”至内部变绿色时,再烘干。主产于湖北、四川、湖南、贵州等地。

【性状】

本品呈圆柱形，略扁，有的微弯曲，长5～15cm，直径0.5～2cm。表面灰褐色或黄褐色，有稍扭曲或明显扭曲的纵皱及沟纹，可见横裂的皮孔及少数须根痕。质软，久置后变硬，易折断，断面不平坦，皮部墨绿色或棕色，外缘褐色或淡褐色，木部黄褐色，导管束呈放射状排列。气微香，味苦、微甜而后涩。

【别名】

川续断、和尚头、山萝卜。

【性味】

苦、辛；微温。

【归经】

归肝、肾经。

【功效】

补肝肾，强筋骨，续折伤，止崩漏。

【临床应用】

1.用于肝肾不足、腰膝瘦痛、脚软乏力等症。

2.用于筋骨折伤等症。

3.用于妇女经水过多、妊娠胎动漏血等症。

【用法与用量】

内服：水煎服，9～15g。

【注意事项】

初痢勿用，怒气郁者禁用。

【常用配伍】

续断补肝肾、强筋骨的功效，与杜仲相近，故在临床上用于肝肾不足、腰膝酸痛、乏力等症时，两药往往同用。本品能通利血脉，有接骨疗伤作用，为伤科要药，常配伍地鳖虫、自然铜等同用。治崩漏，常与杜仲、阿胶、当归、地黄、艾叶炭等药配伍同用。

【治疗风湿病方剂】

1.续断丸(《扶寿精方》):由续断二两,破故纸、牛膝、木瓜、萆薢、杜仲各一两组成。上为细末,炼蜜为丸桐子大。空心无灰酒下五六十丸。主治:腰痛并脚酸腿软。

2.续断丸(《奇效良方》):由当归(炒)、川续断各一两,川芎七钱五分,天麻、防风、附子各一两,乳香、没药各五钱为末组成。功效:祛风除湿,活血通络。主治:风湿流注,四肢浮肿,肌肉麻痹。

【著作论述摘录】

《神农本草经》:“主伤寒,补不足,金疮痈伤,折跌,续筋骨,妇人乳难。”

《名医别录》:“主崩中漏血,金疮血内漏,止痛,生肌肉,腕伤,恶血,腰痛,关节缓急。”

《滇南本草》:“补肝,强筋骨,走经络,止经中(筋骨)酸痛,安胎,治妇人白带,生新血,破瘀血,落死胎,止咳嗽咳血,治赤白便浊。”

【主要化学成分】

川续断根含生物碱、挥发油。

【治疗风湿病相关药理作用】

川续断皂苷Ⅵ可促使骨髓间充质干细胞(BMSCs)向成骨方向分化。通过干预体外大鼠股骨 BMSCs 的 JNK 通路并观察成骨细胞增殖与分化程度、骨钙量以及 ALP 活性,发现 JNK 通路可能是川续断皂苷Ⅵ促进 BMSCs 向成骨细胞分化的分子机制之一;川续断总皂苷可促进 OPG mRNA 的表达,抑制 RANKL mRNA 的表达,从而促进 OPG 的分泌及 RANKL 的抑制,以达到促进成骨细胞分化的同时抑制破骨细胞分化,提升骨吸收速率而抑制骨形成速率。川续断皂苷Ⅵ能通过抑制 NK-B 中 p65 之核转位、AKT 通路、MAPK 中 JNK 与 P38 的磷酸化,从而活化通路下游的 c-Fos、NFATcl 以抑制 RANKL 诱导的破骨细胞生成及其骨吸收活性,能有效缓解小鼠胶原诱导性关节炎的骨破坏情况。

十五　蛤　蚧

【药用来源】

本品为壁虎科动物蛤蚧除去内脏的干燥体。全年均可捕捉，除去内脏，拭净，用竹片撑开，使全体扁平顺直，低温干燥。主产于广东、广西、云南、贵州等地。

【性状】

本品全体呈扇片状，头颈部和躯干部长9～18cm，头颈部约占1/3，背腹宽6～11cm，尾长6～12cm。体内、四肢有竹片和竹茶撑开。头略呈扁三角状，两眼多凹成窟窿；口内有细齿，生于颚的边缘，无大牙。头部吻端凸圆，背面吻鳞不切鼻孔，上鼻鳞2片、相间排列，上唇鳞12～14对，下唇鳞(包括颏鳞)21片。腹背部呈椭圆形，腹薄。背部灰黑或银灰色，有灰绿或紫褐色突起的疣状鳞片，类圆形，直径1～2mm，沿肋骨略成行排列；粒鳞较小，类圆形，少数卵圆形。腹部灰白色，散有粉红色斑点，腹鳞呈卵圆形或类圆形。脊椎骨呈棱状突起，两侧肋骨微突、位于体内。四足均具5趾，趾间仅具蹼迹，足趾底有吸盘，爪短，呈钩状。尾粗壮，渐细，末端钝圆，现骨节，有明显的银灰色环带。质坚韧。气腥，味微咸。以体大、尾全、不破碎者为佳。

【别名】

蛤蟹、仙蟾、大壁虎、蚧蛇、德多、握儿、石牙。

【性味】

咸；平。

【归经】

归肺、肾经。

【功效】

补肺益肾，纳气定喘，助阳益精。

【临床应用】

1.用于肺虚咳嗽，肾虚作喘，虚劳喘咳。本品兼入肺、肾二经，长于补肺气、助肾阳、定喘咳，为治疗多种虚证喘咳之佳品。

2.用于肾虚阳痿。本品质润不燥，补肾助阳兼能益精养血，有固本培元之功。

【用法与用量】

内服：水煎服，3～6g；或入丸、散剂或酒剂。

【注意事项】

外感风寒喘嗽忌服。

【常用配伍】

本品长于补肺益肾，尤能摄纳肾气，故对虚劳咳嗽，肾虚气喘，肺虚咳喘等症，可与人参、茯苓、贝母、甘草等配伍应用。

【治疗风湿病方剂】

人参蛤蚧散（《卫生宝鉴》）：由蛤蚧（全者，以河水浸五宿，逐日换水，浸洗净，去腥气，酥炙香熟）一对，甘草（炒紫）五两，杏仁（炒，去皮尖）五两，人参、茯苓、贝母、桑白皮、知母各二两组成。主治：病久体虚，咳嗽气喘，痰中带红，胸中烦热，或面目浮肿，脉象虚浮。

【著作论述摘录】

《本草纲目》："蛤蚧补肺气，定喘止渴，功同人参；益阴血，助精扶羸，功同羊肉。"

《本草纲目》："补肺气，益精血，定喘止嗽，疗肺痈消渴，助阳道。"

《本草再新》："温中益肾，固精助阳，通淋，行血。"

【主要化学成分】

蛤蚧含天门冬氨酸、苏氨酸、组氨酸、蛋氨酸、色氨酸等18种氨基酸，溶血磷脂酰胆碱、神经鞘磷脂、磷脂酰胆碱等磷脂类，多种脂肪酸，钡、磷、镁等多种无机元素和肌肽、胆碱、肉碱、鸟嘌呤、蛋白质、脂肪等。

【治疗风湿病相关药理作用】

蛤蚧可增加荷瘤动物Th1类细胞因子IFN-γ、IL-2的含量，减少Th2类细胞因子IL-4、IL-10的含量。IFN-γ/IL-4、IL-2/IL-4比值升高，说明蛤蚧可在一定程度上纠正荷瘤机体的Th1/Th2失衡，维持 Th1 的优势状态，促进 Th2/Th1 型偏移，具有免疫增强作用；蛤蚧肽可显著提升 S180 荷瘤小鼠的腹腔巨噬细胞杀瘤活性及 Hepal-6 荷瘤小鼠腹腔巨噬细胞吞噬功能，而且两种小鼠脾淋巴细胞增殖功能及 NK 细胞活性均显著提高；蛤蚧肽对环磷酰胺所致小鼠免疫功能低下具有明显的改善作用，可提升小鼠脾淋巴细胞的增殖功能，NK 细胞和腹腔巨噬细胞活性，具有提高免疫的作用。

第十章　化痰散结类

凡具有化痰消痰、软坚散结作用,用于治疗风湿痹病的药物,都属于化痰散结类。本类药物味多辛苦,性温燥或寒凉,主归肺、脾、肝经或心经。主要适用于各种痰证:痰阻于肺之咳喘痰多,痰蒙心窍之昏厥、癫痫,痰蒙清阳之眩晕,痰扰心神之睡眠不安,肝风夹痰之中风、惊厥,痰阻经络之肢体麻木、半身不遂等,痰火互结之瘰疬、瘿瘤,痰凝肌肉、流注骨节之阴疽流注等。

此类药物多辛温性燥,故凡有痰中带血等出血倾向者,慎用。

常用药物有瓦楞子、白蔹、玄参、半夏、芥子、牡蛎、昆布、泽漆、枳实、前胡、夏枯草、射干、浙贝母、海藻、浮海石、黄药子、漏芦、鳖甲等。

一　瓦楞子

【药用来源】

本品为蚶科动物毛蚶、泥蚶或魁蚶的贝壳。秋、冬至次年春捕捞,洗净,置沸水中略煮,去肉,干燥。主产于浙江、江苏、山东、广东、辽宁等地。

【性状】

1. 毛蚶:略呈三角形或扇形,长 4～5cm,高 3～4cm。壳外面隆起,有棕褐色绒毛或已脱落;壳顶突出,向内卷曲;自壳顶至腹面有延伸的放射肋 30～34 条。壳内面平滑,白色,壳缘有与壳外面直楞相对应的凹陷,铰合部具小齿 1 列。质坚。气微,味淡。

2. 泥蚶:长 2.5～4cm,高 2～3cm。壳外面无棕褐色绒毛,放射肋 18～21 条,肋上有颗粒状突起。

3.魁蚶:长7～9cm,高6～8cm。壳外面放射肋42～48条。

【别名】

蚶壳、瓦垄子、蚶子壳、毛蛤、瓦垅。

【性味】

咸;平。

【归经】

归肝、胃、肝经。

【功效】

消痰化瘀,软坚散结,制酸止痛。

【临床应用】

1.用于瘰疬,瘿瘤。

瓦楞子咸能软坚,消痰散结,常与海藻、昆布等配伍。

2.用于症瘕痞块。

瓦楞子既能消痰,又能化瘀,有化瘀散结之功,适用于气滞血瘀及痰积所致的症瘕痞块,常与三棱、莪术、鳖甲同用。

3.瓦楞子煅能制酸止痛,常用于肝胃不和、胃痛吐酸者,可单用,也可配甘草同用。

【用法与用量】

内服:水煎服,9～15g,宜打碎先煎;研末,每次1～3g;或入丸、散服。外用:适量,煅后研末调敷。

【常用配伍】

瓦楞子咸能软坚,具有消痰化瘀、软坚散结、制酸止痛的功效,常配伍海藻软坚化痰散结;配三棱行气活血消症。

【治疗风湿病方剂】

瓦垄子丸(《万氏家抄方》):瓦垄子烧,以醋淬三度,埋令坏,醋膏丸。主治:一切气血症瘕,次能消痰。

【著作论述摘录】

《医林集要》:“去一切痰积,血积,气块,破症瘕,攻瘰疬。”

《日华子本草》:“烧过醋淬,醋丸服,治一切血气,冷气,症癖。”

《日用本草》:“消痰之功最大,凡痰隔病用之。”

《丹溪心法》:“能消血块,次消痰。”

【主要化学成分】

本品主要成分为大量的碳酸钙、少量磷酸钙,总钙达93%以上(按碳酸钙计算);也含硅酸盐和无机元素铝、氯、铬、铜、铁、钾、锰、钠、镍、磷、硫、硅、锶、锌;并且毛蚶外壳对核素锰有特异的富集能力。

【治疗风湿病相关药理作用】

瓦楞子等贝壳的基质蛋白可通过促进或抑制方解石和文石的结晶化以及调节其结构形态,参与贝类的生物矿化过程。有报道显示,为应对微生物侵袭,贝壳中多种蛋白成分过量表达,发挥抗菌和免疫调节作用。其在维持贝类自身防御、体液平衡方面发挥了重要作用。从瓦楞子基源动物毛蚶的贝壳中分离得到2个活性肽AWLNH和PHDL,其能刺激成骨细胞分化,缓解骨质疏松。

二　白　蔹

【药用来源】

本品为葡萄科植物白蔹的干燥块根。春、秋采挖,除去茎及细须根,洗净,多纵切成两瓣、四瓣或斜片后晒干。生长于荒山的灌木丛中。主产于河南、湖北、安徽、江西。此外,江苏、浙江、四川、广西等地亦产。

【性状】

本品纵瓣呈长圆形或近纺锤形,长4～10cm,直径1～2cm;切面周边常向内卷曲,中部有1突起的棱线;外皮红棕色或红褐色,有纵皱纹、细横纹及横长皮孔,易层层脱落,脱落处呈淡红棕色。斜片呈卵圆形,长2.5～5cm,宽2～3cm,切面类白色或浅红棕色,可见放射状纹理,周边较厚,微翘起或略弯曲。体轻,质硬脆,易折断,折断时有粉尘飞出。气微,味甘。

【别名】

山地瓜、野红薯、山葡萄秧、白根、五爪藤。

【性味】

苦、辛；微寒。

【归经】

入心、胃经。

【功效】

清热解毒，消痈散结，敛疮生肌。

【临床应用】

1.用于疮痈肿毒，瘰疬痰核。

白蔹苦寒清泄，辛散消肿，故有清热解毒、消痈散结、敛疮生肌、消肿止痛之效。用治热毒壅聚，痈疮初起，红肿硬痛者，可配伍金银花、连翘、蒲公英等；若疮痈脓成不溃者，可配伍苦参、天南星、皂角刺等；若疮疡溃后不敛，可配伍白及、络石藤等；用治痰火郁结，痰核瘰疬，常与玄参、赤芍、大黄同用。

2.用于水火烫伤，手足皲裂。

白蔹苦寒，既能清解火热毒邪，又具敛疮生肌止痛之功。治水火烫伤，可配伍地榆研末外用；治手足皲裂，可配伍白及、大黄、冰片。

此外，白蔹尚具有清热凉血、收敛止血作用，常与生地阿胶同用，治疗血热之咯血、吐血；单用外敷还可用于扭挫伤。

【用法与用量】

内服：水煎服，5～10g。外用：适量，研末撒或调涂。外用：适量，水煎服洗或研成极细粉敷患处。

【注意事项】

脾胃虚寒及无实火者忌服。不宜与川乌、草乌、制草乌、附子同用。

【常用配伍】

白蔹苦寒清泄，辛散消肿，故有清热解毒、消痈散结、敛疮生肌、消肿止痛之效。常配伍金银花清热解毒、消肿散结;配伍苦参清热排脓;配伍白及清热敛疮生肌;配伍玄参清肝降火、消痈散结。

【治疗风湿病方剂】

白蔹散(《太平圣惠方》):由白蔹一两、川大黄一两、赤石脂一两、赤芍药一两、莽草一两、黄芩一两、黄连(去须)一两、吴茱萸一两组成。上为末。以鸡子清和如泥,涂布上,贴于肿处,干即易之。主治:恶核焮肿不消,瘰疬结核,根源深固,肿硬疼痛。

【著作论述摘录】

《日华子本草》:"止惊邪,发背,瘰疬,肠风,痔漏,刀箭疮,扑损,温热疟疾,血痢,烫火疮,生肌止痛。"

《神农本草经》:"主痈肿疽疮,散结气,止痛。除热,目中赤,小儿惊痫,温疟,女子阴中肿痛。"

《药性论》:"治面上疱疮。"

【主要化学成分】

本品主要成分为多酚类、蒽醌类、黄酮类、甾醇类、有机酸类、三萜类、挥发油类和木脂素类等。

【治疗风湿病相关药理作用】

白蔹多糖 AJP-4 和 AJP-7 可以使免疫低下小鼠模型体内免疫活性明显增强,且不同量级的白蔹多糖活性不同。白蔹醇提物对小鼠灌胃给药,对小鼠 T 淋巴细胞和巨噬细胞免疫功能均有显著增强作用,且量效呈正相关,这表明白蔹抗菌作用与免疫活性相关。白蔹煎剂本身无镇痛作用,但能明显增强黑附片及制川乌的镇痛作用,可配伍应用于风湿免疫性疾病。

三 玄 参

【药用来源】

本品为玄参科植物玄参的干燥根。立冬前后采挖,除去茎、叶、须根,刷净泥沙,曝晒 5~6 天,并经常翻动,每晚须加盖稻草防冻(受冻则空心),晒至半干时,堆积 2~3 天,使内部变黑,再行日晒，并反复堆、晒，直至完全干燥。阴雨天可采取烘干法。主产于浙江、四川、湖北等地。此外，贵州、湖南、江西等地亦产。

【性状】

本品呈类圆柱形，中间略粗或上粗下细，有的微弯曲，长6～20cm，直径1～3cm。表面灰黄色或灰褐色，有不规则的纵沟、横向皮孔及稀疏的横裂纹和须根痕。质坚实，不易折断，断面黑色，微有光泽。气特异似焦糖，味甘、微苦。

【别名】

元参、乌元参、黑参。

【性味】

甘、苦、咸；微寒。

【归经】

入肺、胃、肾经。

【功效】

清热凉血，滋阴降火，解毒散结。

【临床应用】

1.用于温邪入营，内陷心包，温毒发斑。

玄参咸寒入血分而能清热凉血。治热入营分，身热夜甚、心烦口渴、舌绛脉数者，常配生地黄、丹参、连翘等；若治温病邪陷心包，神昏谵语，可配伍麦冬、竹叶卷心、连翘心等；若治温热病，气血两燔，发斑发疹，可配伍石膏、知母等。

2.用于热病伤阴，津伤便秘，骨蒸劳嗽。

玄参甘寒质润，功能清热生津、滋阴润燥。治热病伤阴，津伤便秘，常配伍生地黄、麦冬等；治肺肾阴虚，骨蒸劳嗽，可配伍百合、生地黄、贝母等。

3.用于目赤咽痛，瘰疬，白喉，痈肿疮毒。

玄参性味苦咸寒，既能清热凉血，又能泻火解毒。用治肝经热甚，目赤肿痛，可配伍栀子、大黄、羚羊角等；若治瘟毒热盛，咽喉肿痛、白喉，可配伍黄芩、连翘、板蓝根等同用；若治痰火郁结之瘰疬，配伍浙贝母、牡蛎等;若治痈肿疮毒,可配金银花、连翘、蒲公英等;治脱疽,可配伍金银花、当归、甘草等。

【用法与用量】

内服:水煎服,9～15g;或入丸、散服。外用:适量,捣敷或研末调敷。

【注意事项】

脾胃有湿及脾虚便溏者忌服。反藜芦。

【常用配伍】

玄参性味甘、苦、咸,微寒,具有清热凉血、泻火解毒、滋阴的功效。常配伍生地清热生津、滋阴润燥;配伍栀子清热凉血、泻火解毒;配伍浙贝母泻火解毒、软坚散结。

【治疗风湿病方剂】

玄参升麻汤(《类证活人书》):由玄参、升麻、甘草(炙)各半两组成。上锉如麻豆大,每服抄五钱匕,以水一盏半,煎至七分,去滓服。治伤寒发汗吐下后毒气不散,表虚里实,热发于外,故身斑如锦文,甚则烦躁谵语;兼治喉闭肿痛。

【著作论述摘录】

《名医别录》:"生暴中风,伤寒身热,支满狂邪,忽忽不知人,温疟洒洒,血瘕下寒血,除胸中气,下水,止烦渴,散颈下核、痈肿、心腹痛、坚症,定五藏。"

【主要化学成分】

本品主要成分为环烯醚萜类、苯丙素苷类、苯乙醇苷类、植物甾醇、有机酸类、糖类、生物碱等。

【治疗风湿病相关药理作用】

玄参具有镇痛作用,研究表明大极性环烯醚萜、小极性环烯醚萜和苯丙素苷类是镇痛的核心组成成分,对于热板法、醋酸扭体引起的疼痛都具有镇痛作用,玄参哈巴俄苷能有效发挥免疫增强活性。

四 半 夏

【药用来源】

本品为天南星科植物半夏的干燥块茎。夏、秋二季茎叶茂盛时采挖,除去外皮和须根,晒干。主产于南方各省,东北、华北以及长江流域均有分布。

【性状】

本品呈类球形或破碎成不规则颗粒状。表面淡黄白色、黄色或棕黄色。质较松脆或硬脆,断面黄色或淡黄色,颗粒者质稍硬脆。气微,味辛辣,麻舌而刺喉。

【别名】

三叶半夏、三步跳、麻玉果、燕子尾、法半夏、姜半夏、半夏曲。

【性味】

辛;温,有毒。

【归经】

入脾、胃、肺经。

【功效】

燥湿化痰,降逆止呕,消痞散结。

【临床应用】

1.用于湿痰、寒痰证。

半夏性温而燥,用治痰湿壅滞之咳嗽声重,痰白质稀者,常与茯苓、陈皮同用,以燥湿化痰,温化寒痰。

2.用于呕吐。

半夏味苦降逆和胃,临床多用于治疗痰饮或胃寒所致的胃气上逆呕吐,常与生姜同用。治胃热呕吐,多与黄连同用;治阴虚呕吐,常配伍石斛、麦冬;配伍人参、白蜜,治胃气虚呕吐。

3.用于心下痞,结胸,梅核气。

半夏辛开散结,化痰消痞。治痰热阻滞致心下痞满者,常配伍干姜、黄连、黄芩；治痰热结胸，常配伍瓜蒌、黄连；治梅核气，气郁痰凝者，配伍紫苏、厚朴、茯苓等。

4. 外治痈肿痰核。

【用法与用量】

内服：水煎服，3～9g，一般宜炮制过用。外用：适量，磨汁涂，或研末以酒、醋调敷患处。

【注意事项】

本品性温燥，阴虚燥咳、血证、热痰、燥痰应慎用。不宜与川乌、制川乌、草乌、制草乌、附子同用。

生半夏对口腔、喉头和消化黏膜有强烈的刺激性，可引起失音、呕吐、水泻等副作用，严重的喉头水肿可致呼吸困难，甚至窒息。但这种刺激作用可通过煎煮而除去。少许病例会出现肝功能异常血尿。

【常用配伍】

半夏具有燥湿化痰，降逆止呕，生用消肿疖的功效。配伍陈皮则燥湿化痰，配伍秫米则化痰和胃，配伍黄连可治畏寒呕吐。

【治疗风湿病方剂】

二陈汤(《太平惠民和剂局方》)：由半夏(汤洗七次)、橘红各五两，白茯苓三两，甘草(炙)一两半组成。功效：燥湿化痰，理气和中。主治：湿痰证。症见：咳嗽痰多易咯，胸膈满闷，恶心呕吐，肢体困倦，头眩心悸，舌苔白腻，脉沉滑。

【著作论述摘录】

《医学启源》："治太阴痰厥头痛，非此不能除。"

《药性论》："消痰涎，开胃健脾，止呕吐，去胸中痰满，下肺气，主咳结。新生者摩涂痈肿不消，能除瘤瘿。气虚而有痰气，加而用之。"

【主要化学成分】

半夏的化学成分包括生物碱类、有机酸类、挥发油类、黄酮类、甾体类和糖类等多种成分；淀粉含量丰富，含量可达75.74%。半夏生物碱类化合物被认为是其主要的有效成分之一。

【治疗风湿病相关药理作用】

半夏生物碱对于二甲苯所致的小鼠耳郭肿胀、腹腔注射醋酸所致的小鼠毛细血管通透性增加以及大鼠棉肉芽肿的形成均有明显的抑制作用，其可能与抑制炎症因子 PGE2 的产生和释放有关。另外，半夏多糖的体外抗氧化实验显示，其对氧自由基和 DPPH 均有清除作用。

五 芥 子

【药用来源】

本品为十字花科植物白芥或芥的干燥成熟种子。前者习称“白芥子”，后者习称“黄芥子”。夏末秋初果实成熟时采割植株，晒干，打下种子，除去杂质。全国各地皆产，以河南、安徽产量最大。

【性状】

1. 白芥子：呈球形，直径 1.5～2.5mm。表面灰白色至淡黄色，具细微的网纹，有明显的点状种脐。种皮薄而脆，破开后内有白色折叠的子叶，有油性。气微，味辛辣。

2. 黄芥子：较小，直径 1～2mm。表面黄色至棕黄色，少数呈暗红棕色。研碎后加水浸湿，则散发辛烈的特异臭气。

【别名】

白芥子、黄芥子、芥菜子、青菜子。

【性味】

辛；温。

【归经】

入肺经。

【功效】

温肺豁痰利气，散结通络止痛。

【临床应用】

1. 用于寒痰喘咳，悬饮。

白芥子辛温，能散肺寒，利气机，通经络，化寒痰，逐水饮。治寒痰壅肺，咳喘胸闷，痰多难咯，配伍紫苏子、莱菔子；若悬饮咳喘胸满胁痛者，可配伍甘遂、大戟等以豁痰逐饮。若冷哮日久，可配伍细辛、甘遂、麝香等研末，于夏令外敷肺俞、膏肓等穴。

2.用于阴疽流注，肢体麻木，关节肿痛。

白芥子温通经络，善散"皮里膜外"之痰，又能消肿散结止痛。治痰湿流注所致的阴疽肿毒，常配伍鹿角胶、肉桂、熟地等药，以温阳化滞，消痰散结；若治痰湿阻滞经络之肢体麻木或关节肿痛，可配伍马钱子、没药等。

【用法与用量】

内服：水煎服，3～9g；或入丸、散服。外用：适量，研末调敷；或整粒敷穴位。

【注意事项】

本品辛温走散，耗气伤阴，久咳阴虚或阴虚火旺者忌用；消化道溃疡、出血者及皮肤过敏者忌用。用量不宜过大。

【常用配伍】

白芥子具有化痰逐饮、消结散肿的功效。常配伍莱菔子祛痰止咳，降气平喘，利气消食；配伍没药痰瘀同治，祛痰化瘀，通经活络，疗痹止痛；配伍伸筋草祛痰通络开痹，活络消肿止痛；配伍川芎化痰祛瘀，抵首定痛。

【治疗风湿病方剂】

1.白芥子散（《妇人良方》）：由白芥子、木鳖子（麸炒）各三两，没药（另研）、桂心、木香各半两组成，上为末。每服一钱，温酒下。主治：臂痛牵引胛，或辍或作，由荣卫循行失度，痰滞经络，或似瘫痪。

2.芥子膏（《圣济总录》）：由白芥子、芸薹子、蓖麻子、木鳖子（去壳）、白胶香各一两，胡桃（去壳）五枚组成。上六味，一处捣三千杵，成膏。每用皂子大，摩疼处。主治：风湿脚气，肿疼无力。

【著作论述摘录】

《本草纲目》："温中散寒，豁痰利窍。治胃寒吐食，肺寒咳嗽，风冷气痛，口噤唇紧。消散痈肿、瘀血。"

《日华子本草》："治风毒肿及麻痹，醋研敷之；扑损瘀血，腰痛肾冷，和生姜研微暖涂贴；心痛，酒醋服之。"

【主要化学成分】

白芥子的化学成分为白芥子苷、芥子碱、芥子酸等。白芥子苷经芥子酶水解，产生异硫氰酸对羟基苄酯、酸性硫酸芥子碱及葡萄糖。

【治疗风湿病相关药理作用】

白芥子具有抗炎镇痛作用，其醇提物能明显抑制小鼠耳肿胀，对小鼠毛细血管通透性增加有非常显著的抑制作用；并能显著延长小鼠痛反应时间，减少扭体次数。说明白芥子具有较强的抗炎镇痛作用。

六 牡 蛎

【药用来源】

本品为蛎科动物近江牡蛎、长牡蛎或大连湾牡蛎等的贝壳。全年可采集。取得后，去肉、取壳，洗净、晒干。生牡蛎：洗净、晒干，碾碎用。煅牡蛎：将洗净的牡蛎，置无烟炉火上煅至灰白色，取出放凉，碾碎。主产于江苏、福建、广东、浙江、河北、辽宁、山东等地区的沿海一带。

【性状】

1. 长牡蛎：呈长片状，背腹缘几平行，长10～50cm，高4～15cm。右壳较小，鳞片坚厚，层状或层纹状排列。壳外面平坦或具数个凹陷，淡紫色、灰白色或黄褐色；内面瓷白色，壳顶二侧无小齿。左壳凹陷深，鳞片较右壳粗大，壳顶附着面小。质硬，断面层状，洁白。气微，味微咸。

2. 大连湾牡蛎：呈类三角形，背腹缘呈八字形。右壳外面淡黄色，具疏松的同心鳞片，鳞片起伏呈波浪状，内面白色。左壳同心鳞片坚厚，自壳顶部放射肋数个，明显，内面凹下呈盒状，铰合面小。

3. 近江牡蛎：呈圆形、卵圆形或三角形等。右壳外面稍不平，有灰、紫、棕、黄等色，环生同心鳞片，幼体者鳞片薄而脆，多年生长后鳞片层层相叠，内面白色，边缘有的淡紫色。

【别名】

蛎蛤、牡蛤、蚝壳、海蛎子壳、海蛎子皮。

【性味】

咸；微寒。

【归经】

入肝、胆、肾经。

【功效】

平肝潜阳，重镇安神，软坚散结，收敛固涩。

【临床应用】

1.用于心神不安，惊悸失眠。

牡蛎能重镇，有安神之功效，用治心神不安，惊悸怔忡，失眠多梦等症，常与龙骨相须为用。亦可配伍朱砂、琥珀、酸枣仁等。

2.用于肝阳上亢，头晕目眩。

牡蛎咸寒质重，入肝经，有平肝潜阳、益阴之功。用治水不涵木，阴虚阳亢，头目眩晕，烦躁不安，耳鸣者，常与龙骨、龟甲、白芍等同用；治热病日久，灼烁真阴，虚风内动，四肢抽搐之症，常与生地、龟甲、鳖甲等同用。

3.用于痰核，瘰疬，瘿瘤，症瘕积聚。

牡蛎味咸，软坚散结。用治痰火郁结之痰核、瘰疬、瘿瘤等，常与浙贝母、玄参等配伍；用治气滞血瘀症瘕积聚，常与鳖甲、丹参、莪术等同用。

4.用于滑脱诸证。

牡蛎煅后有与煅龙骨相似的收敛固涩作用。用治自汗、盗汗，常与麻黄根、浮小麦同用；治肾虚遗精、滑精，常与沙苑子、龙骨、芡实等配伍；治尿频、遗尿，可与桑螵蛸、金樱子、益智仁、龙骨等同用；治疗崩漏、带下证，又常与海螵蛸、山茱萸、山药、龙骨等配伍。

此外，煅牡蛎还有制酸止痛作用，可治胃痛反酸，常与海螵蛸、浙贝母同用。

【用法与用量】

内服：水煎服，9～30g，宜先煎；或入丸、散服。外用：适量，研末干撒或调敷。

【注意事项】

本品多服久服，易导致便秘和消化不良。

【常用配伍】

牡蛎咸寒，质重，具有平肝潜阳、重镇安神、软坚散结、收敛固涩的功效。常配伍龙骨重镇安神，平肝潜阳；配伍生地养阴、息风止痉；配伍浙贝母化痰软坚散结；配伍丹参行气活血消症；配伍麻黄根收敛止汗；配伍沙苑子涩精止遗。

【治疗风湿病方剂】

牡蛎散(《太平惠民和剂局方》)：由黄芪(去苗土)一两、煅牡蛎(米泔浸，再刷去土后火烧通赤)一两、麻黄根(洗)一两组成。共为粗末，每服三钱，水一盏半，小麦百余粒，同煎至八分，去滓热服，日二，不拘时候。功效：敛阴止汗、益气固表。主治：诸虚不足，新病暴虚，津液不固，体常自汗，夜卧即甚，久而不止，羸瘠枯瘦，心忪惊惕，短气烦倦。

【著作论述摘录】

《神农本草经》："久服强骨节。"

《本草纲目》："化痰软坚，清热除湿，止心脾气痛，痢下，赤白浊，消疝瘕积块，瘿疾结核。"

《名医别录》："除留热在关节荣卫，虚热去来不定，烦满；止汗，心痛气结，止渴，除老血。涩大小肠，止大小便，疗泄精，喉痹，咳嗽，心胁下痞热。"

《药性论》："主治女子崩中。止盗汗，除风热，止痛。"

【主要化学成分】

本品主要成分为80%～95%的碳酸钙、磷酸钙及硫酸钙，并含镁、铝、硅及氧化铁等。煅烧后碳酸盐分解，产生氧化钙等，有机质则被破坏。

【治疗风湿病相关药理作用】

牡蛎具有增强免疫力、抗氧化的作用。牡蛎肽可改善 CTX 所致免疫低下小鼠免疫器官结构紊乱，恢复 CTX 造成的小鼠 T 淋巴细胞比例失调及细胞因子紊乱，升高骨髓有核细胞数及骨髓 DNA 含量，从而增强机体免疫功能；牡蛎酶解产物可提高脾淋巴细胞和腹腔巨噬细胞的免疫功能。此外，碱性蛋白酶酶解得到的牡蛎多肽具有最强的 DPPH 自由基清除能力。

七 昆 布

【药用来源】

本品为海带科植物海带或翅藻科植物黑昆布的干燥叶状体。夏、秋二季采捞，晒干。多分布于辽东、山东、浙江、福建等地。

【性状】

1. 海带：卷曲折叠成团状，或缠结成把。全体呈黑褐色或绿褐色，表面附有白霜。用水浸软则膨胀成扁平长带状，长 50～150cm，宽 10～40cm，中部较厚，边缘较薄而呈波状。类革质，残存柄部扁圆柱状。气腥，味咸。

2. 昆布：卷曲皱缩成不规则团状。全体呈黑色，较薄。用水浸软则膨胀呈扁平的叶状，长宽为 16～26cm，厚约 1.6mm；两侧呈羽状深裂，裂片呈长舌状，边缘有小齿或全缘。质柔滑。

【别名】

海带、海带菜。

【性味】

咸；寒。

【归经】

入肝、胃、肾经。

【功效】

消痰软坚散结，利水退肿。

【临床应用】

1.用于瘿瘤，瘰疬，睾丸肿痛。

昆布咸能软坚，消痰散结。治瘿瘤，常配伍海藻、贝母等同用；治瘰疬，常与夏枯草、玄参、连翘等同用；治睾丸肿胀疼痛，配伍橘核、海藻、川楝子等。

2.用于痰饮水肿。

昆布有利水消肿之功，多与茯苓、猪苓、泽泻等利湿药同用。

【用法与用量】

内服：水煎服，6～12g；或入丸、散服。

【注意事项】

脾胃虚寒者慎服，反甘草。

【常用配伍】

昆布味咸，性寒，具有消痰软坚、利水退肿的功效。常配伍海藻软坚散结，配伍橘核行气散结肿痛，配伍茯苓利水消肿。

【治疗风湿病方剂】

昆布丸（《广济方》）：由昆布（洗去咸汁）二两、通草一两、羊靥（炙）二具、海蛤（研）一两、马尾海藻（洗去咸汁）一两组成。上五味，蜜丸如弹子大。嘻嘻含咽汁。主治：气瘿、胸膈塞满、咽喉项颈渐粗等症。

【著作论述摘录】

《食经》："治九瘘风热，热痺，手脚疼痹，以生啖之益人。"

《名医别录》："主十二种水肿，瘿瘤聚结气，瘘疮。"

《药性论》："利水道，去面肿，去恶疮鼠瘘。"

【主要化学成分】

昆布的化学成分包括藻胶素、甘露醇、半乳聚糖、海带氨酸、海带聚糖、谷氨酸、天冬氨酸、脯氨酸、维生素 B1、维生素 C、维生素 P 和碘、钾等。

【治疗风湿病相关药理作用】

海带多糖对小鼠的免疫功能具有明显的调节作用，且作用随剂量增加而增强。昆布中含有脂肪酸和烷烃，且其抗氧化能力大小与不饱和脂肪酸有关，海带褐藻多糖硫酸酯样品具有显著的体外抗氧化活性，对超氧阴离子具有良好的清除作用。

八　泽　漆

【药用来源】

本品为大戟科大戟属植物泽漆，以全草入药。4～5月开花时采收，除去根及泥沙，晒干。全国大部分地区均产，江苏、浙江产量较多。

【性状】

本品呈类球形、椭圆形或卵圆形，长2～7cm，直径2～6cm。表面黄白色或淡黄棕色，有不规则的横向环状浅沟纹及多数细小突起的须根痕，底部有的有瘤状芽痕。质坚实，断面黄白色，粉性，有多数细孔。气微，味微苦。

【别名】

五朵云、猫眼草、五凤草、灯台草。

【性味】

辛、苦；微寒，有毒。

【归经】

入肺、小肠、大肠经。

【功效】

利水消肿，化痰止咳，解毒散结。

【临床应用】

1. 用于水肿证。

泽漆苦寒降泄，有较强的利水消肿作用。治通身浮肿，腹水胀满，可与赤小豆、茯苓、鲤鱼等同用。

2. 用于咳喘证。

泽漆辛宣苦降，有宣肺降气、化痰止咳之功。常用于痰饮喘咳，与半夏、生姜、桂枝等同用；用于肺热咳喘，可与桑白皮、地骨皮等同用。

3. 用于瘰疬，癣疮。

泽漆有化痰散结，解毒消肿的作用，用于瘰疬，可配伍浙贝母、夏枯草、牡蛎等同用；用于癣疮，单味为末，油调搽之。

【用法与用量】

内服：水煎服，3～9g；或熬膏，入丸、散服。外用：适量，煎水洗；熬膏涂或研末调敷。

【注意事项】

本品苦寒降泄，易伤脾胃，脾胃虚寒者及孕妇慎用；气血虚者禁用。该品有毒，不宜过量或长期使用。

【常用配伍】

泽漆辛、苦，微寒，具有利水消肿、化痰止咳、解毒散结的功效。常配伍白术健脾利水消肿；配伍半夏燥湿化痰，降逆止咳；配伍矮地茶化痰止咳；配伍黄药子清热解毒，散结消瘿。

【治疗风湿病方剂】

1. 泽漆汤（《千金方》）：由泽漆根十两，鲤鱼五斤，赤小豆二升，生姜八两，茯苓三两，人参、麦门冬、甘草各二两组成。上八味细切，以水一斗七升，先煮鱼及豆，减七升，去滓，内药煮取四升半。一服三合，日三，人弱服二合，再服气下喘止，可至四合。晬时小便利，肿气减，或小溏下。治水气通身红肿，四肢无力，喘息不安，腹中响响胀满，眼不得视。

2. 泽漆汤（《圣济总录》）：由泽漆叶（微炒）五两、桑根白皮（炙黄，锉）三两、白术一两、郁李仁（汤浸，去皮，炒熟）三两、杏仁（汤浸，去皮、尖、双仁，炒）一两半、陈橘皮（汤浸，去白，炒干）一两、人参一两半组成。上七味，粗捣筛。每服五钱匕，用水一盏半，生姜一枣大，拍破，煎至八分，去滓温服。以利黄水三升及小便利为度。治水肿盛满，气急喘嗽，小便涩赤如血者。

【著作论述摘录】

《神农本草经》:“主皮肤热,大腹水气,四肢面目浮肿,丈夫阴气不足。”

《名医别录》:“利大小肠,明目。”

《药性论》:“治人肌热,利小便。”

【主要化学成分】

本品主要成分为含槲皮素-5,3-二-D-半乳糖苷、泽漆皂苷、三萜、丁酸、泽漆醇、β-二氢岩藻甾醇,葡萄糖、果糖、麦芽糖等。乳汁含间一羟苯基甘氨酸、3,5-二羟基苯甲酸,干乳汁含橡胶烃(聚萜烯)、树脂、水溶性物。种子含水分、脂肪油、蛋白质、纤维素、糖及糖苷。脂肪油是干性油,有峻泻作用。

【治疗风湿病相关药理作用】

泽漆的多种活性成分具有抗炎及提高机体免疫功能的作用。泽漆常用于消肿、止痛、湿疹等多种疾病,可能与泽漆含萜类、生物碱等成分有关。

九 枳 实

【药用来源】

本品为芸香科植物酸橙及其栽培变种或甜橙的幼果。5～6 月间采集自落的果实,自中部横切为两半,晒干或低温干燥,较小者直接晒干或低温干燥,用时洗净、闷透,切薄片,干燥。生用或麸炒用。主产于四川、江西、福建、江苏等地。

【性状】

本品呈半球形,少数为球形,直径 0.5～2.5cm。外果皮黑绿色或暗棕绿色,具颗粒状突起和皱纹,有明显的花柱残迹或果梗痕。切面中果皮略隆起,黄白色或黄褐色,厚 0.3～1.2cm,边缘有 1～2 列油室,瓤囊棕褐色。质坚硬。气清香,味苦、微酸。

【别名】

鹅眼枳实。

【性味】

苦、辛、酸；微寒。

【归经】

入脾、胃、经。

【功效】

破气消积，化痰除痞。

【临床应用】

1.用于胃肠积滞，湿热泻痢。

枳实辛行苦降，善破气除痞、消积导滞。治饮食积滞，脘腹痞满胀痛，常与山楂、麦芽、神曲同用；若胃肠积滞，热结便秘，则与大黄、芒硝、厚朴等同用；治湿热泻痢、里急后重，多与黄芩、黄连同用。

2.用于胸痹、结胸。

枳实能行气化痰以消痞，破气除满而止痛。治胸阳不振，痰阻胸痹之胸中满闷、疼痛，多与薤白、桂枝、瓜蒌同用；治痰热结胸，可与黄连、瓜蒌、半夏同用；治心下痞满，食欲不振，可与半夏曲、厚朴等同用。

3.用于气滞胸胁疼痛。

枳实善破气行滞而止痛。治疗气血阻滞之胸胁疼痛，可与川芎配伍；治寒凝气滞，可配桂枝。

4.用于产后腹痛。

枳实行气以助活血而止痛，可与芍药等分为末服用，用治产后瘀滞腹痛、烦躁。

【用法与用量】

内服：水煎服，3～10g；或入丸、散服。外用：适量，研末调涂，或热熨。

【注意事项】

本品生用具有较强烈的消食破气效果，对于脾胃虚弱者，不建议盲目使用，炒用破气的治疗功效会有所缓和，孕妇慎用。

【常用配伍】

枳实辛行苦降，具有破气消积、化痰除痞的功效。配伍厚朴行气散结，消痰除满；配伍麦芽则行气消食；配伍大黄则消积导滞，泻热通便；配伍川芎破气行滞而止痛；配伍芍药行气活血而止痛。

【治疗风湿病方剂】

《太平圣惠方》：由枳实（微炒令黄）三分、独活一两半、石膏一两、蒴藋一两组成。捣粗罗为散，每服三钱，以酒一中盏，煎至六分，去渣，不计时候，温服。治头风旋，起倒无定。

【著作论述摘录】

《本草正》："逐瘀血。"

《神农本草经》："主大风在皮肤中如麻豆苦痒，除寒热结，止痢，长肌肉，利五脏，益气轻身。"

【主要化学成分】

枳实的化学成分包括酸橙果皮挥发油、黄酮苷、N-甲基酪胺、对羟福林、去甲肾上腺素、色胺诺林等。另外，尚含脂肪、蛋白质、碳水化合物、胡萝卜素、核黄素、钙、磷、铁等。

【治疗风湿病相关药理作用】

研究表明枳实提取物能有效清除羟自由基、超氧阴离子自由基、DPPH 自由基，具有抑制脂质过氧化作用，有进一步研究和开发的价值。枳实挥发油能显著减少醋酸引起的小鼠扭体反应次数及小鼠自发活动次数，表现出一定程度的镇痛作用和中枢抑制作用。

十 前 胡

【药用来源】

本品为伞形科植物白花前胡的干燥根。冬季至次春茎叶枯萎或未抽花茎时采挖，除去须根，洗净，晒干或低温干燥。主产于浙江、湖南、四川。此外，广西、安徽、江苏、湖北、江西等地亦产。

【性状】

本品呈不规则的圆柱形、圆锥形或纺锤形，稍扭曲，下部常有分枝，长3～15cm，直径1～2cm。表面黑褐色或灰黄色，根头部多有茎痕及纤维状叶鞘残基，上端有密集的细环纹，下部有纵沟、纵皱纹及横向皮孔。质较柔软，干者质硬，可折断，断面不整齐，淡黄白色，皮部散有多数棕黄色油点，形成层环纹棕色，射线放射状。气芳香，味微苦、辛。

【别名】

白花前胡、水前胡。

【性味】

苦、辛；微寒。

【归经】

入肺、脾经。

【功效】

疏散风热，降气化痰。

【临床应用】

1.用于痰热咳喘。

前胡辛散苦降，性寒清热，宜于痰热壅肺，肺失宣降之咳喘胸满，咳痰黄稠量多，常配伍杏仁、桑白皮、贝母等药；因本品寒性较弱，亦可用于湿痰、寒痰证，常与白前相须为用。

2.用于风热咳嗽。

前胡味辛性微寒，又能疏散风热，宣发肺气，化痰止咳。治外感风热、身热头痛，咳嗽痰多，常配伍桑叶、牛蒡子、桔梗等；治风寒咳嗽，可配伍荆芥、紫苏等。

【用法与用量】

内服：水煎服，3～10g；或入丸、散服。

【注意事项】

不可施诸气虚血少之病。凡阴虚火炽，煎熬真阴，凝结为痰而发咳喘；真气虚而气不归元，以致胸胁逆满；头痛不因于痰，而因于阴血虚；内热心烦，外现寒热而非外感者，法并禁用。

【常用配伍】

前胡辛散苦降，性寒清热，既能疏散风热，又能清泻肺热、降气化痰。常配伍杏仁清热宣肺，止咳化痰；配伍桔梗降气化痰，止咳平喘；配伍桑叶疏风清热，宣发肺气。

【治疗风湿病方剂】

前胡饮(《圣济总录》)：由前胡(去芦头)、贝母、白前、麦门冬(去心，焙)、枳壳(去瓤、麸炒)、芍药(亦者)、麻黄(去根节)、大黄(蒸)组成。上八味，细切，如麻豆。每服三钱匕，以水一盏，煎取七分，去滓，食后温服，日二，治肺热咳嗽，痰壅，气喘不安。

【著作论述摘录】

《名医别录》："主疗痰满胸胁中痞，心腹结气，风头痛，去痰实，下气。治伤寒寒热，推陈致新，明目益精。"

《本草纲目》："清肺热，化痰热，散风邪。"

【主要化学成分】

白花前胡根含白花前胡甲素、乙素、丙素、丁素，香豆精类化合物。

【治疗风湿病相关药理作用】

前胡具有抗炎、抗氧化的作用，实验研究表明白花前胡总香豆素可以抑制耳郭肿胀程度，且白花前胡总香豆素可以抑制皮下注射蛋清所致大鼠足跖肿胀，并呈浓度依赖性，进一步研究发现白花前胡香豆素组分能清除羟自由基和超氧阴离子自由基，并且抑制小鼠肝匀浆脂质过氧化反应，表明白花前胡香豆素组分具有抗氧化作用。

十一　夏枯草

【药用来源】

本品为唇形科植物夏枯草的干燥果穗。夏季果穗呈棕红色时采收，除去杂质，晒干。主产于江苏、安徽、浙江、河南等地，其他各省亦产。

【性状】

本品呈圆柱形，略扁，长 1.5～8cm，直径 0.8～1.5cm，淡棕色至棕红色。全穗由数轮至10数轮宿萼与苞片组成,每轮有对生苞片2片,呈扇形,先端尖尾状,脉纹明显,外表面有白毛。每一苞片内有花3朵,花冠多已脱落,宿萼二唇形,内有小坚果4枚,卵圆形,棕色,尖端有白色突起。体轻。气微,味淡。

【别名】

麦夏枯、铁线夏枯。

【性味】

辛、苦;寒。

【归经】

入肝、胆经。

【功效】

清肝泻火,明目,散结消肿。

【临床应用】

1.用于目赤肿痛,头痛眩晕,目珠夜痛。

夏枯草苦寒主入肝经,善泻肝火以明目。用治肝火上炎,目赤肿痛,可配伍桑叶、菊花、决明子等;治疗肝阴不足,目珠疼痛,至夜尤甚者,可配伍当归、枸杞子。

2.用于瘰疬,瘿瘤。

夏枯草味辛能散结,苦寒能泄热。治肝郁化火,痰火凝聚之瘰疬,常配伍贝母、香附等药;用治瘿瘤,则常配伍昆布、玄参等。

3.用于乳痈肿痛。

夏枯草既能清热泻肝火,又能散结消肿,可治乳痈肿痛,常与蒲公英同用;治热毒疮疡,常配伍金银花。

【用法与用量】

内服:水煎服,9～15g,大剂量可用至30g;熬膏或入丸、散服。外用:适量,煎水洗或捣敷。

【注意事项】

脾胃虚弱者慎服。气虚者禁用。

【常用配伍】

夏枯草性味辛,寒,具有清热泻火、明目、散结消肿的功效。常配伍菊花清肝泻火明目;配伍枸杞养肝明目;配伍贝母泄热散结;配伍蒲公英清热泻火,散结消肿。

【治疗风湿病方剂】

补肝散(《简要济众方》):由夏枯草半两、香附子一两组成。共为末。每服一钱,腊茶调下。主治:肝虚目睛疼,冷泪不止,筋脉痛,眼羞明怕日。

【著作论述摘录】

《滇南本草》:"祛肝风,行经络,治口眼歪斜。行肝气,开肝郁,止筋骨疼痛、目珠痛,散瘰窃、周身结核。"

《神农本草经》:"主寒热、瘰疬、鼠瘘、头疮,破症,散瘿结气,脚肿湿痹。"

《本草衍义补遗》:"补养血脉。"

《生草药性备要》:"去痰消脓,治瘰疬,清上补下,去眼膜,止痛。"

《本草从新》:"治瘰疬、鼠瘘、瘿瘤、症坚、乳痈、乳岩。"

《本草通玄》:"夏枯草,补养厥阴血脉,又能疏通结气。"

【主要化学成分】

本品含三萜皂苷,其苷元是齐墩果酸,尚含游离的齐墩果酸、熊果酸、芸香苷、金丝桃苷、顺-咖啡酸、反-咖啡酸、维生素 B1、维生素 C、维生素 K、胡萝卜素、树脂、苦味质、鞣质、挥发油、生物碱、水溶性盐类等。花穗含飞燕草素和矢车菊素的花色苷、d-樟脑、d-小茴香酮、熊果酸。

【治疗风湿病相关药理作用】

夏枯草种子中提取出不同浓度的挥发油(特有活性成分 β-香树脂醇),与体外培养的具有炎症反应的小鼠 RAW 264.7 巨噬细胞(通过脂多糖刺激炎症反应)共同培养 24h,之后提取细胞培养的上清液,采用 ELISA 法(酶联接免疫吸附测定)检测到 RAW264.7 细胞所分泌 NO 和 TNF-α、IL-6 等炎症因子的表达水平有所下降。除了挥发油有抗炎作用外,夏枯草乙酸乙酯提取物也具有抗神经炎的作用。另外,夏枯草具有抗氧化和抗纤维化的作用,防止细胞组织纤维化,从而保护生物膜的结构和功能完整性,从而达到对"痹证"既补养厥阴血脉,又能疏通结气的作用。

十二　射　干

【药用来源】

本品为鸢尾科植物射干的干燥根茎。春初刚发芽或秋末茎叶枯萎时采挖，除去须根及泥沙，洗净，润透，切薄片，干燥。生长于山坡、草原、田野旷地，或为栽培。主产于湖北、河南、江苏、安徽、湖南、浙江、贵州、云南等地。

【性状】

本品呈不规则结节状，长 3～10cm，直径 1～2cm。表面黄褐色、棕褐色或黑褐色，皱缩，有较密的环纹。上面有数个圆盘状凹陷的茎痕，偶有茎基残存；下面有残留细根及根痕。质硬，断面黄色，颗粒性。气微，味苦、微辛。

【别名】

乌扇、扁竹、绞剪草、剪刀草、蝴蝶花、山蒲扇、野萱花。

【性味】

苦；寒，有毒。

【归经】

入肺经。

【功效】

清热解毒，消痰利咽。

【临床应用】

1. 用于咽喉肿痛。

射干苦寒泄降，清热解毒，主入肺经，有清肺泻火，利咽消肿之功，为治咽喉肿痛常用之品。主治热毒痰火郁结，咽喉肿痛，配伍升麻、甘草同用；若治外感风热、咽痛音哑，常与荆芥、连翘、牛蒡子同用。

2. 用于痰盛咳喘。

射干善清肺火，降气消痰，以平喘止咳。治肺热咳喘，痰多而黄，常配伍桑白皮、马兜铃、桔梗等；治疗寒痰喘咳，痰多清稀，可配伍麻黄、细辛、生姜、半夏等。

【用法与用量】

内服：水煎服，3～10g；入散剂或鲜用捣汁。外用：研末吹喉或调敷。

【注意事项】

无实火及脾虚便溏者不宜。孕妇忌服。

【常用配伍】

射干苦寒泄降，主入肺经，具有清热解毒、消痰利咽的功效。常配伍升麻清肺泻火、利咽消肿；配伍荆芥疏风清热利咽；配伍桑白皮清肺平喘、降气消痰；配伍麻黄温肺化饮，下气化痰。

【治疗风湿病方剂】

射干麻黄汤（《金匮要略》）：由射干、麻黄四两，生姜，细辛，紫菀，款冬花，五味子，大枣，半夏组成。上九味，以水一斗二升，先煮麻黄两沸，去上沫，纳诸药，煮取三升。分温三服。治咳而上气，喉中水鸡声。

【著作论述摘录】

《神农本草经》："主咳逆上气，喉痹咽痛，不得消息，散结气，腹中邪逆，食饮大热。"

《本草经疏》："射干，苦能下泄，故善降；兼辛，故善散。故主咳逆上气，喉痹咽痛，不得消息，散结气，胸中邪逆。既降且散，益以微寒，故主食饮大热。"

《名医别录》："疗老血在心脾间，咳唾，言语气臭，散胸中热气。"

《药性论》："治喉痹水浆不入，通女人月闭，治疰气，消瘀血。"

《日华子本草》："消痰，破症结，胸膈满，腹胀，气喘，痃癖，开胃下食，消肿毒，镇肝明目。"

【主要化学成分】

本品主要成分为异黄酮类化合物及其糖苷、黄酮类化合物及其糖苷、苯醌类化合物、三萜类化合物及其皂苷等。其中，鸢尾属植物的特征性化学成分为异黄酮类化合物。

【治疗风湿病相关药理作用】

药理研究表明，川射干总黄酮具有镇咳祛痰、解热止痛、抗炎、抗菌、抗病毒等作用，是川射干的有效成分。川射干乙醇提取物具有抗炎、抗肿瘤、抗氧化、降血脂、清除自由基和雌激素样作用；鸢尾苷是川射干中的主要活性成分，也是川射干质量控制的指标之一，其能抑制腹膜巨噬细胞中环氧合酶2(COX-2)的诱导，从而抑制PGE2的产生。染料木素能通过抑制NF-κB、NLRP3炎性反应小体、STAT3等多种途径抗炎。川射干中的其他有效成分还具有抗炎、抗氧化、抗肿瘤、神经保护等作用。

十三 浙贝母

【药用来源】

本品为百合科植物浙贝母的干燥鳞茎。初夏植株枯萎时采挖，洗净。大小分开，大者除去芯芽，习称“大贝”；小者不去芯芽，习称“珠贝”。分别撞擦，除去外皮，拌以煅过的贝壳粉，吸去擦出的浆汁，干燥；或取鳞茎，大小分开，洗净，除去芯芽，趁鲜切成厚片，洗净，干燥，习称“浙贝片”。主产于浙江、江苏、安徽、湖南等地。

【性状】

1. 大贝：为鳞茎外层的单瓣鳞叶，略呈新月形，高1～2cm，直径2～3.5cm。外表面类白色至淡黄色，内表面白色或淡棕色，被有白色粉末。质硬而脆，易折断，断面白色至黄白色，富粉性。气微，味微苦。

2. 珠贝：为完整的鳞茎，呈扁圆形，高1～1.5cm，直径1～2.5cm。表面类白色，外层鳞叶2瓣，肥厚，略似肾形，互相抱合，内有小鳞叶2～3枚及干缩的残茎。

3. 浙贝片：为鳞茎外层的单瓣鳞叶切成的片。椭圆形或类圆形，直径1～2cm，边缘表面淡黄色，切面平坦，粉白色。质脆，易折断，断面粉白色，富粉性。

【别名】

浙贝、大贝母、象贝、元宝贝、珠贝。

【性味】

苦;寒。

【归经】

入肺、心经。

【功效】

清热化痰,解毒散结消痈。

【临床应用】

1. 用于风热、痰热咳嗽。

浙贝母性寒苦泄,常于清化热痰,降泄肺气。多用于治风热咳嗽,常配伍桑叶、牛蒡子等;还可治痰热郁肺之咳嗽,多配伍瓜蒌、知母等。

2. 用于瘰疬,瘿瘤,乳痈,疮毒,肺痈。

浙贝母苦泄清热解毒,化痰散结消痈。治痰火瘰疬结核,可配伍玄参、牡蛎等;治瘿瘤,配伍海藻、昆布;治疮毒乳痈,多配伍连翘、蒲公英等;治肺痈咳吐脓血,常配鱼腥草、芦根、桃仁等。

【用法与用量】

内服:水煎服,5～10g;或入丸、散服。外用:适量,研末撒。

【注意事项】

寒痰、湿痰及脾胃虚寒者慎服。不宜与川乌、制川乌、草乌、制草乌、附子同用。

【常用配伍】

浙贝母性寒苦泄,善于清热化痰,散结消痈,常配伍桑叶疏风清热止咳,配伍瓜蒌清化痰热、降泄肺气,配伍玄参清热散结,配伍海藻化痰散结,配伍鱼腥草清热解毒消痈。

【治疗风湿病方剂】

治痈毒肿痛(《山东中草药手册》):浙贝母、连翘各三钱,金银花六钱,蒲公英八钱,水煎服。

【著作论述摘录】

《本草从新》:“去时感风痰。”

《本草纲目拾遗》:“解毒利痰,开宣肺气,凡肺家夹风火有痰者宜此。”

《本草正义》:“象贝母苦寒泄降而能散结。”

《本草正》:“大治肺痈肺萎,咳喘,吐血,衄血,最降痰气,善开郁结,止疼痛,消胀满,清肝火,明耳目,除时气烦热,黄疸淋闭,便血溺血,解热毒,杀诸虫及疗喉痹,瘰疬,乳痈发背,一切痈疡肿毒,湿热恶疮,痔漏,金疮出血,火疮疼痛,较之川贝母,清降之功,不啻数倍。”

《名医别录》:“止烦、热、渴、出汗,皆泄降除热也。疝瘕以热结而言,泄热散结,故能治之。”

【主要化学成分】

本品主要成分为浙贝母碱、去氢浙贝母碱等多种生物碱,还含浙贝母碱苷、浙贝宁苷、贝母醇、β-谷甾醇、胡萝卜素、苦鬼臼毒素、多种二萜类化合物及脂肪酸,地上部分含贝母尼定碱、浙贝母碱及去氢浙贝母碱等多种生物碱,还含茄啶 3-O-α-L-吡喃鼠李糖基-(1→2)-β-D-吡喃葡萄糖苷等。

【治疗风湿病相关药理作用】

现代药理研究表明,浙贝母具有止咳、祛痰、镇痛、抗炎、溶石、抗溃疡、抗肿瘤、抗菌、止泻、松弛平滑肌等多种活性成分。

十四 海 藻

【药用来源】

本品为马尾科植物羊栖菜及海蒿子的干燥藻体,前者习称“小叶海藻”,后者习称“大叶海藻”。夏、秋二季采捞,除去杂质,稍凉,切段,洗净,晒干。生于低潮浅海水激荡处的岩石上。分布于辽宁、山东、福建、浙江、广东等沿海地区。

【性状】

1.大叶海藻:皱缩卷曲,黑褐色,有的被白霜,长 30～60cm。

主干呈圆柱状,具圆锥形突起,主枝自主干两侧生出,侧枝自主枝叶腋生出,具短小的刺状突起。初生叶披针形或倒卵形,长5～7cm,宽约1cm,全缘或具粗锯齿;次生叶条形或披针形,叶腋间有着生条状叶的小枝。气囊黑褐色,球形或卵圆形,有的有柄,顶端钝圆,有的具细短尖。质脆,潮润时柔软;水浸后膨胀,肉质,黏滑。气腥,味微咸。

2.小叶海藻:较小,长15～40cm。分枝互生,无刺状突起。叶条形或细匙形,先端稍膨大,中空。气囊腋生,纺锤形或球形,囊柄较长。质较硬。

【别名】

海带花。

【性味】

咸;寒。

【归经】

入肝、胃、肾经。

【功效】

消痰软坚散结,利水退肿。

【临床应用】

1.用于瘿瘤,瘰疬,睾丸肿痛。

海藻咸能软坚,消痰散结。治瘿瘤,常配伍昆布、贝母等同用;治瘰疬,常与夏枯草、玄参、连翘等同用;治睾丸肿胀疼痛,配伍橘核、昆布、川楝子等。

2.用于痰饮水肿。

海藻有利水消肿之功,多与茯苓、猪苓、泽泻等利湿药同用。

【用法与用量】

内服:水煎服,6～12g;或入丸、散服。外用:适量,研末敷或捣敷。

【注意事项】

脾胃虚寒者慎服。反甘草。

【常用配伍】

海藻性味咸寒,具有消痰软坚、利水退肿的功效,常配伍昆布软坚散结，配橘核行气散结治肿痛，配伍茯苓利水消肿。

【治疗风湿病方剂】

破结散(《三因方》)：由海藻(洗)、龙胆、海蛤、通草、昆布(洗)、矾石(枯)、松萝各三分，麦曲，半夏组成。上为末，酒服方寸匕，日三，治石瘿、气瘿、劳瘿、土瘿、忧瘿。

【著作论述摘录】

《本草崇元》："海藻，其味苦咸，其性寒洁，故主治经脉外内之坚结……海藻，主通经脉，故治十二经水肿，人身十二经脉流通，则水肿自愈矣。"

《神农本草经》："主瘿瘤气，颈下核，破散结气，痈肿症瘕坚气，腹中上下鸣，下十二水肿。"

《名医别录》："疗皮间积聚，暴㿉，留气，热结，利小便。"

《药性论》："治气痰结满，疗疝气下坠，疼痛核肿，去腹中雷鸣，幽幽作声。"

《本草蒙筌》："治项间瘰疬，消颈下瘿囊，利水道，通癃闭成淋，泻水气，除胀满作肿。"

【主要化学成分】

海藻的化学成分包括多糖类、蛋白类、萜类、甾醇类、生物碱、维生素、抗生素、环状多硫化合物、大环内酯类、微量元素等。

【治疗风湿病相关药理作用】

有研究证实褐藻多糖能明显提高正常和免疫功能低下小鼠脾脏 T 及 B 细胞的增殖能力，显著促进脾细胞产生 IL-2；褐藻糖胶可激活 Th1 细胞和 NK 细胞，能够上调脾脏中免疫细胞表面抗原 CD40、CD80 和 CD86 的表达，促进 IL-6、IL-12 和 TNF-α 的产生；另外褐藻淀粉能够诱导树突状细胞(DC)成熟，激活 Ag 特异性 Th1 细胞和细胞毒性 T 淋巴细胞(CTL)，可应用于多种免疫系统疾病。海带褐藻多糖硫酸酯样品具有显著的体外抗氧化活性，对超氧阴离子具有良好的清除作用。

十五　浮海石

【药用来源】

本品为火成岩类岩石浮石的块状物或胞孔科动物脊突苔虫、瘤苔虫等的骨骼。全年可采，以夏季为多。自海中捞出，晒干。常附着于海滨岩礁上。主要分布于我国南方沿海地区。

【性状】

1. 浮石：为不规则的块状，大小不一，通常直径 2～7cm，有的可达 20cm。表面粗糙，有多数大小不等的细孔，灰白色或灰黄色。质硬而松脆，易砸碎，断面粗糙有小孔，有的具绢丝样光泽。体轻，投入水中，浮而不沉。气微弱，味淡。以体轻、灰白色、浮水者为佳。

2. 石花(《本草衍义》)：为脊突苔虫或瘤苔虫的干燥骨骼。脊突苔虫骨骼呈珊瑚样不规则块状，略作扁圆形或长圆形。大小不一，直径 2～5cm。灰白色或灰黄色。基部略平坦，另一面多突起，作叉状分枝，中部交织如网状。叉状小枝长 3～5mm，直径约 2mm，先端多折断，少数完整者呈钝圆形。质硬而脆，表面与断面均密具细孔。体轻，入水不沉。气微腥，味微咸。

【别名】

浮石、海浮石、浮水石。

【性味】

咸；寒。

【归经】

入肺、肾经。

【功效】

清肺化痰，软坚散结，利尿通淋。

【临床应用】

1. 用于痰热咳喘。

海浮石寒能清肺降火，咸能软坚化痰。治痰热壅肺，咳喘咳痰黄稠者，常配伍瓜蒌、贝母、胆南星等；若肝火灼肺，久咳痰中带血者，可配伍青黛、栀子、瓜蒌等。

2.用于瘰疬，瘿瘤。

海浮石能软坚散结，清化痰火。常配伍牡蛎、贝母、海藻同用；

3.用于血淋、石淋。

可单味研末或配伍小蓟、蒲黄、木通等。

【用法与用量】

内服：水煎服，9～15g；或入丸、散服。外用：研末撒或水飞点眼。

【注意事项】

本品多服损人血气，虚寒咳嗽忌服。

【常用配伍】

海浮石寒能清肺降火，咸能软坚散结。常配伍瓜蒌，清肺降火、止咳化痰；配伍青黛，泻肝清肺，化痰止血；配伍小蓟，利尿通淋。

【治疗风湿病方剂】

耆老丹（《普济方》）：由白浮石半两、没药二钱组成。上为细末，醋糊为丸，如桐子大。每服六丸，冷酒送下。治疗疮，发背，恶疮。

【著作论述摘录】

《本草纲目》："消瘿瘤结核疝气，下气，消疮肿。"

《本草正》："消食，消热痰，解热渴热淋，止痰嗽喘急，软坚症，利水湿。"

【主要化学成分】

本品主要成分为脊突苔虫的骨骼，主含碳酸钙，并含少量镁、铁及酸不溶物质；火山喷出的岩浆形成的多孔状石块主要成分为二氧化硅，亦含氯、镁等。

【治疗风湿病相关药理作用】

本品一般是由铝、钾、钠的硅酸盐组成，因多采自海水，则亦可能含有氯、镁等海水中存在的物质，具有镇咳、祛痰、止血等作用。

十六　黄药子

【药用来源】

本品为薯蓣科植物黄独的块茎。夏末至冬初均可采挖，以9～11月产者为佳。将块茎挖出，去掉茎叶，洗净泥土，横切成片，厚约1～1.5cm，晒干。主产于湖北、湖南、江苏等地。此外，河北、山东、浙江、安徽、四川、云南、贵州、福建等地亦产。

【性状】

本品为圆形或类圆形的切片，横径2.5～6cm，长径4～7cm，厚0.5～1.5cm。表面棕黑色，有皱纹，密布短小的支根及黄白色圆形的支根痕，微突起，直径约2mm，一部分栓皮脱落，脱落后显露淡黄色而光滑的中心柱。切面淡黄色至黄棕色，平滑或呈颗粒状的凹凸不平。质坚脆，易折断，断面平坦或呈颗粒状。气微，味苦。以身干、片大、外皮灰黑色、断面黄白色者为佳。

【别名】

黄药、黄药根、木药子、大苦、黄独、零余薯、金线吊哈蟆、香芋、黄狗头。

【性味】

苦；平，有小毒。

【归经】

入肺、肝经。

【功效】

散结消瘿，清热解毒，凉血止血。

【临床应用】

1.用于瘿瘤。

黄药子能化痰软坚，散结消瘿。治疗项下气瘿结肿，可与海藻、牡蛎等配伍同用。

2.用于痈肿疮毒，咽喉肿痛，毒蛇咬伤。

黄药子能清热解毒，可单用或配伍其他清热解毒药同用。

此外，黄药子还有凉血止血作用，可用于血热引起的吐血、衄血、咯血等，常配伍茜草等；并兼有止咳平喘作用，亦可用于咳嗽、气喘、百日咳等，常配伍杏仁等。

【用法与用量】

内服：水煎服，3～9g；或浸酒；研末1～2g。外用：适量，鲜品捣敷；或研末调敷；或磨汁涂。

【注意事项】

本品含毒性皂苷、萜类，对肝脏有明显毒副作用。

【常用配伍】

黄药子性味苦、平，具有散结消瘿、清热解毒、凉血止血的功效，常配伍海藻化痰软坚、散结，配伍茜草凉血止血，配伍杏仁止咳平喘。

【治疗风湿病方剂】

黄药子散（《扁鹊心书》）：黄药子一两，为细末。每服一钱，白汤下。吐出顽痰。治缠喉风，颐颔肿及胸膈有痰，汤水不下者。

【著作论述摘录】

《本草纲目》："凉血，降火，消虞，解毒。"

《本草汇言》："黄药子，解毒凉血最验，古人于外科、血证两方尝用。今人不复用者，因久服有脱发之虞，知其为凉血、散血阴矣。"

【主要化学成分】

本品主要成分为蔗糖、还原糖、淀粉、皂苷、鞣质，还含黄独素与薯蓣皂苷元。

【治疗风湿病相关药理作用】

黄药子甲醇提取物具有良好的抗炎作用，并呈现出一定的剂量依赖性；实验还显示在抗炎剂量内毒副作用小。黄药子乙醇提取物可以减轻小鼠耳肿胀，且与剂量呈正相关性，但对炎症病理状态下的小鼠肝功能无明显影响。当其浓度为200mg/kg时，可明显降低小鼠炎症耳组织内过高的炎症因子PGE2的含量。此外，黄药子中的酚酸和黄酮具有明显的抗氧化活性作用。黄药子水煎剂能提高小鼠的非特异性免疫功能和特异性免疫功能。

十七 漏 芦

【药用来源】

本品为菊科植物祁州漏芦的干燥根。春、秋二季采挖，除去残茎及须根，洗净泥土，润透，切厚片，晒干。多生于向阳的山坡、草地、路边。主产于黑龙江、吉林、辽宁、内蒙古、河北、山东、山西、陕西、甘肃等地。

【性状】

本品呈圆锥形或扁片块状，多扭曲，长短不一，直径 1～2.5cm。表面暗棕色、灰褐色或黑褐色，粗糙，具纵沟及菱形的网状裂隙。外层易剥落，根头部膨大，有残茎及鳞片状叶基，顶端有灰白色茸毛。体轻，质脆，易折断，断面不整齐，灰黄色，有裂隙，中心有的呈星状裂隙，灰黑色或棕黑色。气特异，味微苦。

【别名】

野兰、鬼油麻、独花山牛蒡、和尚头花、狼头花。

【性味】

苦；寒。

【归经】

入胃经。

【功效】

清热解毒，消痈，下乳，舒筋通脉。

【临床应用】

1. 用于乳痈肿痛，瘰疬疮毒。

漏芦苦寒降泄，故有清热解毒、消痈散结之效。又因其能通经下乳，故尤为治乳痈之良药，常配伍瓜蒌、蛇蜕；若用治热毒壅聚，痈肿疮毒，常与大黄、连翘、紫花地丁等同用；若用治痰火郁结，瘰疬欲破者，可配伍海藻、玄参、连翘等；治湿疹、湿疮、皮肤瘙痒等，可配伍荆芥、苦参、白鲜皮、当归等。

2. 用于乳汁不下。

漏芦味苦降泄，有良好的通经下乳之功，多用于乳络塞滞，乳汁不下，乳房胀痛，欲作乳痈者，常与穿山甲、王不留行等药同用；若为气血亏虚，乳少清稀者，可配伍黄芪、鹿角胶等。

3. 用于湿痹拘挛。

漏芦性善通利，有舒筋通脉活络之功，可用于治疗湿痹、经脉拘挛、骨节疼痛，可配伍地龙。

【用法与用量】

内服：水煎服，5～9g。外用：适量，研末醋调敷；或鲜品捣敷。

【注意事项】

气虚、疮疡平塌不起者忌服，孕妇慎用。

【常用配伍】

漏芦性味苦咸，寒，具有清热解毒、消痈散结、通经下乳、舒筋通脉的功效。常配伍瓜蒌行气通经下乳；配伍连翘清热解毒、消痈散结；配伍地龙舒筋通脉活络。

【治疗风湿病方剂】

古圣散（《圣济总录》）：由漏芦（去芦头，麸炒）半两、地龙（去土，炒）半两组成。上二味捣罗为末。先用生姜二两取汁，蜜二两，同煎三五沸，入好酒五合，以瓷器盛。每用七分盏调药末一钱半匕，温服不拘时。治历节风，筋脉拘挛，骨节疼痛。

【著作论述摘录】

《神农本草经》："主皮肤热，恶疮疽痔，湿痹，下乳汁。"

《本草经疏》："漏芦，苦能下泄，咸能软坚，寒能除热，寒而通利之药也。故主皮肤热，恶疮疽痔，湿痹，下乳汁。"

《日华子本草》："治小儿壮热，通小肠，泄精，尿血，风赤眼，乳痈，发背，瘰疬，肠风，排脓，补血，治扑损，续筋骨，敷金疮，止血长肉，通经脉。"

【主要化学成分】

本品主要成分为植物蜕皮激素类、三萜类和噻吩类，还含黄酮和挥发油等。

【治疗风湿病相关药理作用】

实验研究表明漏芦水煎液具有抗炎、镇痛以及抑菌作用，可减少醋酸诱导的小鼠扭体次数，并且对甲醛所致小鼠足肿胀有一定的抗炎作用。此外，漏芦中总黄酮成分、总糖醛、含酸多糖等多种成分具有较好的抗氧化活性。

十八　鳖　甲

【药用来源】

本品为鳖科动物鳖的背甲。全年均可捕捉，秋、冬二季较多见，捕捉后杀死，置沸水中，烫至背甲上的硬皮能剥落时，取出，剥取背甲，除去残肉，晒干。主产于湖北、安徽、江苏、河南、湖南、浙江、江西等地。此外，四川、福建、陕西、甘肃、贵州亦产。湖北、安徽产量最大。

【性状】

本品呈椭圆形或卵圆形，背面隆起，长10～15cm，宽9～14cm。外表面黑褐色或墨绿色，略有光泽，具细网状皱纹及灰黄色或灰白色斑点，中间有一条纵棱，两侧各有左右对称的横凹纹8条，外皮脱落后，可见锯齿状嵌接缝。内表面类白色，中部有突起的脊椎骨，颈骨向内卷曲，两侧各有肋骨8条，伸出边缘。质坚硬。气微腥，味淡。

【别名】

团鱼盖、脚鱼壳、上甲、甲鱼。

【性味】

咸；微寒。

【归经】

入肝、肾经。

【功效】

滋阴潜阳，软坚散结，退热除蒸。

【临床应用】

1.用于肝肾阴虚证。

鳖甲能滋阴清热，潜阳息风，适用于肝肾阴虚所致的阴虚内热、阴虚风动、阴虚阳亢诸证。治疗温病后期，阴液耗伤，邪伏阴分，夜热早凉、热退无汗者，常与牡丹皮、生地、青蒿等同用；治疗阴血亏虚，骨蒸潮热者，常配伍秦艽、地骨皮等；用治阴虚阳亢，头晕目眩，常配伍生地、牡蛎、菊花等；治阴虚风动，手足瘈疭者，常配伍阿胶、生地、麦冬等。

2.用于症瘕积聚。

鳖甲味咸，长于软坚散结，适用于肝脾肿大，症瘕积聚，常配伍丹皮、桃仁、厚朴、半夏等。

【用法与用量】

内服：水煎服，9～24g(先煎)；熬膏或入丸、散服。外用：研末撒或调敷。

【注意事项】

脾胃阳衰、食减便溏者及孕妇慎服。

【常用配伍】

鳖甲性味咸，微寒，具有滋阴潜阳、软坚散结、退热除蒸的功效。常配伍丹皮滋阴清热，潜阳息风；配伍黄芩养阴清热止血；配伍熟地补肾养阴。

【治疗风湿病方剂】

1.二甲复脉汤(《温病条辨》)：由炙甘草六钱、干地黄六钱、生白芍六钱、阿胶三钱、麦冬(去心)五钱、麻仁三钱、生牡蛎五钱、生鳖甲八钱组成。水八杯，煮取八分三杯，分三次服。治热邪深入下焦，脉沉数，舌干齿黑，手指但觉蠕动，急防痉厥。

2.青蒿鳖甲汤(《温病条辨》)：由青蒿二钱、鳖甲五钱、细生地四钱、知母二钱、丹皮三钱组成。功效：养阴透热。主治：温病后期邪伏阴分证。症见:夜热早凉,热退无汗,舌红少苔,脉细数。

【著作论述摘录】

《名医别录》:“疗温疟,血瘕,腰痛,小儿胁下坚。”

《日华子本草》:“去血气,破症结、恶血,堕胎,消疮肿并扑损瘀血,疟疾,肠痈。”

《药性论》:“主宿食、症块、痃癖气、冷瘕、劳瘦,下气,除骨热,骨节间劳热,结实壅塞。治妇人漏下五色羸瘦者。”

【主要化学成分】

本品主要含动物胶、骨胶原、角蛋白、17种氨基酸、碳酸钙、磷酸钙、碘质、维生素D剂、锌、铜、锰等微量元素。

【治疗风湿病相关药理作用】

鳖甲能抑制结缔组织增生,故可消散肿块;鳖甲超微细粉能提高小鼠溶血素抗体积数水平及提高小鼠巨噬细胞、吞噬细胞数量,可以确定鳖甲超微细粉具有免疫调节作用。鳖甲多糖能提高免疫,抑制小鼠的非特异性免疫功能,且有浓度-剂量效应。